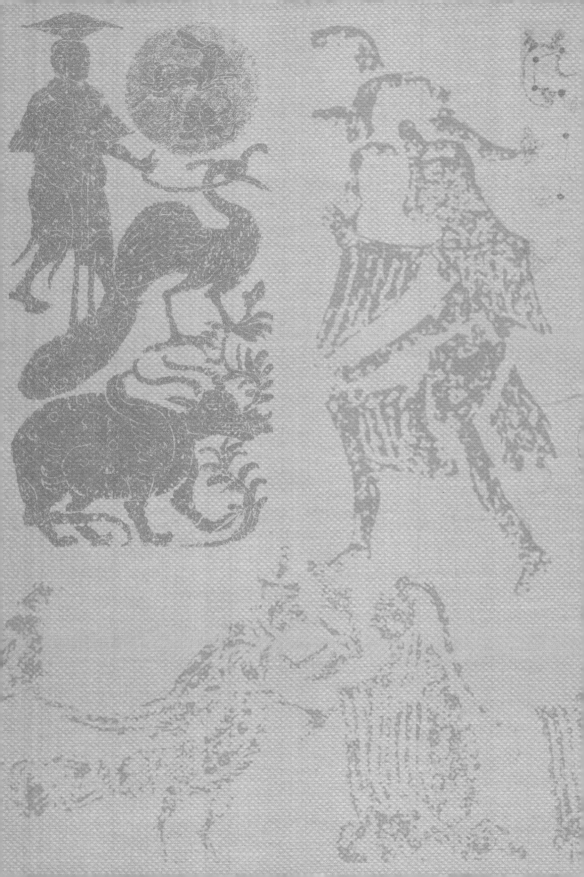

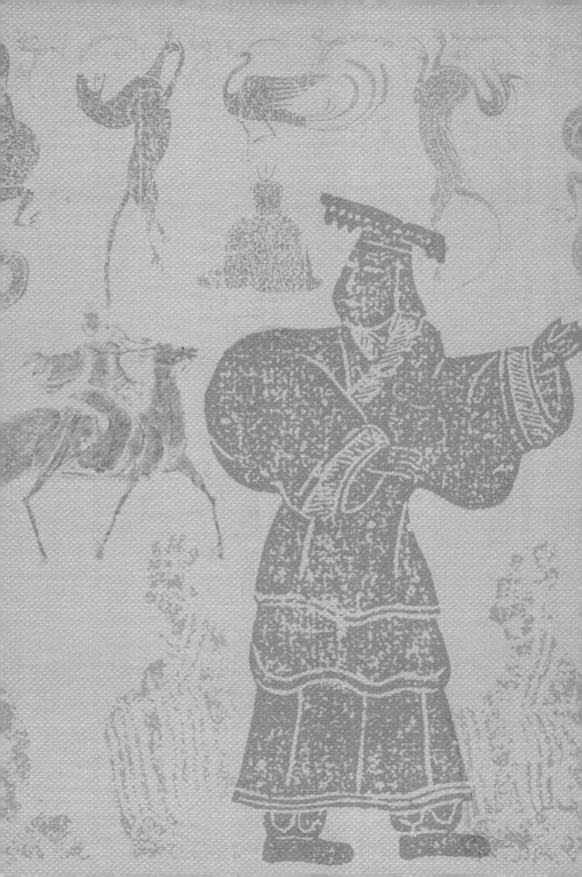

中国古医籍整理丛书（续编）

棲隐楼医话

清·俞彬蔚 辑

沈 劼 施圣杰 王元彪 王 鹏 李欣宁 校注

全国百佳图书出版单位
中国中医药出版社
·北 京·

图书在版编目（CIP）数据

棲隐楼医话／（清）俞彬蔚辑；沈劼等校注．
北京：中国中医药出版社，2024.10. --（中国古医籍
整理丛书）.
ISBN 978 - 7 - 5132 - 8979 - 5

Ⅰ. R249.49

中国国家版本馆 CIP 数据核字第 2024T7K821 号

中国中医药出版社出版

北京经济技术开发区科创十三街 31 号院二区 8 号楼
邮政编码　100176
传真　010 - 64405721
北京盛通印刷股份有限公司印刷
各地新华书店经销

开本 710×1000　1/16　印张 20.5　字数 237千字
2024 年 10 月第 1 版　2024 年 10 月第 1 次印刷
书号　ISBN 978 - 7 - 5132 - 8979- 5

定价　79.00 元
网址　www.cptcm.com

服务热线　010 - 64405510
购书热线　010 - 89535836
维权打假　010 - 64405753

微信服务号　zgzyycbs
微商城网址　https://kdt.im/LIdUGr
官方微博　http://e.weibo.com/cptcm
天猫旗舰店网址　https://zgzyycbs.tmall.com

如有印装质量问题请与本社出版部联系（010 - 64405510）

前　言

　　中医药古籍是中华优秀传统文化的重要载体，也是中医药学传承数千年的知识宝库，凝聚着中华民族特有的精神价值、思维方法、生命理论和医疗经验，也是现代中医药科技创新和学术进步的源头和根基。保护好、研究好和利用好中医药古籍，是弘扬中华优秀传统文化、传承中医药学术、促进中医药振兴发展的必由之路，事关中医药事业发展全局。

　　中共中央、国务院高度重视中医药古籍保护与利用，有计划、有组织地开展了中医药古籍整理研究和出版工作。特别是党的十八大以来，一系列中医药古籍保护、整理、研究、利用的新政策相继出台，为守正强基础，为创新筑平台，中医药古籍事业迈向新征程。《中共中央 国务院关于促进中医药传承创新发展的意见》《关于推进新时代古籍工作的意见》《"十四五"中医药发展规划》《中医药振兴发展重大工程实施方案》等重要文件均将中医药古籍的保护与利用列为工作任务，提出要加强古典医籍精华的梳理和挖掘，推进中医药古籍抢救保护、整理研究与出版利用。国家中医药管理局专门成立了"中医药古籍工作领导小组”，以加强对中医药古籍保护、整理研究、编辑出版以及古籍数字化、普及推广、人才培养等工作的统筹，持续推进中医药古籍重大项目的规划与组织。

2010年，财政部、国家中医药管理局设立公共卫生资金专项“中医药古籍保护与利用能力建设项目”。2018年，项目成果结集为《中国古医籍整理丛书》正式出版，包含417种中医药古籍，内容涵盖了医经、基础理论、诊法、伤寒金匮、温病、本草、方书、内科、外科、女科、儿科、伤科、眼科、咽喉口齿、针灸推拿、养生、医案医话医论、医史、临证综合等门类，时间跨越唐、宋、金元、明以迄清末，绝大多数是第一次校注出版，一批孤本、稿本、抄本更是首次整理面世。第九届、第十届全国人大常委会副委员长许嘉璐先生听闻本丛书出版，欣然为之作序，对本项工作给予高度评价。

2020年12月起，国家中医药管理局立项实施“中医药古籍文献传承专项”。该项目承前启后，主要开展重要古医籍整理出版、中医临床优势病种专题文献挖掘整理、中医药古籍保护修复与人才培训、中医药古籍标准化体系建设等4项工作。设立“中医药古籍文献传承工作项目管理办公室”，负责具体管理和组织实施、制定技术规范、举办业务培训、提供学术指导等，全国43家单位近千人参与项目。本专项沿用“中医药古籍保护与利用能力建设项目”形成的管理模式与技术规范，对现存中医药古籍书目进行梳理研究，结合中医古籍发展源流与学术流变，特别是学术价值和版本价值的考察，最终选定40种具有重要学术价值和版本价值的中医药古籍进行整理出版，内容涉及伤寒、金匮、温病、诊法、本草、方书、内科、外科、儿科、针灸推拿、医案医话、临证综合等门类。为体现国家中医药古籍保护与利用工作的延续性，命名为《中国古医籍整理丛书（续编）》。

当前，正值中医药事业发展天时地利人和的大好时机，中医药古籍工作面临新形势，迎来新机遇。中医药古籍工作应紧紧围绕新时代中医药事业振兴发展的迫切需求，持续做好保护、整理、研究与利用，努力把古籍所蕴含的中华优秀传统文化的精神标识和具有当代价值、世界意义的文化精髓挖掘出来、提炼出来、展示出来，把中医药这一中华民族的伟大创造保护好、发掘好、利用好，为建设文化强国和健康中国、助力中国式现代化、建设中华民族现代文明、实现中华民族伟大复兴贡献更大力量。

中医药古籍文献传承工作项目管理办公室

2024 年 3 月 6 日

许 序

"中医"之名立，迄今不逾百年，所以冠以"中"字者，以别于"洋"与"西"也。慎思之，明辨之，斯名之出，无奈耳，或亦时人不甘泯没而特标其犹在之举也。

前此，祖传医术（今世方称为"学"）绵延数千载，救民无数；华夏屡遭时疫，皆仰之以度困厄。中华民族之未如印第安遭染殖民者所携疾病而族灭者，中医之功也。

医兴则国兴，国强则医强。百年运衰，岂但国土肢解，五千年文明亦不得全，非遭泯灭，即蒙冤扭曲。西方医学以其捷便速效，始则为传教之利器，继则以"科学"之冕畅行于中华。中医虽为内外所夹击，斥之为蒙昧，为伪医，然四亿同胞衣食不保，得获西医之益者甚寡，中医犹为人民之所赖。虽然，中国医学日益陵替，乃不可免，势使之然也。呜呼！覆巢之下安有完卵？

嗣后，国家新生，中医旋即得以重振，与西医并举，探寻结合之路。今也，中华诸多文化，自民俗、礼仪、工艺、戏曲、历史、文学，以至伦理、信仰，皆渐复起，中国医学之兴乃属必然。

迄今中医犹为国家医疗系统之辅，城市尤甚。何哉？盖一则西医赖声、光、电技术而于20世纪发展极速，中医则难见其进。二则国人惊羡西医之"立竿见影"，遂以为其事事胜于中医。然西医已自觉将入绝境：其若干医法正负效应相若，甚或负远逾于正；研究医理者，渐知人乃一整体，心、身非如中世纪所认定为二对立物，且人体亦非宇宙之中心，仅为其一小单位，与宇宙万象万物息息相关。认识至此，其已向中国医学之理念"靠拢"矣，虽彼未必知中国医学何如也。唯其不知中国医理何如，纯由其实践而有所悟，益以证中国之认识人体不为伪，亦不为玄虚。然国人知此趋向者，几人？

国医欲再现宋明清高峰，成国中主流医学，则一须继承，一须创新。继承则必深研原典，激清汰浊，复吸纳西医及我藏、蒙、维、回、苗、彝诸民族医术之精华；创新之道，在于今之科技，既用其器，亦参照其道，反思己之医理，审问之，笃行之，深化之，普及之，于普及中认知人体及环境古今之异，以建成当代国医理论。欲达于斯境，或需百年欤？予恐西医既已醒悟，若加力吸收中医精粹，促中医西医深度结合，形成21世纪之新医学，届时"制高点"将在何方？国人于此转折之机，能不忧虑而奋力乎？

予所谓深研之原典，非指一二习见之书、千古权威之作；就医界整体言之，所传所承自应为医籍之全部。盖后世名医所著，乃其秉诸前人所述，总结终生行医用药经验所得，自当已成今世、后世之要籍。

盛世修典，信然。盖典籍得修，方可言传言承。虽前此50余载已启医籍整理、出版之役，惜旋即中辍。阅20载再兴整理、出版之潮，世所罕见之要籍千余部陆续问世，洋洋大观。

今复有"中医药古籍保护与利用能力建设"之工程，集九省市专家，历经五载，董理出版自唐迄清医籍，都 400 余种，凡中医之基础医理、伤寒、温病及各科诊治、医案医话、推拿本草，俱涵盖之。

　　噫！璐既知此，能不胜其悦乎？汇集刻印医籍，自古有之，然孰与今世之盛且精也！自今而后，中国医家及患者，得览斯典，当于前人益敬而畏之矣。中华民族之屡经灾难而益蕃，乃至未来之永续，端赖之也，自今以往岂可不后出转精乎？典籍既蜂出矣，余则有望于来者。

　　谨序。

第九届、十届全国人大常委会副委员长

许嘉璐

二〇一四年冬

许序
——
三

校注说明

《楼隐楼医话》为清代医家俞彬蔚所辑。俞彬蔚，字耠芗，别号镘畊，江苏无锡人，约生于 1881 至 1884 年间，卒年不详，清末医家，亦精于书法，留有楹联数幅。著《楼隐楼医话》（1917），现存民国稿本。另著有《摄生汇编》《医学浅说》，未见流传。

《楼隐楼医话》共八卷，俞氏以医话、医论的形式，记载了基础理论、临床治疗、用药、养生、医案等内容，同时兼参当时的西医学说，各取所长，兼抒心得，各有详略，内容丰富，对当今临床有一定参考价值。据《中国中医古籍总目》，该书现仅存清代手抄本，藏于中科院上海生命科学信息中心生命科学图书馆。经此次研究考证，该本应为作者民国稿本。

本次校勘以中科院上海生命科学信息中心生命科学图书馆所藏民国稿本为底本，以他校、理校为主。他校以本书所引著作如《冷庐医话》《梦溪笔谈》等通行本为校本。

兹将校注有关情况说明如下：

1. 原书为繁体竖排，现改为简体横排，采用现代标点。原书中代表前后文的"右""左"，径改为"上""下"。

2. 原书无目录，本次整理按文中各篇标题统一辑出目录。

3. 对原书中个别段落较长者，根据文义重新划分为若干小段以便于阅读习览。

4. 可确认的脱文、衍文、文字颠倒等讹误，据他校资料或文义改并出校。文字讹误属一般笔画之误，如"己""巳"不分等，予以径改，不出校记。文字有疑义，无他校或本校资料可据，难定是非者，出校存疑。底本与校本虚词互异，无关宏旨者，不改不校。

5. 对原本中费解的疑难字词酌加注释。注音用汉语拼音法与直音法双重注音。一般不出书证，亦不作详细考证。

6. 对通假字作注，一般用"通某"字样。异体字、古字、俗写字改为正体字，不出校记。"楼""畉""菴"等作为书名、人名，保留原字，不作更改。

7. 原书中所涉药名及专业术语等，生僻者出注说明。对中药名予以规范统一，如"山查"改为"山楂"，"黄耆"改为"黄芪"，"黄蘗"改为"黄柏"，"芒消"改为"芒硝"等。中药异名一般不改，生僻者出注说明正名。

8. 原书中文字有模糊不清难以辨认者，则以虚阙号"□"按字数补入，如无法计算字数，则用不定虚阙号"☒"补入，不出校。

9. 本次卷首书名及刊行语一律删除。

此外，研究生章瑶、郭镜等也参与了一部分工作，在此一并感谢！

沈劼

2024 年 6 月

《楼隐楼医话》辑成有作

　　小道诚难哉，谁能信无过。书亦充栋梁，讵①易万卷破。无恒不可作，不在勤与惰。医良能济人，医庸必贾祸。表里阴阳分，投药须贴妥。误用同操刀，敢信无因果。脉理不辨精，问世未必可。仁术本仁心，岂为富而哿②。作歌晓吾曹，著书实愧我。

---

① 讵（jù巨）：岂，难道。
② 哿（gě葛）：赞许，嘉许。

白序

　　医者意也，意可言传乎哉。虽然得其要旨，片语单词尽之矣。吾友镘畊俞君有道之士，殚究方术，垂二十年未尝出以问世。国变后移砚海上，慨夫沧桑迭遘①，疢疠滋多，将托于医以自隐焉。近年辑有《医话》八卷而自序之，言则曰：辨证明，用药确而已。夫辨证非难而明则难，用药非难而确则难。神圣工巧，辨证之能事也；练石饮池，用药之能事也。今镘畊要言不烦，知其折肱者三，折臂者九，无愧医之良矣。吾闻中古之为医者有俞跗，《汉书·艺文志》又称其论病以及国，原诊以知政。镘畊岂其苗裔耶，何技而近乎道也。

丁巳中秋后五夕北通州白曾然中磊

---

　　①　迭遘（gòu 构）：即"叠遘"。屡遭。迭，通"叠"。遘，遭遇。

徐序

医理至深，岂易言哉。当此医学竞争时代，而欲如裴氏兆期《言医》，要非参贯中西医学治疗各病经验不为功。社友俞子悉心岐黄，博通群书，兼参西法，各取所长，兼抒心得，辑成《医话》八卷，诚哉。孔子所谓吾道一贯，韩子所谓提要钩玄也。余惟中西医理未可偏废，即如喉症一端，西医以血清治疗为第一善法，而其实血清注射施于轻症固见功效，若烂喉痧则非用中药锡类散不可。惟肺烂一症，中医治之尚嫌隔膜，经西医用手术破割疗法，则奏效甚捷。诸如此类，不胜枚举。俞子有鉴于此，将中西医术平心论列，不尊中而卑西，亦不扬西而卑中，期诸各当而已。然是编一出，视为医医病书也可，视为济世良方也亦可。鄙人学识谫①陋，不足弁言简端，聊就管窥，爰发臆见，以证我所闻所知云尔。

中华民国七年禊饮②日余姚友丞徐有成序于卫生公会

---

① 谫（jiǎn剪）：浅薄。
② 禊（xì隙）饮：谓古时农历三月上巳日之宴聚。

郑序

　　医话之作，始于唐宋，沿及元明，至前清不下数十家，均抒心得，以诏来者，意良厚也。同社友无锡俞君镘畊以名下士而隐于医，擅活人术，具济世心，穷中西之奥窔①，探今古之源流。深慨群盲纷起，问道奚从，乃殚二十载苦心，承二千年绝学，独抒特见，将平日议论辑为《医话》八卷，浼②余序之。此不朽事业，奚敢以不文辞。惟余年届古稀，颓唐日甚，才学谫陋，有愧时贤。际此时局艰危，满目疮痍，无从挽救，民生憔悴，安得尽起白骨而肉之酬吾夙愿？何意数千里外神交良友先获我心，著成大集，写己所欲言，示世以未见，此安石碎金，丘迟尺锦也。吾知是书传世，深者见深，浅者见浅，触类而通之，临文而绎之，玉屑寻声，金鎞③刮目，未始非橘井杏林中别开一智识界也，故乐为之序。

中华民国七年岁次戊午重九后福州七十叟

郑奋扬肖岩序于双江袖海庐

---

① 奥窔（yào 要）：奥妙精微之处。窔，喻深奥的境界。
② 浼（měi 每）：恳托。
③ 鎞（bī 逼）：古代治眼病用的一种器具。

张序

噫！医至今日甚难言之矣。古学日益颓废，新学愈见纷歧，兼之西医崛起，中药将沦。而习斯道者，又复各植党援，坚执一说而不移，此岂医界之佳兆哉？昔人不云乎集思广益，一人之思想本属有限，必益以什百人思想而讨论之，黜其所短，取其所长，故医药者，无分乎中西，以能起白骨而肉之皆可也。无锡俞君镘畊，学业邃深，阐明斯义，古今中外医书，靡不浏览，已二十年于兹矣。凡所经验，皆笔之于楮①里②，然成帙题曰《楼隐楼医话》。命剂折中，处方准的，殆医界之明星欤。余未尝识君。去年秋，由甬江徐友丞君绍介，得读君是书，始知君之才识高超，医学精微。如此乐弁数言，为我数百万苦疾同胞告也。

民国七年绍兴张拯滋若霞识于小金山房

---

① 楮（chǔ 楚）：纸的代称。
② 里：原作"裏"，当字形之误，据上下文义改。

马序

　　传世之书多矣，然益于身心，究不若关于性命之尤挚也，则医学尚焉。昔范文正公无心伴食，有志活人，盖仁人用心，类如是耳。仆祖籍孟河，医乃世业，谬承先人遗绪，不能推阐而发扬之，又值此中西竞争剧烈之秋，恨不能十其手而十其目，萃集中西医学为一贯，以嘉惠继起之后生，才力俱瘠，良深引疚。锡山俞先生博学多能，浏览轩岐、秦越、两汉诸书，历廿年寒暑，不遑作缀①，其好学深思尤非人所能望其项背。尝与予言曰：天有六淫八风以贼人，人有七情六欲以致病，人天交困杀机寓焉，利欲熏心贫病加焉，时恨不能大展婆心拯斯民于人天疾苦之外。年来，栖隐海上，闭户著书，间辑中西医说成一家言，无党无偏，一炉合冶，择其种种，考证在在，经验者零金碎玉，寸积铢累，汇成八卷，名曰《楼隐楼医话》。书成介予为之序，爰书数言于简端，以彰先生之苦心。将见斯书一出，风行海内，自必着手成春，生气益于纸上矣。予故敢断之曰：斯书即活人之新书也。是为序。

　　　　　丁巳九月既望孟河马德基绩熙氏序于泰兴寄庐

---

　　① 不遑作缀：来不及详细说明。

戚序

　　人生天地间，等蜉蝣①耳，以数十次之有限寒暑，研究天文、地理、法史、电化、动植、矿路诸学，任社会之义务，尽国民之天职，诚已不遑朝夕者矣，何必拘于医学哉。不知今日之世界，正进步之世界也。举凡科学各种事业，莫不风起云涌，迥出乎十九世纪而外，有一日千里之势，惟医学独加乎各种科学以上，有如天之高、海之深，无穷尽、无涯涘②。广言之推于全国，狭言之对于个人，均有密切之关系焉。即如日本先一蕞尔③国也，昔尚汉医不知进步，洎乎④明治大展维新，凡官立、公立、私立之医校、医会、医院及普通专门各名目，丛如林立，仅就东京一方而言，不下数十余处研究参考，精益求精。朝有发明，暮达全国，如蛾之逐焰，蚁之慕膻。民力偶有未逮，由国家拨款助之。或邻境染疫，畏之不啻虎狼，防之如临大敌，不惜国帑巨金，为行政绝大事业，其立志之坚，放眼之远，居然一跃而为全球上矫矫之强国矣。是故医学为个人之本，为全国之素。惜乎！黄帝降世四千年来，世事日渐文明，医学犹守黑暗。虽有西医学灌输中国，一则议为迂论，一则视为奇谈，各炫其长，互相抵触，若水火之不合，譬冰炭之不投，民非病而不问医，医非金而不论病，政府不加改良，国民不思振作，愈趋愈下，昏昏蒙蒙，竟将我四万万同胞组织成为病国，河山

---

① 蜉蝣：比喻微小的生命。
② 涯涘（sì 俟）：水的边际，比喻事物的界限。涘，水边。
③ 蕞（zuì 最）尔：很小的样子。
④ 洎（jì 冀）乎：等到。洎，到、及。

破碎，豆欲剖而瓜欲分矣。安得有热心志士，作中流之砥柱，而挽回医学之沉沦者哉？惟锡山俞君镘畊，慨沧桑之屡变，痛疹疠之滋多，将半生之心得精华成为《棲隐楼医话》八卷。不为臆度之辞，不存骑墙之见，揭开黑幕，独具奇思，指后辈之方针，抒古人之怀抱。余学惭浅薄，心慕殷虔，开卷纵观，无任神往。一若片帆入洋，风涛怒激，四顾弥漫；又若身临海市，明珠奇贝，光怪陆离。吾不禁目为之眩，神为之摇，心为之喜矣。镘畊二十年来志趣才华，心血魄力，今为医界放一大异彩，能不令人崇拜无已耶。

丁巳年十月淮阴戚梦龄汉仙氏序于汉上

章序

医与文一理也。文之要，在立意，故文之佳者，蓬蓬勃勃，纯以意运其气势。意愈深，义愈透，其变幻莫测之态，如山之有起伏，峰回路转，茀郁①巘崿②，露出一种巑岏③岚魁④景象；又如水之流，泂溶⑤沆漾⑥，泌沴⑦泓汯⑧，漻泪⑨减汩⑩，滞沛⑪漩澴⑫，一波未平，一波又起；如剥蕉叶、抽茧丝，一层又一层，层出不穷。是为文家之胜境，亦绝妙之文字也。医之为学，何以异是？昔汉郭玉对和帝曰：医之为言，意也。唐许允宗亦曰：医者，意也。意，固医之要诀也。然而心迂者，只知泥古，怯于立意；学浅者，只知袭末，昧于立意，不知意以愈显而愈明。医不知意，医学所以日晦也。考《周礼》疾医掌养万民之疾病，以五味、五谷、五药养其病，以五气、五声、五色视其死生。所谓视者，岂独医家所谓望闻问切可以综括哉。萃精神于平生习练之秋，运妙思于临时按切之际。腠理至微也，

章
序

一

---

① 茀（fú 弗）郁：曲折貌。
② 巘崿（yǎn è 眼饿）：山崖，峰峦。巘，山峰，山顶。崿，山崖。
③ 巑岏（cuán wán 攒完）：山高锐、耸立貌。巑，峻峭。岏，高。
④ 岚魁：不平貌。
⑤ 泂（hòng 讧）溶：水深广貌。泂，弥漫无边。溶，流转貌。
⑥ 沆漾（hàng yǎng 忼养）：水广阔貌。沆，大水。漾，广阔无边。
⑦ 泌沴（zhì 智）：水波冲激貌。
⑧ 泓汯（hóng 宏）：水势回旋的样子。
⑨ 漻（liáo 聊）泪：水流急速。漻，形容水清澈幽深。
⑩ 减汩（yù gǔ 域谷）：疾流貌。减，急流。汩，水流的样子。
⑪ 滞沛：水势奔扬的样子。
⑫ 漩澴（huán 环）：水波回旋涌起。澴，流水回旋怒涌。

血脉至奥也，性命至难测也，虚实至难观也，阴阳至难配也，君臣至难辨也，色候至难觇①也，病形至难得也。惟思之精者意斯得，意之得者理斯真。然而意有可解者，有不可解者，有己可解而不能与人共解者，有默可解而不能应口以解者。是非宣诸笔墨，播诸中外，则虽有意而不能使人知，有意而不能神诸用，医话之作，其为意之表示乎？无锡俞君馒畊，积学君子也，工诗善书，高尚其志，游海上多年，虽不以医自鸣，而于医理深得三昧。曾有《棲隐楼医话》之辑，条理融贯，根据分明，盖意有所得之书也。余于医学有类盲者，窃思殊途同归，古今一理，例以为文之道，其亦庶乎近之矣。爰书以贻俞君。

庚申夏日古越称山章曾培撰

---

① 觇（chān 掺）：暗中察看。

自序

　　窃谓医药之道，无分乎中西也，辨证明而已，用药确而已。证与药相反，则中医能杀人，西医亦能杀人；证与药各当，则中药能生人，西药亦能生人。分门别户，胡为者；扬西抑中，胡为者；相争相诟，又胡为者。余自戊戌岁弃举子业，即遁而习医，浏览《内》《难》二经及《伤寒》《金匮》诸书，已二十年矣。虽未能深入堂奥而一知半解，谬谓差有心得。芸芸众生谁无疢疾，人生纵极富贵而欲免疾病之痛苦，求寿命之延长，有非金穴铜山所可买者甚矣，医学之不可不讲也。年来蛰居海畔，侘傺①无聊，慨沧桑之屡变，幸岁月之多闲，泛览中西著作，见有议论明通、效验卓著者，辄笔之于书，参以鄙见，以伸其义，爰成《医话》八卷。大都信手拈来，漫无门类，琐屑猥杂之讥，知所不免不佞②。本非老马，谬为识途。世有罗知悌先生，其人虽为朱丹溪之拥彗③，有余慕④焉。若云东垣、景岳，遗响堪弹，青主、晚村，陈踪学武，眇予小子，则敬谢不遑已。

岁在丁巳春三月无锡俞彬蔚记于海上醾寓

---

① 侘傺（chà chì 诧赤）：形容失意的样子。
② 不佞（nìng 泞）：不才。
③ 拥彗：拿扫帚扫门，表示恭迎宾客或长者。
④ 余慕：无限的仰慕之情。

目 录

卷 一

医学刍言

噫！医学之不振也久矣。一知半解之流，略读几篇歌诀，识几味药性，居然自命为医，出而问世，宜其如盲人之骑瞎马，动辄颠仆也。故酷爱维新者，遂有中医不如西医之说。然而中国医学自秦汉以来，代有名贤如扁鹊、仲景辈，皆名重一时，为医中之卓卓者。即晚近喻氏嘉言、徐氏灵胎、叶君天士，皆能独出心裁，发医中之奥妙。若谓中医不足恃而偏重西医，窃恐华夷风土不同，体质迥别，是犹凿方枘圆①之格不相入耳。盖西医详于形质而略于气化，中医详于气化而略于形质。虽则各树一帜，要皆各有所长，岂能强之使合哉？西医之擅长者在于青囊，如割剖癕疡等症，却有心灵手敏之功。至若内伤七情之分、外感六气之辨，则莫如中医之明晰。仆尝观夫中国之医学也，法密理细，断不致稍逊于泰西②。特是庸劣者略窥门径，便借此为牟利之端。若夫椒硫杀疥、葱薤散风，谁曰非医也。而缁衣黄冠，总称释道；矫言伪行，何匪儒流。是泰山之与邱垤③，河海之与行潦④，固不可以同日语矣。夫医宗之义理无穷，学者之心思百出，苟能实事求是，精益求精，借智识之交

---

① 凿方枘（ruì 瑞）圆："枘"原作"柄"，据文义改，字形之误。凿方枘圆，即榫头与卯眼，一方一圆，无法投合。比喻不调协，扞格不入。

② 泰西：晚清时期，国人将"西医"称为"泰西医学"。

③ 邱垤（dié 迭）：小土山。

④ 行潦：沟中的流水。

通，促医林之进步，安知俞跗、仓公之不复见于今日耶？处人群进化之世，凡属艺学，莫不优者生而劣者败，而况医之裨于社会，非寻常艺术可比。鄙人此道久荒，而见猎心喜，苟得二三同志，阐明医理，庶几裨益苍生，是则私心所窃慰者尔。

医门原道

盖自医药载籍，未遭烈燹①于祖龙②。则凡解颅刮目、湔③肠涤胃之艺术，宜其至今而存在也。而何以方书兴而剖解废，转令东西洋各国独擅其技，以惊世而骇俗，岂当时怀斯绝学者，果非人不传耶，抑神明三蕴，非笔札所能述也？曰：皆非也。曷以知其非？曰：君不见泰西医学之愈演愈进耶，则有以知其不然矣。

噫！吾于此得以觇医学历史上之比例，即流品④以知夫斯道之兴废焉。盖言医于中国，自往古以迄今，兹历五大变而道废，而学绝，浸衰浸微，以至于此，而于各科学上，竟不能争尺寸之地位，亦可哀矣。

溯自岐黄之世，以保民之心发明医道，著为《灵枢》，设为《素问》，推测气运，辨别阴阳，既作君而作师，亦良医而良相，此诚明道之始，医事之大原也。降及三代，圣智日衰，子元元⑤者不复知，以医药为经世之大端，而付其事于民下。下至春秋之世，竟来小道之贬矣。此由大道而降为小道之一大变也。

---

① 燹（xiǎn 显）：战火焚烧。
② 祖龙：指秦始皇。
③ 湔（jiān 煎）：清洗，洗刷。
④ 流品：品类，等级。
⑤ 元元：平民，老百姓。

然则医之为道，故可大而可小也。纵曰小道，而尚不愧以道称者，厥惟自汉以上，足以当之。何则蜀汉时如华佗之医关，吉平之医曹，一则慕其忠义，医之而欲其生，一则恶其奸慝，医之而愿其死？挟任侠①之义以寄忠爱之心，初何尝概施刀圭，不问其人之为忠为奸、为贤不肖而等视耶。是以仲景著书，自叙缘起，忧世之心，至深且切。盖当时已觉斯道之不可复振，而一贯无传，亦惟欲载其道于简册而已。故自晋而复寂焉，无足称述，于是降任侠之风义，为治疗之专司，而又一大变。

虽然《千金》之书渊博可传，禁方之集灵异可喜，纵未能承道之一脉，尚不失为学之一端。下逮有宋金元之间几等，自桧以下②，然尚不能谓其不学无术也。自前清叶、薛辈以标榜得名，门庭如市，而"学"之一字，几不能属于"医"字之下，是易学术而为智术之又一变也。

嗟乎！后此者竟何如耶？吾恐彼所谓智，不智于方伎，而智于巧避矣；不智于证治，而智于趋承矣。彼所谓术，非学术之术，乃权术之术，等而下之，或竟为欺世盗名之术。此咸同以来数千年之号为医者，尚何有智术之足云哉？固久矣。夫视此道为富赡之捷径，衣食之要图，而又一大变。

海通既久，西人医院竞立如林，我国病者薄中医之乏术，而争就乎西。于是影响所及，又有一种非中非西之医出乎其间，购西医之药器，习西医之名词，悬西医之招牌，俨然一泰西名医，而声价且倍于常医万万。问其人曾游学乎？未也。有毕业文凭乎？无也。呜呼！此非变于夷也，乃欲变于夷而不能者也。

① 任侠：以抑强扶弱为己任。
② 自桧以下：桧，疑为"郐"字之误。自郐以下，水平越来越低下，以至于不屑评论。

卷
一

一
三

盖又变无可变，而强为一大变。

自历此五变而道废矣，学绝矣。我中医不欲争列乎科学，则已诚欲争列乎科学之地位。冀由学而进夫道焉，则将为之大声疾呼而警之曰：请自研究卫生，为国民担其责任始。

原病论

禀父母之精血以有身，得大地之气味以养生，自幼而壮、而老、而死，其常也。夫恶乎而病，《释名》谓：病，热也，热与正气在肤体中也①。又《左传》② 注云"困也"，例如人之受束缚而不得自由也。夫此不正之气，何从而入于人身以困之乎，则以人之生也，禀赋有强弱之异，卫生有慎忽之分，天地之时气侵其外，人事之得失扰其中。其所以致病之原，正不一端矣。况今海禁宏开，交通日广，传染愈多，病变愈速，更有不可纪极③者耶。然综言之，则有二纲，内伤、外感是已。间尝静观天地，默参人事，而知人之所以受一切内伤、外感而致病者，可一言以蔽之曰：停滞而已。

经曰：勇者，气行则已；怯者，着而为病。袁随园④曰：人之气有壅滞之处，则其壮者为痈疽，而其怯者为瘰疬。夫此停滞云者，即着而不行，壅滞之谓也。如机械之停而不发，如淤泥之滞而不通。机停则生锈，淤滞则生虫。夫天道无一刻不运行，地球无一刻不旋转。人生天地之中，呼吸出入，息息相

---

① 病热也……肤体中也：《释名》原文作"病，并也，与正气并在肤体中也"。

② 左传：当为《礼记·表记》。

③ 纪极：终极，限度。

④ 袁随园：即袁枚，字子才，号简斋，晚年自号随园老人，清朝诗人、散文家。

通，无一刻不推陈更新。故气机畅遂，血脉流通，输化精微，泌别渣滓，时时更换而生气沛然。由中之说，则营卫一日一夜大会于手太阴；由西之说，则发血、回血两管连行，充周循环不已是也。及夫六淫外感，七情内伤，其畅遂流通之处渐有所阻碍而不能周布，于是各随其病而症状现焉。夫户枢不蠹，流水不腐，无他，流通而不停滞而已。故凡人之受病也，外而风寒暑湿，内而饥饱劳逸，或因病而停滞，或因停滞而病。

综之，反其常而不运行耳。其因病而停滞者，则外感是也。凡外感之为病也，始于皮毛，则卫气停滞而为恶寒无汗、头痛项强等症；由皮毛而入为脉络，则营气停滞而为发热、汗出、肢酸、肌麻等症；由脉络而入为筋骨，则血液停滞而为关节烦疼、屈伸不利等症。其随所部而入于内者，则在腑腑病。在脏脏病，此因病而停滞之外感之略也。其因停滞而病者，则内伤是也。

程君调查日本医科大学解剖之实验

解剖实验室，例不许外人入览。兹因井口君之绍介，得相偕入观。室殊宽广，中分为二大间，四围缭以玻璃窗，屋顶均通空气。列高二尺余、长六尺之平案十六张，分两列，中为洗涤水槽，上通自来水管。二学生方于盂中涤人肺一具，半为青黑色稍大，半为红色略小。询系红者有病，青黑者无病，于五十余岁之尸体中取出，死时距今二十余日矣。凡尸体之须解剖者，先以火酒①浸二三日后，始取出解剖。此肺盖已浸备，先涤之，始行剖验也。旁列之二长方案，上各列已死之小孩尸二

① 火酒：指乙醇。

具，一系三岁女孩，一系五岁男孩。数学生各执刀钳剖视之，头脑、眼球、脏腑等均已取去另验，自咽至腹下皮肤已随验随剥。诸生分据一部位，按生理、病理图书细验各神经受病之处。其内一大间，亦满列各尸于案。一老年妇，系虚弱病死者，见于肠胃间取出长五寸之虫，一名为海虫，尸系贫而入院，医治不愈者。一男尸，系醉死于路，无人收领，遂由院中剖验其致死之由。缚而灌入，则经脉皆成鲜红色，易于识别矣。又用一种黄粉遍洒剖割处，盖避秽气者。室之一隅，见一生方执笔构思，或验毕而有所发明欤。计室中男女大尸共八具，男女孩尸共二具。

【彬蔚按】此是程君在日本东京大学医院调查所得者。据云，解剖实验室例不许外人入览，因得友人介绍，始能入室纵观。至肢体解剖实验，我国今尚未可踵行，然亦未始不可。借程君报告之言词，供我参悟之资料也。

论中医治疫之得失

往岁东北鼠疫之流行，于国际上、实业上之关系，诚哉其匪轻也。治疗鼠疫之方，莫妙于血清一法。其原因及证候，西人言之详矣。惟公众卫生当有事前之防备，而华人狃①于习惯，动谓我国自有医法，耻于效法他人。鄙人读古今医书，研究历二十载，而于西学未尝涉猎，固一门外汉也。就中医而推阐之，所言有合有不合，亦有与西医暗合而无人道出其所以然者。

兹接湖州陇西观晴来稿，系全主张中医者，是不可不辨其得失。观晴因袭天都程氏之言，谓疫之来路两条云云，与细菌

---

① 狃（niǔ扭）：因袭，拘泥。

学说相类。北里柴三郎①曰：肺百斯笃②由呼吸器侵入，腺百斯笃由皮肤侵入。鼠身之百斯笃侵入人身，但能成腺百斯笃，不能成肺百斯笃。其来路确分两条，第③程氏言之未悉耳。吴又可、王孟英之治疫皆知以清肺为先，不可谓无见地矣。所不解者，程氏谓，一曰天疫，指天时之寒热反常，感不正之气而发疫者；一曰人疫，所谓一人之病染及一室，一室之病染及一村者。夫疫之传染，尽人知之。至天时应寒反热，当温反凉，人何以感之而致疫，则绝无根据之理由。原其所以铸此大错者，中国向无细菌学之实验，自不能揭其由来。当知病之传染，无一非细菌致之。百斯笃菌，即所谓把梯尔土菌，是岂程氏所能知乎？惟有把梯尔土菌之发现，故由呼吸或皮肤之传入，随血液以流通，而血质遂因之变坏。所谓两腮肿赤，胀及头项者，孰非细菌坏血之证凭。若天时不正之气，断不能病人之血液，断不能无所媒介以传染于他人。中医不责实而课虚，往往向壁杜撰，是宜以西法矫正之也。至中医治疫成方，凡遇疫症之轻者，未尝不可奏功，非必尽用西药。因中药治疫，不外清凉解毒，而细菌病血液既变，凉解即其正治之方。疫病之在血液，与痈疽异中有同，不可不知此理也。

观晴来稿所拟一未疫之辟瘟法，用乳香、降香、檀香、苍术、赤箭、雄黄、生甘草、细辛、川芎各等分研末，烧之可以辟秽解毒；一已疫之清凉饮，用秦艽、赤芍、知母、贝母、连翘各一钱，人中黄、板蓝根各二钱，薄荷五分，谓其病在上焦，

---

① 北里柴三郎：日本医师，著名细菌学家、免疫学家，首次分离出导致鼠疫的芽孢杆菌。

② 百斯笃：即 Pest，鼠疫的日语音译。

③ 第：但。

分量不可过重云云，用法平稳，鄙人深表同情。惟其过信中医之误，则必尊其所闻见以共商之。而鄙人尚有所贡献，仲景解毒主用升麻，征之古籍而可信。昔年粤东大疫，某老医用升麻以救活者至数百人。当时曾见报端，验之实事而不诬，何业医者之不知取法也。

医药要论

医者，意也。意不预定，按脉立法，因时辨方，变化于神明之中，亦揆之于理而已，诚不容执古法以治今也。使谓守古方可以疗疾，无论《素问》《难经》深渺罕通，即使东垣只循乎仲景，立斋务①轨夫丹溪，肺腑能语，必且笑其寡当矣。故局方者，古人以意为之也，时移气变，古人之意亦尽矣，能济以我之意，斯变化出焉。庸医不辨天道之盈虚，人质之强弱，受病之虚实，药性之温寒，一以局方为定，引指调气，亦似深有得者，而舛误②乖张，动无生理，此非敢于杀人也。师古而不得其意，贸贸③焉以人命为儿戏，固犹夫谈笑而杀之也。惟好学深思，恒以施方济物为志，综群书而神明之，殚心竭虑数十年，乃克有济。先儒有言曰：儒者之医，先明气运。启祯之际④，人体多热，宜用清凉；近今以来，人性多寒，宜用温补。且服热药而误，十可救九；服寒药而误，百无一生。故其按脉制方，不必与证对，而施治之要，专以培元气而固脾土为本。盖土者，五行之母；气者，诸阳之总。母壮则子盛，阳生则阴

① 务：致力，追求。
② 舛误：差错，错误。
③ 贸贸：轻率冒失。
④ 启祯之际：指明代天启至崇祯年间。

长。持论有最精者，时医莫不心诽之。或云临证用药，率本理中、异功，而权衡之得，无偏于燥烈，而不知非偏也。间尝读吴仲朗先生书，白痢用芩连，赤痢用姜桂，目疾宜寒矣，而参附奏功，胎产宜温矣，而石膏获效，神明变化，初非执一道以为功。盖意不前定，以理之所存为意，此乃所以善用其意也。故悟乎神明变化之用意者，始足振聋聩而起夭札①，岂浅尝者所可梦见哉。虽然赵括读父书而丧师，荆公用周礼以乱宋，天下之事，莫不皆然。徒守前人遗编，而不神明变化其意，参附之用与庸医等耳。顾安得起先生于九原，而与海内外负名大医学家同谋利济哉。

医宗四大家

新安罗养斋浩《医经余论》云：医宗四大家之说，起于明代，谓张、刘、李、朱也。李士材辈，指张为仲景，而不知仲景乃医中之圣，非后贤所及。况时代不同，安得并列？所谓张者，盖指子和也。观丹溪《脉因证治》，遇一证必首列河间、戴人、东垣之说，余无所及。其断证立方，亦皆不外是，知丹溪意中，专以三家为重。《格致余论》著补阴之理，正发三家所未发。由是攻邪则刘、张堪宗，培养则李、朱已尽，皆能不依傍前人，各舒己见，且同系金元间人，四大家之称，由是而得耳。此说是以正数百年相得传之讹。

禁咒治病

禁咒治病，自古有之，往往文义不甚雅驯，而获效甚奇，殆不可以理测。余往年耳闻祝由科，传有二咒甚验。一治蜈蚣螫^①，咒云：止见土地，神知载灵，太上老君急急如律令敕。治法：以右手按螫处，一气念咒七遍，即挥手作撮去之状，顷刻痛止。一治蛇缠^②，咒云：天蛇蛇，地蛇蛇，腊青地扁乌梢蛇，三十六蛇，七十二蛇，蛇出蛇进，太上老君急急如律令敕。凡人影为蛇所啄，腰生赤瘰，痛痒延至心，则不可救，名蛇缠，亦名缠身龙。治法：以右手持稻干一枝，其长与腰围同，向患处一气念咒七遍，即挥臂置稻干门槛上，刀断为七，焚之，其患立愈。又治蜈蚣螫方：急以手向花枝下泥书"田"字，勿令人见，其泥向螫处擦之即愈。

蒙古医生

俞跗能割皮解肌，湔洗肠胃，漱涤五脏；陈珪能剖破腹背，抽割积聚。今其法久不得传，闻蒙古医生尚有能者。

巴鲫膏

周悠亭先生向潮，兄弟三人，次春波先生踊潜，三葵园先生以清，俱好善乐施。贾人某，负逋^③五百金，贫不能偿。焚其券。某感恩刺骨，即以家传痈疽秘方相赠。按方制送，获效甚神，录之以广其传。

仙传巴鲫膏奇方治发背、痈疽、疔疮，一切无名肿毒。未成即消，已成即溃，力能箍脓，不至大患

巴豆五钱，去壳　鲫鱼两个，每重十二两以上者　商陆十两，切片

---

① 螫（shì世）：毒虫或毒蛇咬刺。
② 蛇缠：中医病证名。相当于西医学的带状疱疹。
③ 负逋（bū晡）：拖欠。

漏芦二两　闹羊花二两　白及五钱，切片　番木鳖五钱，切碎　蓖麻子三两，去壳　锦纹大黄三两，切片　乌羊角二只　全当归二两，切片　两头尖三两，即雄鼠粪　白蔹三两，切片　穿山甲二两，切碎　黄牛脚爪一两，敲研　猪脚爪一两，敲研　虾蟆皮干二两　川乌五钱，切碎　草乌五钱，切碎　苍耳子四两　元参二两，切片

　　鼠粪雌多雄少，雌者两头圆而无毛，雄者两头尖而有毛，不可混用。虾蟆干宜新取，其力猛也。

　　上药入大广锅内，用真麻油三斤半，浸三日，熬至各药焦黑，滤渣再熬沸，乃入后药。

　　飞净血丹二十四两

　　用槐柳条不住手搅，熬至滴水成珠，熄火待稍冷，再入后药。

　　上肉桂五钱　乳香四钱，去油　没药四钱，去油　上轻粉四钱好芸香四钱，去油

　　此五味俱研极细，徐徐掺入，用铜箸搅匀，待凝冷覆地上十余日，火毒退尽乃可用。

青腿牙疳①

　　咸丰乙卯年，桐乡皇甫湘山上舍峎，患牙龈肿烂，两腿青胀，其势甚剧，诸医不效。乌程温醉白诊之，谓病名青腿牙疳，不必服药，惟食马乳可愈。如其言，一月全愈。又一戴姓妇人病证相同，亦食马乳得痊。

　　【彬蔚按】此症见于《医宗金鉴·八十四卷·外科门》，长洲唐笠山大烈所著《医宜博览论》曾述及之，惟此症罕有，医

---

　　①　青腿牙疳：中医病证名。相当于西医学的坏血病。

家知此者亦鲜矣。

药忌

吴江徐灵胎征君大椿，谓医药为人民所阙，较他事尤宜谨慎。今乃眩奇立异，欲骇愚人耳目，将古人精思妙法，反全然不考，其弊何所底止。略举数端，以示儆戒。

人中黄肠胃热毒偶有用，入丸散者。今人煎药则是以粪汁灌人，而倒其胃矣。

人中白飞净，入末药。若煎服，是以溺汁灌人矣。

鹿茸、麋茸俱入丸药，外证、痘证偶入煎药。又古方以治血寒久痢，今人以治热毒时痢，腐肠而死。

河车、脐带补肾丸药偶用。今人煎剂，腥秽不堪，又脐带必用数条，肆中以羊肠、龟肠代之。

蚌水大寒伤胃，前人有用一二匙治阳明热毒，今人用一碗半碗以治小儿，死者八九。

蚯蚓痘证用一二条酒冲，已属不典，今用三十四条，大毒大寒，服者多死。

蜈蚣、蛴螬即桑虫、蝎子、胡蜂皆极毒之物，用者多死，间有不死者，幸耳。

石决明眼科，磨光，盐水煮，入末药。今亦以此法入一切煎剂，何义？

白螺壳此收湿糁药，亦入煎剂，其味何在？

鸡子黄此少阴不寐引经之药，今无病不用。

燕窝、海参、淡菜、鹿筋、丑筋、鱼肚、鹿尾此皆食品，不入药剂。必须洗浸极净，加以姜、椒、葱、酒，方可入口。今与熟地、麦冬、附、桂同煎，则腥臭欲呕。

醋炒半夏、醋煅赭石、麻油炒半夏皆能伤肺，令人声哑而死。

橘白、橘内筋、荷叶边、枇杷露、楂核、扁豆壳此皆方书所弃，今偏取之以示异。

【彬蔚按】徐氏所指，诚切中要害，惟海参淡食最能益人。尝有食之终身而康强登上寿者，惟不宜与熟地等药同煎耳。又枇杷露治肺热咳嗽，获效颇速，似不当在屏弃之列。

食忌

医书所载食忌，有无药可解者，录以示戒。

痧症腹痛误服生姜汤；疔疮误服火麻花；骨蒸似怯症误服生地黄；青筋胀即乌痧胀①误认为阴证投药；渴极思水误饮花瓶内水；驴肉、荆芥同食；茅檐水滴肉上，食之；食三足鳖；老鸡食百足虫，有毒，误食之；蛇虺②涎毒暗入饮馔，食之。

刊正药方

晋时士人欲刊正《周易》及诸药方，先与祖讷共论。讷曰：辩释经典，纵有异同，不足以伤风教。至于汤药，小小不达，便致寿夭所由，则后人受弊不少，何可轻以裁断？西昌喻氏③曰：祖讷之言，可谓仁矣。

徐灵胎《医学源流论》云：有病固当服药，乃不能知医之高下，药之当否，不敢以身尝试，莫若择至易轻浅、有益无损之方以备酌用。如偶感风寒，则用葱白、苏叶汤取微汗；偶伤饮食，则用山楂、麦芽汤消食；偶感暑气，则用六一散、广藿汤清暑；偶感风热，则用灯心、竹叶汤清火；偶患腹泻，则用

---

① 乌痧胀：病名。干霍乱之俗称。
② 虺（huǐ悔）：古书中的一种毒蛇。
③ 西昌喻氏：即喻昌，字嘉言，江西南昌府新建（今南昌市新建区）人，明末清初著名医家。

陈茶、佛手汤和肠胃。如此之类，不一而足，即使少误，必无大害。又有药似平常而竟有大误者，如腹痛呕逆之症，寒亦有之，热亦有之，暑气、触秽亦有之，或见此症而饮生姜汤，如果属寒，不散寒而用生姜热性之药与寒气相斗，已非正治，然犹有得效之理，其余三症，饮之必危。曾见有人中暑而服浓姜汤一碗，覆杯即死。若服紫苏汤，寒即立散，暑热亦无害。盖紫苏性发散，不拘何症，皆能散也。按①：此论惩药误而发，微病用之，最为稳善，养生家不可不知。

疮方

余姚吴蓉峰学博麟书，患脓窠疮②，医久不痊。后有相识遗一方，云得自名医，为疗疮第一良药。如法治之，果愈，兹录于下。

厨房倒挂灰尘三钱，煅，伏地气　松香一钱　茴香一钱　花椒一钱　硫黄煅，一钱　癞虾蟆一钱　枯矾一钱　苍术一钱　白芷一钱　朱砂一钱

上药共研细末，用鸡子一个，中挖一小孔，灌药其中，纸封固口，置幽火中炖热，轻去其壳，存衣，再用生猪油和药捣烂，葛布包之，时擦疮处。

五圣丹

癞狗毒蛇咬人者，多死。方书虽有治法，不甚著效，惟萧山韩氏所传五圣丹获效如神，救人不可胜数。韩氏惟制药施送，秘

---

① 按：此段引自清代《冷庐杂识》卷五，为陆以湉所撰之按语。
② 脓窠（kē 苛）疮：即"脓窠疮"，中医病证名。相当于西医学的深脓疱疮。

不传人。鄞①拙言司铎开化，从其同寅汪睦斋学博世钤处，得此方见示，汪喜录单方，制良药施人，此方得之于其至戚，乃自韩氏窃得者。汪按方制药以拯人，无不应手取效，因录之以广其传。

上号当门子一钱　梅花冰片一钱　火硝三分　上号腰面雄黄一钱　九制炉甘石一钱

上药共研细末，男左女右，用竹挖耳，点近鼻处大眼角七次，隔一日再点七次，再隔一日又点七次。虽重伤者自愈。若犬咬至二十日外者，不治。若用药后，误吃羊肉，用药再治，迟至二十日外者亦不治。宜忌羊肉发物四十九日。兼治痧证闷死，时疫伤寒，癍发不出者，亦用此药点眼角，男左女右。

《续名医类案》

钱塘魏玉横之琇《续名医类案》六十卷，世无刊本，其间采取繁富辩论，亦皆精当。玉横自述医案数十，其治病尤长于胁痛肝燥、胃脘痛肝木上乘、疝瘕等证。谓医家治此，每用香燥药，耗竭肝阴，往往初服小效，久则致死。乃自创一方，名一贯煎，统治胁痛、吞酸、吐酸、疝瘕及一切肝病，惟因痰饮者不宜。方用沙参、麦冬、地黄、归身、枸杞子、川楝子六味出入加减，投之应如桴鼓。口苦燥者，加酒连尤捷。余仿其法治此数证，获效甚神，特表其功用，以告世之误用香燥药者。

鸦胆子

鸦胆子，治休息痢，歙程杏轩②文囿《医案》甚称其功效。

---

① 鄞：原作"郑"，据《冷庐医话补编》改。

② 程杏轩：字观泉，号杏轩，歙县东溪人，清代医家，著有《程杏轩医案》。

用三十粒，去壳取仁，外包龙眼肉，捻丸，每晨米汤送下，一二服或三四服即愈。此药味大苦而寒，力能至大肠曲折之处，搜逐湿热。《本草》不载，见于《幼幼集成》，称为至圣丹，即苦参子也，药肆多有之。桐乡名医张云寰先生李瀛，亦尝以此方传人。陆敬安太夫人喜施方药，以治休息痢，无不应验。兼治肠风便血，凡热痢色赤久不愈者亦可治，惟虚寒下痢忌之。

【彬蔚按】治休息痢，用鸦胆子包桂圆肉，服之而愈，以为神方。然推其病因，无非暑热蕴结，或医者只与消导，不与清暑，以致经年累月而津液受伤，大肠发炎，一得苦参子之苦寒，豁然而瘳，此亦近理。然宜于患后五十天后用之，早则防弊。休息痢在北方为之顿肚，便血初红后紫。苦参子在北方称为鸦胆子，如粉豆式，除去黑皮，内中如豆粒状，以亮而味者为良。味极苦，故宜以桂圆肉包之。每次吞十余粒，日服三次，约共一百五十粒，顿数即少，便红变为豆腐汁色，又二三天即可全愈。

苍耳子虫

苍耳子草，夏秋之交，阴雨后梗中霉烂生虫，取就熏炉上烘干，藏小竹筒内，随身携带或藏锡瓶，勿令出气。患疔毒者，以虫研细末，置治疔膏药上贴之，一宿疔即拔出而愈贴时须先以针微挑疔头出水。桐乡陆敬安在台州，其仆周锦种之盈畦，取虫救人，屡著神效。此在杭郡学舍旁，苍耳草虫甚多，以疗疔毒，无不获效。其友人郑拙言学博凤锵，携至开化，亦救治数人。彼地无苍耳草，书来索种以传。又青蒿虫治小儿惊风最灵，敬安之孙荣霖曾赖此得生。此二方皆见《本草纲目》，而世罕知其效，故特志之青蒿虫亦在梗中，焙干研末，和灯心灰汤调送下。

补心血

江南巨公徒知妇乳、兽髓能补气血，可致长寿，不知燕塞驼乳更善调人五脏，远胜人乳兽髓，南人服之尤效。三吴名公知其效者甚鲜。吾邑倪云林高士瓒既哎咀之，久而容色转少。每秋杪①冬初，北贾以巨罂载之渡江而南，云林隆礼丰款，不爱金帛，以易之。春风渐暖，乳将腐败，熬诸补剂，和而为丸。故云林得此而潜利阴益，逾六望七，厌乱化去传闻成仙驼乳之力也出《山东玉温杂方论》。以此观之，牛酪不下盐豉，必能益人。

人参

人参随王气转移，而东山尤为生气所托始②，故历代人参多产于东南、东北，而西方无闻焉。《梁书·阮孝绪传》云：母王氏有疾，合药须得生人参。旧传钟山所出，孝绪躬历幽险，累日不值。忽见一鹿前行，孝绪感而随后，至一所遂灭，就视，果获此草。母得服之，遂愈。当时金陵有龙盘虎踞之兆，故钟山之参为上品。而上党为天下之脊，亦王气所钟，故前朝所用人参皆即今之党参。古方中用参率以两计、以斤计，若非今之党参，安得有许多人参乎？惟唐人林宽《送人归日东》诗云：门外人参径，到时花几开。日东即今辽东，则在唐时已为产参之区。迨入前清，而东参逐甲天下，王气所钟，非一朝一夕之故矣。

---

① 杪（miǎo 秒）：月份、年份的末端。
② 托始：起源。

【彬蔚按】人参实是灵药，可以活人，而方与病违，则其祸旋踵而至。余阅《纪文达公笔记》中"乩仙论参"一条云：虚证种种不同，而参之性则专有所主。以脏腑论参，惟至上焦中焦而不至下焦；以荣卫论参，惟至气分而不至血分。且古方有生参、熟参之分，今采参者得即蒸之，安得有生参乎！古参出上党，秉中央土气，故其性温厚，先入中宫。今上党气竭，惟用辽参，秉东方春气，故其性发生，先升上部。即以药论，亦各有运用之宜云云，此恐非今医家所及知也。

高丽参

高丽参即人参，同是长白山所产，在山之阳为人参，在山之阴为高丽参。高丽在山阴，其被阳光之气，自不及山阳之盛，故所出之参性亦稍寒。嘉庆初，其价大贵，至近时而大减，相去不啻倍蓰①，不知何故。有选大枝者合糯米、姜汁屡蒸而屡晒之，其功亦不在人参下也。

肉桂

近年不但真参难得，真桂尤未之闻。往岁，珠家阁名医陈莲舫②尝为余言：肉桂之上品，其油饱满，其皮不及分，稍触之，油即溢出，所以称为肉桂。有一客仅得二寸许真肉桂一块，包以油纸，藏于荷包中，满座皆闻其香。适与一人对坐，闻噎嗝之声不绝，询其患此已两年余，乃出荷包中所藏，自以小刀削下约四分许，以开水冲半杯，令服之。须臾噎声顿止，因复

---

① 不啻倍蓰（xǐ 洗）：不止数倍。蓰，五倍。
② 陈莲舫：名秉钧，又号乐余老人，清末名医，著有《女科秘诀大全》等。

削四分令再服，复以两四分之渣合冲半杯，令三服。未及灯时，而旧疴顿失矣。并云：试此桂时，曾削几分投开水壶中，其沸立止，其泡亦顿下，因此知真桂能引火归原，其下咽之效，殆亦如是矣。余谓精选好桂，若宽厚壮观者，皆不可恃，惟浔州之猺桂条狭而皮粗、肉薄而油足者较佳。红油、紫油者，虽厚亦不佳，惟以黑油者为上品。盖黑油能滋阴入肾，以收引火归源之功，紫油尚可，红油则反助火上升。红油、紫油者，其味必辣，惟黑油则甜，此可立试而辨也。

蠼螋

蠼螋，音瞿搜，虫名。《玉篇》曰：蛷螋。《博雅》曰：蝥蛷。昌黎[1]诗：蜿垣乱蛷蝈，即此。桐乡俗呼为蛸蛸，二须，多足，状如小蜈蚣，而体较短阔，匿居隐处，溺射人影，令人生疮，如热痱而大，身作寒热。《千金方》云：画地作蠼螋，形以刀细，取腹中土，以唾和涂之，再涂即愈。近又传一方云，入夜以灯照生疮处之影于壁，百滚烫浇之即愈。此皆"以影治影"之法，气类相感，抑何奇耶！

锡

临海洪金事若皋《南沙文集》[2]，谓方书金银、玉石、铜铁俱可入汤药，惟锡不入。间用铅粉，亦与锡异。锡白而铅黑，且须煅作丹粉用之。明名医戴元礼尝至京，闻一医家，术甚高，治病辄效。亲往观之，见其迎求溢户，酬应不暇。偶一求药者，

---

① 昌黎：即韩愈。因韩氏祖籍河北昌黎，世称韩昌黎。
② 南沙文集：清代福建按察司金事洪若皋撰写的一部书籍，共八卷。

卷一

一九

既去，追而告之曰：临煎时加锡一块。元礼心异之，叩其故曰：此古方尔。殊不知古方乃"饧"字。饧，即今糯米所煎糖也。嗟乎！今之庸医，妄谓熟谙古方，大抵皆不辨锡、饧类耳！余谓今之庸医，不特未识古方，即寻常药品，亦不能辨其名。有书"新会皮"作"会皮"，盖不知"新会"是地名也。有书"抚芎"作"抚川芎"，盖不知"川"与"抚"为二地也。此皆余所目睹者，非虚语也。

太医令

《唐书·百官志》：太医令掌医疗之法，其属有四，一曰医师，二曰针师，三曰按摩师，四曰咒禁师。

医学博士

《事物纪原》① 载：贞观三年，诸州府置医药博士；开元十五年始，置医药博士为医学博士。

茶愈脑痛

《隋书》：隋文帝微时，梦神易其脑骨，由是脑痛。忽遇一僧，曰山中有茗，煮而饮之当愈。帝服之有效，天下乃竞采而饮之。

常食之物

医家谓枣百益一损，梨百损一益，韭与茶亦然。余谓人所常食之物，凡和平之品，如参、苓、莲子、龙眼等，皆百益一

---

① 事物纪原：宋代高承编撰的类书，专记事物原始之属。

损也。凡峻削之品，如槟榔、豆蔻仁、烟草、酒等，皆百损一益也。有益无损者，惟五谷。至于鸦片烟之有损无益，人皆知之，而嗜之者日众，亦可悯矣。

躲疟善法

《夷坚志》云：平江市人周翁，疟疾不止，尝闻人说疟有鬼，可出他处躲避。是宋时已有躲疟之说。光绪甲辰秋，余友陈某病疟，间日一作，三作之后，又届当疟之日，陈某黎明即起，采桃叶七瓣，置诸发际，望东三揖，即趋出走试泉门外，直至惠麓，遂游头茅峰，将发际桃叶取出，摘草束之，置诸地，祝曰：尔曹居此，我去矣。祝已，经入城中，买酒饭饮食醉饱。薄暮归家，疟果不作，是竟被躲过矣。然余谓气血壮盛者方可用此法，否则未有不增剧者也。

槟榔

医书槟榔治瘴，川、广人皆喜食之。近则他处亦皆效尤，不知其性沉降，破泄真气，耗损既久，一旦病作不治，莫识受害之由，嗜之者终无所警也。余按①，宋周去非《岭外代答》②有云：川、广人皆食槟榔，食久，顷刻不可无之，无则口舌无味，气乃秽浊。尝与一医论其故，曰：槟榔能降气，亦能耗气。肺为气府，居膈上，为华盖，以掩腹中之秽。久食槟榔，则肺缩不能掩，故秽气升，闻于辅颊之间，常欲啖槟榔以降气，实无益于瘴。彼病瘴纷然，非不食槟榔也。此论槟榔之害最为切

① 余按：此段引自清代《冷庐杂识》卷七，为陆以湉所撰之按语。
② 岭外代答：南宋周去非编写的书籍，记载了宋代岭南地区的社会经济、少数民族的生活风俗。

要，知非特无瘴之地不可食也。嗜槟榔者其鉴之。

虾蟆瘟症①

该症初起时，系四肢麻木，喉干舌燥音哑，喉间似有阻隔，以致痰涎不能上下，小腹疼痛，小便不觉自遗，手足拘挛，口不能言。此症为近今时疫中最危险、最易感染者，其治法现经多数医生研究发明，秘方系用番木鳖②四钱。此药务将毛去净，浸净尿内七日，晒干，研末，用降香灰三钱和匀备用。服法：每服钱半，病重者服二钱，用冷水调服，病可即愈。

【彬蔚按】虾蟆为一种最险之症，番木鳖系一种最毒之药品，用之得当，效验显著，否则不可轻用，慎之。

家传单方

单方之神验者，可为世宝。余业师查家桥曹械卿先生櫨，家传有数方，屡试屡效，济人多矣，恐久而失传，故特志之。

刀伤用苎叶③末糁之端午、夏至日各采等分，晒干，俟霜降日磨末。

受湿气烂腿，用松香不拘数，釜中用水慢火煮，以焚一炷香为度，取出松香取出松香入冷水中，方能凝结，否则胶滞，换水再煮，如此换八次水，煮八炷香时候，松香之毒始尽，研极细末，入猪油捣烂调匀，用隔纸膏摊之。其法以长薄油纸折成两方块，一面凿满针孔，一面摊药，将两面合拢，药折在里面。以凿针

---

① 虾蟆瘟症："大头瘟"，中医病证名。相当于西医学的流行性腮腺炎。
② 番木鳖：中药"马钱子"别名。
③ 苎（zhù著）叶：苎麻叶。

一面向患处贴上，线围扎之，勿着水，有脂流出自愈。隔纸膏式"▦"半纸凿满针孔，半纸摊药。

一切疮用槟榔、木鳖子、穿山甲、血余、雄黄、朱砂、黑磁石、风子肉各二钱五分，研极细末，入土硫黄七两五钱，煮烊为锭，菜油磨搽，日三次。

牙缝出血，名牙红，用元明粉研细末糁之。

一切无名肿毒，用鲜桑枝火蒻①，向患处熏之。

小儿头烂，名染癍头，用铜青一钱，沥青一钱，松香一钱，蓖麻子肉四钱，同捣烂，以布一方，如染癍头大，摊药包患处。

跌打损伤，用冬瓜子炒，研细末，温酒冲服三钱，日二次。

《赤水元珠》

孙文垣《赤水元珠》，阐发医理，有裨后学。惟载制红铅之法，为白圭之玷②。又推重石钟乳，以《本草》有久服延年益寿之说，遂讥朱丹溪不可过服之言为非。不知《本草》称延年之药，如蒲黄、石龙刍、云母、空青、五石脂、菖蒲、泽泻、冬葵子等味，未必皆可久服。《本草》又称水银久服，神仙不死，而服之者，鲜不受其害，是岂可过泥其辞乎？善乎！缪氏仲淳之言曰：自唐迄今，因服石乳而发病者不可胜纪，服之而获效者，当今十无二三。经曰石药之性悍，真良言也。尊生之士、无惑方士有长年益寿之说而擅服之，自取其咎也。大抵服食之品，宜取中和，方免偏胜之害。

① 蒻（ruò 弱）：烧。
② 白圭之玷：白玉的斑点，比喻完美中的缺憾。

缩骨痨

葛秋生以病瘵卒，身首渐小。医者云：此名缩骨痨。其病罕闻。按宋彭乘《墨客挥犀》①载：吕缙叔以知制诰知颍州，忽得疾，但缩小，临终仅如小儿。此其是欤？

治冷痢法

宋孝宗尝患痢，众医不效。德寿忧之，过宫偶见小药局，遣中使询之曰：汝能治痢否？曰：专对科。遂宣之。至，请问得病之由，语以食湖蟹过多，故致此疾。遂令诊脉，医曰：此冷痢也。其法用新米、藕节研细，以热酒调服。如其法杵细，酒调，数服而愈。德寿乃大喜，就以金杵臼赐之，乃命以官，至今呼为"金杵臼严防御家"，可谓不世之遇。

---

① 墨客挥犀：宋代彭乘撰，十卷，是一部宋代文言轶事小说。

卷　二

薛衣道人

陈鼎①《薛衣道人传》云：薛衣道人祝巢夫，名尧民，洛阳诸生也，少以文名。明亡，遂弃制艺，为医，自号薛衣道人。得仙传疡医，凡诸恶疮，敷以药少许即愈。人或由断胫折臂者，请治之，无不完。若刳腹洗肠，破脑灌髓，则如华佗之神。里有被贼断头者，头已殊，其子知其神，谓家人曰："祝巢夫，仙人也，速为我请来。"家人曰："郎君何妄也？头不连项矣，彼即有返魂丹，乌能合既离之形骸哉？"其子固强之而后行，既至，尧民抚其胸曰："头虽断，身尚有暖气。暖气者，生气也，有生气则尚可以治。"急以银针纫其头于项，既合，涂以末药一刀圭，熨以炭火。少顷，煎人参汤，杂他药，启其齿灌之。须臾，则鼻微有息矣。复以热酒灌之，逾一昼夜，则出声矣。又一昼夜，则呼其子而语矣。乃进以糜粥，又一昼夜，则可举手足矣。七日而创合，半月而如故。举家拜谢，愿以产之半酬之。尧民不受，后入终南山修道，不知所终。无子，故其术不传。

四明僧

《宋稗类钞》云：四明僧奉真，良医也。天章阁待制许元，为江淮发运使，奏课于京师。方欲入对，而其子疾亟，瞑而不

---

① 陈鼎：原名太夏，字定九，号鹤沙，江阴周庄镇陈家仓人，清代著名历史学家、旅游文学家。

食，惙惙欲绝，逾宿矣。使奉真视之，曰："脾已绝，不可治，死在明日。"元曰："观其疾势，固知其不可救。今方有事须陛对，能延数日之期否？"奉真曰："如此似可。诸脏皆已衰，惟肝脏独过。脾为肝所胜，其气先绝，一脏绝则死。若急泻肝气，令肝气衰，则脾少缓，可延三日。过此无术也。"及投药，至晚乃能张目，稍稍复啜粥，明日渐舒而能食。元喜甚，奉真笑曰："此不足喜，肝气暂舒耳，无能为也。"后三日果卒。

史载之

《宋稗类钞》云：朱师古，眉州人，年三十时得异疾不能食，闻荤腥气辄呕。惟用一铛旋煮汤沃淡饭，数匕食之。每用铛，亦须涤十余次，不然更觉腥秽不可近也。食已，鼻中必滴血一点，奄奄瘦削，医莫能愈。乃趋郡谒史载之。史曰："俗医不读医经而妄欲疗人，可叹也。君之疾，在《素问》经中，其名曰食挂①。凡人肺六叶，舒张如盖，下覆于脾，则子母气和，饮食甘美。一或有戾，则肺不能舒，脾为之蔽，故不嗜食。《素问》曰肺叶焦热，名曰食挂，盖食不下脾，瘀而成疾耳。"遂制药。服之三日，觉肉香，啖之无所苦，自此嗜食宿恙顿除。

俞嘉言②

嘉言本姓朱，江西人，明之宗室也。鼎革③后，讳其姓，加朱以捺为"余"。后又易朱以则为"俞"。向往来于牧斋之

---

① 食挂：中医病证名。症状为闻荤腥味即呕吐。

② 俞嘉言：即喻嘉言。俞彬蔚谓其将朱姓改为俞姓，应来源于《牧斋遗事》。经新建县人民医院熊振敏考证，喻嘉言本姓喻。

③ 鼎革：革故鼎新，指改朝换代。

门，结草庐北城之山麓。嘉言少遇异人，授以秘方。兼善黄白之术，弟子有祈得其术者，辄语曰："吾誓以济世，不以私。故先师强以授我，然尚不免大谴二，一天殛①，一无后。汝愿天殛乎？无后乎？二者必于设誓时，愿受其一，乃可。"弟子闻而惧，不复请。人或疑其托辞以拒，然嘉言无后。

《绛云楼俊遇》②云：嘉言往乡舟，过一村落，见一少女于沙际捣衣，注视良久。忽呼停棹，命一壮仆曰："汝登岸潜近此女身，亟从后抱之，非我命无释手。"仆如其言，女怒且骂，仆抱之益力，女益怒骂，大呼其父母。其父母出，欲殴之。嘉言徐谕曰："我俞某适见此女将撄③危症，故相救，非恶意也。"女父母素闻其名，乃止。俞问曰："此女未痘乎？"曰："然。"俞曰："数日将发闷痘，万无可救。吾所以令仆激其怒者，乘其未发，先泄其肝火，使势稍衰，后日药力可施也。至期，可于北城外某处来取药，无迟。"越数日，忽有夜叩俞庐者，则向所遇村中小女之父也，细言女得热疾，烦躁不宁状。俞问："肤间有痘影否？"曰："不但现影，且现形。"俞慰之曰："汝女得生矣。"乃畀④以托里之剂，此女渐致发透其痘，获无恙。

又曰北城多败屋，居民多停柩其中。嘉言偶见一棺，似新厝者，而底缝中流血若滴，惊问旁邻，则曰："顷间某邻妇死，厝柩于此。"嘉言急见其人，为语之曰："汝妇未死。凡人死者血黢，生者血鲜。吾见汝妇棺底血流出甚鲜，可启棺速救也。"盖其妇实以临产昏迷一日夜，夫以为死，故殡焉。闻俞言，遂

---

① 天殛（jí及）：上天的诛罚。殛，杀死。
② 绛云楼俊遇：清代编著的一部丛书，作者已佚。
③ 撄（yīng英）：触犯。
④ 畀（bì毕）：给予。

启棺。诊妇脉未绝，于心胸间针之，未起，而下已呱呱作声，儿产，妇亦苏矣。夫乃负妇抱儿而归。

又云邑有大老某致仕家居，其夫人年已五十，忽呕吐不欲饮食。诸医群集，投剂俱不效。邀嘉言视脉，侧首沉思，迟久而出，乃拍大老之肩曰："高年人犹有童心耶，是娠非病，吾所以沉思者，欲一辨其男女耳。以脉决之，其象为阴裹阳，定是男也。"已而果验。

又云牧翁一日赴亲朋家宴，肩舆归，过迎恩桥，舆夫蹉跌，致主人亦受倒仆之惊，忽得奇疾，立则目欲上视，头欲翻挂于地，卧则否。屡延医诊视不效。时邑有良医俞嘉言，适往他郡治疾，亟遣仆往邀。越数日，俞始至。问致疾之由，遽曰："疾易治，无恐。"因问掌家曰："府中舆夫强有力善走者，命数人来。"于是呼数人至。俞命饮以酒饭，谓数人曰："汝辈须尽量饱食，且可嬉戏为乐也。"乃令分列于庭四角，先用两人夹持其主，并力疾趋，自东至西，自南至北，互相更换，无一息之停。主人殊苦颠播①，俞不顾，益促之骤。少顷令息，则病已霍然矣。他医在旁未晓其故。俞曰："是疾乃下桥倒仆，左旁第几叶肝撺折而然。今扶掖之疾走，抖擞经络，则肝叶可舒。既复其位，则木气舒畅，而头目安适矣。此非药饵之所能为也。"牧翁益神其术，称为圣医。

叶天士遗事

雍乾间吴县叶天士，名桂，以医名于当时。自年十二至十八，凡更十七师。闻某人善治某证，即往执弟子礼，既得其术，

---

① 播：通"簸"。

辄弃去。生平不事著述，今惟存《临证指南医案》十卷，亦其门人取其方药治验，分门别类，集为一书，附以论断，非尽天士本意也。

世称天士为天医星，亦非真有确据。相传江西张真人过吴中，遘疾几殆，服天士方得苏，甚德之，而筹所以厚报。天士密语之曰："公果厚我，不必以财物相加，惟于某日某时过万年桥，稍一停舆，谓让桥下天医星过去。"真人许之。而是日是时，天士小舟适从桥下过去，城内外遂喧传天士为天医星矣。

天士宿学虚心，为一时之冠。其老母病热而脉伏，甚似寒证。天士审证立方，其难其慎。中夜独步中庭，搔首自言曰："若是他人母，定用白虎汤。"其邻叟亦行医者，窃闻之，次早到门献技，用白虎汤一剂而愈，其名顿起，而不知其即出于天士也。

一日徒步自外归，骤雨道坏，有村夫素识天士，负以渡水。天士语之曰："汝明年是日当病死，及今治，尚可活。"村夫不之信，届期疡生于头，舁①至天士门求治，与金，遣之，曰："不能过明日酉刻矣。"已而果然。

又尝肩舆行乡村间，适有采桑少妇，天士令舆夫往搂抱之。桑妇大怒詈②，其夫亦扭舆夫殴打。天士从旁解之，曰："此妇痘疹已在皮膜间，因火盛闭不能出，此我设法激其一怒，今夜可遽发，否则殆矣。"已亦果然。

有木渎富家儿，病痘闭，念非天士莫能救。然距城远，恐不肯来。闻其好斗蟋蟀，乃购蟋蟀数十盆，贿天士所厚者，诱

---

① 舁（yú 余）：抬。
② 詈（lì 力）：骂。

以来，出儿求治。天士初不视，所厚者曰："君能治儿，则蟋蟀皆君有也。"乃大喜，促具新洁大桌十余，裸儿卧于上，以手辗转之，桌热即易，如是殆遍。至夜，痘怒发，得不死。

有外孙甫一龄，痘闭不出，抱归求治。天士难之，女愤甚，以头撞曰："父素谓痘无死症，今外孙独不得活乎？请先儿死。"即持剪刀欲自刺。天士不得已，俯思良久，裸儿，键至空房中，自出外，与博徒戏。女欲视儿，则门不可开，遣使数辈促父归。博方酣，不听，女泣欲死。至夜深归，启视，则儿痘遍体，粒粒如珠。盖空房多蚊，借其噬肤以发也。

邻妇难产数日夜，他医业立方矣。其夫持问，天士为加梧桐叶一片，产立下。后有效之者，天士笑曰："吾前用梧桐叶，以是日立秋故耳，过此何益？"其因时制宜之巧。

如此以医致富，然性好嬉戏，懒出门。人病濒危，亟请，不时往，由是获谤。然往往辄奏奇效，故谤不能掩其名，以高寿终。

薛生白

乾隆壬申，西吴冯在田，馆于枫桥蔡辅宜家。夏日，辅宜自外归，一蹶不起，气息奄然，因急延薛生白治之。薛固苏州名医也，迨至，则辅宜口目悉闭，六脉皆沉。生白曰："此虚厥也，不必书方，投以独参汤，无弗愈者。"众相顾莫敢决。在田曰："予虽不谙医理，然闻服参不效，则病为参锢，他药不可挽矣。盍再请一医以决之。"有符姓者，常熟人，亦知医理，与辅宜居同里闬①，因邀之入视。符曰："此系中暑，当服清散之

---

① 里闬（hàn 汗）：里门，代指乡里。闬：门，乡里。

剂，人参不可用也。"众以二论相反，又相顾莫敢决。在田曰：
"吾闻六一散能祛暑邪，有益而无损，盍先试之？"皆以为然，
即以苇管灌药入，辅宜渐苏。符遂用解暑药投之，一剂而起。
符之名由此大著。拙崖老人曰："薛生白系昭代①良医，人病，
经其诊视，能悉其所以致病之源，而治不治可立断焉。然竟误
以中暑为虚证，投以人参，几伤其生。"古云：卢医不自医。又
云：智人千虑，必有一失。其薛君之谓欤。

徐灵胎

先生名大椿，晚自号洄溪老人。每视人疾，穿穴膏肓，能
呼肺腑与之作语。有芦墟连耕石卧病六日，不食不言，目炯炯
直视。先生曰："此阴阳相搏证也。"先投一剂，须臾目瞑能言；
再饮以汤，竟跃然起。嗋曰："余病危时，有红黑二人缠扰作
祟，忽见黑人为雷震死，顷之，红人又为白虎衔去，是何祥
也？"先生笑曰："雷震者，余所投附子霹雳散也；白虎者，余
所投天生白虎散也。"迕惊，以为神。张雨村儿生无皮，见者欲
呕，将弃之。先生命以糯米作粉，糁其体，裹以绢，埋之土中，
出其头，饮以乳，两昼夜而皮生。任氏妇患风痹，两股如针刺。
先生命作厚褥，遣强有力老妪抱持之，戒曰："任其颠扑叫号，
不许放松，以汗出为度。"如其言，勿药而愈。商人汪令闻十年
不御内，忽气喘头汗，彻夜不眠。先生曰："此亢阳也，服参过
多之故。"命与妇人一交而愈。有拳师某，与人角技，当胸受
伤，气绝口闭。先生命覆卧之，奋拳击其尻三下，遂吐黑血数
升而愈。其他如沈文悫公未遇时，诊脉而知其必贵，熊季辉强

---

① 昭代：政治清明的时代。常用以称颂本朝或当今时代。

壮时，握臂而知其必亡，皆所谓视于无形、听于无声者。其机警灵速，皆此类也。所著有《难经经释》《医学源流》等书，凡六种。其中铔剦①利弊，剖析经络，将古今医书存其是，指其非，久行于世，以垂医鉴。

微生物种类

空气中微生物种类极多，用至精显微镜放大三千五百倍能窥见之。微生物约有四种，其一为球形微生物，转动甚疾，不易详测。其生育时形体略长，尾上缀二小球，少顷便脱离而成两枚之球形微生物矣。转辗诞育，每一昼夜能生长至十七兆。凡大地空气中以此种微生物为最多，约居百分之七十五。其二为蛋形微生物，其毒最烈，凡瘟疫传染，实此为祟。其三为柱形微生物，吸入人腹能致伤寒、肺痨、喉风、骨风等症，且此种微生物虽煎以沸水，亦不能死之。其四为钩形微生物，即为霍乱症之病根，以蒸气水及电气足以除之。其余之形体较此四种更微者，显微镜虽略窥其形迹，亦不能详测其究竟矣。

【彬蔚按】微生物之功能，西医书已详言之矣。其不能无害于人者，殆亦所谓利害相因，有一利必有一害随之，是在人之能慎防其害，无使滋蔓而已。显微镜之制作日精，必尚有他种之微生物发见，足以解除此微生物之毒者。此亦理势之所一定者也。

论仙方之误人，医家不得辞其咎

夫病家之延医也，生死安危，莫不悬于医家之手。凡病治

---

① 铔剦（gū luò 孤洛）：指分解、分析。铔，铁也。剦，剔也。

得其法，重者转轻，轻者速愈。治非其法，轻者转重，重者速其死期。故病家之于医，责之愈深则盼之尤切。倘初方不效，转方无灵，再转方而病势加重，人心慌乱，因而乞灵于土偶，大都仙方治病。病轻者本有自愈之理，仙方无关痛痒，或有奏效。病重者，既误治于初，复杂投仙方于后，讵有生理。是以医家临诊，当不惮烦碎，不厌精详，望以参闻，切以参问，务得病理病原，始可立方。遇有复杂疑难之症，必须集诸同人，互相研究。弗谓己智，智者千虑，难免一失。弗谓人愚，愚者千虑，或有一得。总之，切勿草草了事，致病家服符求仙，终归无救。如此则医生实造莫大之功，医学卒有发达之期。窃不自揆，愿与同志者共勉之。兹附录仙方误人三则，以供众览。

杭垣管米山某妇，忘其姓氏，患时感症，因服药不愈，遂服仙方。方中备温凉补泻诸品，几至不起。余与友亦知医者，适至其处，耳闻此事，遂为诊脉。孰知病为初起失表，后为凉剂与补剂杂投，病伏于内。当即书方，用桂枝汤加花粉、橘红等味。服之，病去三分之一。次日病人即来转方，诊之，寒热业已分清，复投小柴胡汤加减治之，竟不复来。后调查始知，病家因小愈省钱，已不服药，听其自愈矣。

杭垣草桥门直街某家九岁小孩，患伤寒症，至某医局诊治，服药无效，遂服仙方，有乌梅等品，数日而卒。

杭垣车家桥南陈姓，其妇患背寒疼痛，服仙方，有白芍、乌梅等味，竟痛甚而厥，至六时之久。其家人求治于余，余不敏，且业医者因念其穷苦，慨然允之。诊其脉沉细如无，四肢厥冷，知系寒积于中，痛甚而厥。当令其家用生姜、葱炒，热熨胃脘痛处，再以大剂四逆汤加味治之，附块竟敢用至三钱，四剂而愈。

乌梅涩肠

有友人尝于大暑中苦痢，诸药不效。余以意用干葛、乌梅、甘草三味浓煎一碗，服之遂愈。凡痢疾者肠滑，乌梅能涩肠也。

戎盐无毒

今俗谚云"如盐药"，言其少而难得。《本草》① 戎盐部中，陈藏器云：盐，药味咸，无毒，疗赤眼，明目，生海西南雷州诸山石，似芒硝，入口极冷，可敷疮肿。又《本草》云：凡毒箭，惟盐药可解。戎盐条中不言，恐有脱误。

医背疽法

户部尚书沈公诜②，为人宽厚。尝在列曹，有一兵卒患背疽，乞告假，公然之，亲为合药。时旱蝗，当致斋圆坛祭醋神③，犹叮咛治药内用酒。公恐其贪酒，不治药，又亲为治之，使人持付服之愈。其药用瓜蒌一个，乳香、没药各五钱，甘草三钱，酒煎服。

桃花愈狂

范纯仁④孙女病狂，尝闭于室中。窗外有大桃树，花适盛开，一夕断襦登木，食桃花几尽。明旦，有⑤见其坐于树梢，

---

① 本草：此处指唐代陈藏器《本草拾遗》，本段下文同。
② 沈公诜：即沈诜，字宜之，浙江德清人，宋代户部尚书，著有《龙溪集》。
③ 醋（pú 仆）神：主人物灾害之神。
④ 范纯仁：字尧夫，苏州吴县人，范仲淹次子，北宋时期名臣。
⑤ 有：《鸡肋编》作"人"。

以梯下之，自是遂愈。

红花活血

陆俨，奉化人，以医术行于时。新昌徐氏为妇病产，不远二百里，舆致之，及门，妇已死，但胸膛间犹微热。陆入视之，良久曰："此血闷也，能捐红花数十斤则可以活。"主人亟购如数，陆乃为大锅以煮之，候汤沸，遂以三木桶盛汤于中，取窗格借妇人寝其上，汤气微，又复进之。少顷，妇人指动，半日遂苏。盖以红花能活血故也。

独活愈瘛疭

妇人疾莫大于产蓐，仓卒为庸医所杀者多矣，亦不素讲故也。尝阅杜任作《医准》一卷，其一记郝质子①妇产四日，瘛疭戴眼，角弓反张，任以为痉病，与大豆柴胡汤、独活汤而愈。政和间，有吴姓妇人才分娩，犹在蓐中，忽作此症，头足反接，相去几二尺。家人惊骇，以数婢强拗之不直。适记此方，而药囊有独活，乃急为之。召医未至，连进几剂，遂能直，医至则愈矣，更不复用大豆柴胡汤。余近年研究医学考古方中，往往有一二味药而可以治奇症者，不敢缄然，以告同志，二方皆在《千金》第三卷。

地浆愈菌毒

四明温台间山谷多产菌，然种类不一，食之间有中毒，往往致死者，盖蛇虺毒气所熏蒸也。有僧教掘地，以冷水搅之令

---

① 郝质子：底本作"郝贡子"，据《医说》卷之九改，形近之误。

浊，少顷取饮，皆得全活。其方自见《本草》，陶隐居注：谓之地浆，亦治枫树菌食之笑不止，俗言笑菌者。居山间不可不知此法也。

伤寒犯色

顺昌种谷道人①云：大风先倒无根树，伤寒偏死下虚人。王恬智叟②云：犯色伤寒犹易治，伤寒犯色最难医。王丹③元素云：治风先治脾，治痰④先治气。皆卫生之要也。

中蛊治验法

邝湛若⑤云：凡中蛊者，颜色反美于常。天⑥姬望之而笑，必须叩头乞药，出一丸吮之，立吐奇怪。或人头蛇身，或八足六翼，如科斗子⑦。斩之不断，焚之不燃。用白矾浇之立死，否则对时复还其家。余友久客其中，习知其方，用三七末、荸荠为丸，又用白矾及细茶共为末，每服五钱，泉水调下，得吐则止。《易简方》云：凡有蛊之乡，见人家门限屋梁无灰尘洁净者，其家必畜蛊，当用心防之。

如入蛊乡饮食，即潜于初下箸时收藏一块在手，尽吃不妨。少顷，却将所藏一块潜埋人行一字路下，即蛊于其家作闹，蛊主必反来求救。或食时让主家先动箸，或明问主家云：莫有蛊

① 种谷道人：原作"谷道人种"，据《鸡肋编》卷上改。
② 叟：原作"尝"，据《鸡肋编》卷上改。
③ 丹：原作"舟"，据《鸡肋编》卷上改。
④ 痰：原作"疾"，据《鸡肋编》卷上改。
⑤ 邝湛若：即邝露，字湛若，号海雪，广东南海人，明末著名诗人。
⑥ 天：原作"夭"，据《赤雅》卷上《天姬破蛊》改。
⑦ 科斗子：小蝌蚪。

么？以箸筑桌，而后食，则蛊不能为害。《洗冤录》云：凡头面有光，他人手近之如火炽者，中蛊也，用蒜汁半两和酒服之，当吐出如蛇状，即愈①。

中蛊毒，即取与蛊相制之蛊虫，曝干烧灰，服少许立愈。如蛇蛊用蜈蚣蛊虫，蜈蚣蛊用虾蟆蛊虫，虾蟆蛊用蛇蛊虫之类。《三因方》云：令病人朝起取井华水，唾水中，唾如柱，脚直下沉者，是蛊。《纲目》云：入蛊乡，遇饮食，以犀角搅之，白沫竦起者，是蛊也，否则非也。《本草》云：欲知蛊主姓名，取败鼓皮烧为末饮，调服一钱，病人须臾自呼蛊主姓名，令收蛊去即愈。

中蛊毒，下血如猪肝，脏腑败坏，惟待死，蘘荷叶蔬类植物，茎高二尺余，叶长椭圆形而尖，绝类姜叶。夏月开花，色淡黄，根似姜密置病人卧席下，令勿知，病者自呼蛊主姓名，令取去即愈。《入门》云：凡中蛊之人已药，已差②，自后饮食永不得食冷，否则毒虫复生，竟不能救。《得效》云：人中金蚕蛊毒，先嚼白矾，味甘不涩，次嚼黑生豆不腥者是也。石榴根皮浓煎汁，饮之，吐出活虫即愈。

岭南有挑生毒，乃挑毒于饮食中以害于人，满十日则物生能动，在上则胸痛，在下则腹痛。在上者③，胆矾末五分，投热茶内化服探吐。在下者，郁金末二钱，米饮调服泻之。范石湖④云：李巽岩侍郎焘为雷州推官，鞫狱⑤得治蛊方。毒在上，

---

① 洗冤录……即愈：《洗冤集录》中未见，原文见于宋代夏子益《奇疾方》。

② 差：通"瘥"。

③ 者：原作"若"，据上下文义改。

④ 范石湖：即范成大，字至能，晚号石湖居士，平江府吴县（今江苏省苏州市）人，南宋名臣、文学家。

⑤ 鞫（jū 居）狱：审理案件。鞫，审问。

升麻吐之；在腹，郁金下之；或合升麻、郁金服之，非吐即下。此方活人甚多。

【彬蔚按】旧传南方行蛊始于蛮獐①，盖彼族狉獉②成俗，不通文化，异方人之作客闽粤者，往往迷途入洞，中蛊而死。近如漳汀之间，此风犹未息也。考蛊类不一，《冯氏医说》③有鱼蛊、鸡蛊、鹅蛊、羊蛊、牛蛊、犬蛊、蜈蚣蛊、蜘蛛蛊、蜥蜴蛊、蜣螂蛊、科斗蛊、马蝗蛊、草蛊、小儿蛊等称。又按：《周礼》荆杨不入职方，王制南不尽衡山，则西北亦有蛊矣。《国语》曰"宵静女德，以伏蛊慝"，谓女惑男如蛊，使人形神凋丧，精魂为其所摄也。张衡《思元赋》"咸姣丽以蛊媚兮，增嫭眼而蛾眉"，则房中亦有蛊矣，何必鴃舌雕题？骚人羁旅，始为惑哉。

阿魏

阿魏，名阿虞，又名薰渠，天竺呼为形虞，《涅槃经》谓之央匮。《本草》云：生波斯国及伽阇那国。木长八九尺，皮色青黄，取其汁和米、豆屑合酿而成。一云有草木二种，出火州及沙鹿海牙国者，草高尺许，根枝独立，枝叶如盖，臭气逼人，生取其汁熬作膏。或云其脂最毒，人采时以羊系树下，自远射之，脂之毒着羊，羊毙即为阿魏。唐山人云：前说皆非曾见。汪道人者自西洋来，言阿魏树最大，其上有大蜂窠如盘，人不敢近，欲采者以皮蒙身，用山羊去其毛，系于树旁，仍择健马日行

---

① 獐（zhuàng 壮）：古时对我国少数民族壮族的蔑称。

② 狉獉（pī zhēn 批真）：指草木丛杂，野兽出没的原始景象。狉，形容群兽走动。獉，指远古混沌未开的景象。

③ 冯氏医说：即《冯氏锦囊秘录》，共49卷，为明末清初医家冯兆张（楚瞻）所撰。

数百里者，骑之以矢射蜂窠堕地，其人急策马走，蜂逐之约几十里，蜂不能前，还将羊噬死，蜂散而树气在羊身矣，用以煎膏，遂成阿魏。《本草》只言其杀虫破癥积，去臭气，下恶，辟瘟，治疟，治痢，辟鬼除邪，去败精、恶血及癖块、噎膈。汪道人云：此物久服强阳壮阴，消食强脾，三年之后鬼神退避。其治法：用磁碗将醋煮一时，醋干退火取出，至半冷温为丸。每服五厘，久之神气异常，但忌醋与诸菜。西洋人每日服此与阿芙蓉二物，一日不服，便欲失精，犹西蕃不能一日去茶也阿芙蓉俗名鸦片。

伽南香

伽南香一名奇南，《本草》不载，惟占城有之，有坚软浅深不同。其木最大，枝柯窍露①，大②蚁穴之，蚁食蜜归，遗矢于中，木受蜜气而坚润，则香成矣。香成则木本渐坏，其傍草树咸枯，香本未死，蜜气复老，谓之生结，上也；木死本存，蜜气凝于枯根，润若饧片，谓之糖结，次也；其称虎班结、金丝结者，岁月既浅，木蜜之气尚未融化，木性多而香味少，斯为下品。生结红而坚，糖结黑而软。生结国人最重，不以入中国，入中国者乃糖结。试者爪掐之即入，爪起便合，带之香可芬数室，价倍白银。万历间，彼国曾贡至四百斤。琼州亦有土伽南，白质黑点，即所谓鹧鸪香，入手终日馥郁，其价每斤亦值金半斤。郭尚书应聘开府时，有遗糖结数斤，曰："知君不爱金珠，敢以清物贡。"公曰："此亦尤物。"吾闻之，墨者名臭，其宁以香博臭，端人至今述之。

---

① 枝柯窍露：指树枝有窟窿显现之意。枝柯，树枝。窍露，窟窿显现。
② 大：原作"不"，据明代黄衷《海语》改。

【彬蔚按】《三国志》魏文帝求雀头香于吴，当即此香类也，俟博考。

沉香

沉香，出真腊者为上，占城次之，万州为下。真者，其黑如墨，其重如石，置之瓮中，直沉瓮底，是物能导气降痰。

忌食羊血

马昭甫云：服饵之家忌食羊血，虽服药数十年，一食羊血则前功尽丧。又云：有目疾者切忌浴，令人目盲。

莴菜

王舜求云：莴菜出莴国，有毒，百虫不近。蛇虺过其下，误触之则目瞑不见物。人有中其毒者，惟生姜汁解之。谢正秀才云：有人食黄颡鱼后食荆芥汤，即时死，不知二物极相反，甚於术反桃李也。食他鱼亦宜禁之。

《难经经释》

徐灵胎《难经经释》辨正误谬，有功医学。其释分寸为尺，分尺为寸，云：关上分去一寸，则余者为尺；关下分去一尺，则余者为寸。诠解明晰，可谓要言不烦。

《治药捷法》①

药有至贱易得、人所常用而难于修制者，如香附子、菟丝

---

① 治药捷法：出自宋代洪迈编撰的《容斋随笔》之《容斋四笔》卷三，系古代文言笔记小说。

子、艾叶之类。医家昧其节度，或终日疲劳而不成。《本草》云：凡菟丝子，暖汤淘汰去沙土，漉干，暖酒渍，经一宿，漉出，暴微白，捣之不尽者，更以酒渍，经三五日乃出，更晒微干，捣之，须臾悉尽，极易碎。盖以其颗细难施工，其说亦殊劳费。然自有捷法，但撚纸条数枚置其间，则驯帖①成粉。香附子洗去皮毛，炒之焦熟，然后举投水钵内，候浸渍透彻，漉出，暴日中微焦，乃入捣臼，悉应手磨碎。艾叶柔软，不可着力，若入白茯苓三五片碾，则即时可作细末。

痔疮

痔类颇多患此者，必与身相终始。即有医者，率皆卤②莽灭裂，反增疾病，又不如不医之为愈。然有脉痔、血痔二种最损元气。脉痔则形如翻花，粪后必血；血痔则肛口累累如贯珠，下血如注。予闻戚友患此症者，深以为苦。兹偶得一方，用红砒（煅尽，末）一钱，枯矾二钱，乌梅肉（烧，存性）二钱，朱砂（飞，存性）三分，俟痔脱落时将药擦上，日夜数次，迟至六日，无不愈也。当时余以此方授人，未敢信用。余曰：子姑试之，所费不过杖头钱耳，即不验，弃之可也。乃如法调治三次后，痔色变黑，时流臭水，次日则流浓血，且有腐肉落出，至三日则枯矣，五日而愈。稍有微痛，亦无大苦。余因宝之，以为神方。后阅《验方新编》③亦载此方，并曰：自有此方，天下断无不愈之痔，人切勿疑而自误焉可。

又熏洗方：用癞虾蟆草叶青背白，春冬皆有，子粘人衣上不易落，

---

① 驯帖：《容斋四笔》作"顷刻"。
② 卤：通"鲁"。
③ 验方新编：方书，共八卷，为清代医家鲍相璈（云韶）所辑。

亦名臭婆娘子三钱，刘寄奴三钱，荆芥三钱，蝉衣三钱，透骨草即白凤仙梗二钱，防风三钱，甘草节三钱，瓦松人家屋面上有此三钱。上药八味，浓煎至沸，入醋半杯，盐一撮，将药水倾于洗净之痰盂内，身坐其上，熏之。俟药稍温，即以此水洗之，不过数次，即能脱根全愈，永不发矣。

锡类散治烂喉痧之成绩

烂喉痧者，身发痧暗，而喉咙上下溃烂腐败，疼痛不能堪也。其伤人最速，为急性传染病之一种，往往三四日间喉咙腐烂，烦躁不安，口噤痰哮，汤水不能下咽而死。无论男妇老幼皆易罹此疫症，而幼孩之殒命于此者尤居多数。

此症汉医名曰烂喉痧，西医名曰实扶的里亚①，谓由实扶的里杆菌而生。其治法只有注射血清及以刀切开之法，非血清只宜于初起及预防之时。若已经溃烂，则须专治其喉，以救危急，恐非仅射血清所能了事，至切开之术亦属危险，其效果更未可知。于此而欲求一极效极稳之法，则惟有中国汉医学家之锡类散一法。锡类散者，烂喉痧之吹口药方，用牛黄、真珠、象牙屑、冰片、青黛、指甲、壁钱等，详见专书。其方初见于尤在泾先生《金匮翼》，继见于陈继宣《疫痧草》《喉痧辑要》等书，而王孟英《温热经纬》及《回春录》中尤极称其功效，且以张瑞符传此方而得子（事详《金匮翼》），遂名之曰锡类散。无论喉痧、非喉痧，凡喉咙溃烂白腐，痛如火灼，烦躁不安者，一得此药则立时止痛，化腐败为新鲜。轻者三日，重者七日，即可全瘳，不动声色而能救此极危险之疫症。较之以刀

---

① 实扶的里亚：为英文"diphtheria"音译，即白喉。

切开之法，实占优胜。惟一日夜须吹药十数次，至少亦须六七次，更宜另以清火解毒之药煎汤频服，未有不转危为安者。余往岁亦曾修制，凡罹此疫者，即以此药给之吹口，竟无一死症，亦可以见此方之价值矣。

彬蔚窃念，中国医药，日就荒废，虽有良方，知者绝少。兹为提倡中药，流传古方起见，用特详细说明，俾人人知此症有极效之方，庶几染疫者，知所措手，未始非卫生强种之一助也。

春寒主多喉症之原因及治法

春寒主多喉病，历验不爽。窃溯其因有二：春应温不温，其诱因；冬应寒不寒，其素因也。何则？冬不寒，即病者为冬温，不即病则邪伏于肺，至春感寒，伏邪触于中，新感抟于外，相持不下，正如军与贼彼此审逐，所经受其骚扰，势有必至者也。喉者，肺之系，途隘而当其冲，受病遂多。何以异是诱因、素因，岂臆说哉？他若遗传病、旧炎症，或耽鸦片、烟酒，或嗜辛热肥甘，或拥煤炭以御寒，或闭户牖以取暖，或花柳含毒，或津液素亏。以上各端易犯喉病，又不仅关乎此例矣。至论治法，毋为现证所惑，要在以简驭繁。吹药莫如锡类，吊膏莫如异功，汤剂莫如白喉三方。大抵表寒待解，翘、薄重施；里热未深，硝、黄慎用。师其意勿泥其药，神明存乎人焉。虽方中葛、朴可疵，而谓各喉症足法，棒喝醒迷，厥功不浅，非阅历深者曷能立此论哉！又王孟英青龙白虎汤，亦思患豫防之妙药也。手术则有烟熏针刺，诸端当则效灵，否则杀人利刃。窃愿医家毋轻试以炫奇，病家毋欲速效以冒险焉可。

论春温、风温之宜慎用发散药

时当春月，凡春温、风温之病最多时。医于初起时，每随手用发散药一二剂，信手拈来，不以为异，而孰知大有不然，每因而误事者已数见不鲜矣。余故友李干卿君尝谓：《内经》云春气在头，言春月之气多上升于头也。葭灰上升，纸鸢上升，莫非春气为之也。人身之气应之春月，多上升之病，秋月多下降之病，乃四序中最明白之理也。春温、风温亦上升太过之病耳，其阳奔腾于头，发为头昏不寐、咳呛心烦等症。其重者头痛而眩，痉厥，喘急，直视，统宜用清肃之药，如桑叶、瓜蒌、元参等味。此时气血已经沸腾上升，若再用风药以扇之、鼓之，则气血益上升而痉厥随之矣。

【又按】风温之"风"字当作内风看，宜用蝉衣、僵蚕、胡天麻等治内风之药。此等治法一外达、一内肃，正属相反，不可偶误。小儿此病尤多，又阴虚火旺及新产妇人亦易患此。吾故曰：苟非外感风寒，慎勿信手便用风药。想我同道之深得仲祖三昧者，当必有所心许，而或不以下愚之言为河汉否？

十三种理学医疗法

近日欧美各医学家所新发明之治疗法，或由古法推阐，或因新理研究，各有专长，已经实验而着效果者，计得十三种：一、气候治疗法；二、高地治疗法；三、空气治疗法；四、温泉治疗法；五、海水治疗法；六、冷水治疗法；七、温热治疗法；八、按摩治疗法；九、体操治疗法；十、医械治疗法；十一、器械治疗法；十二、电气治疗法；十三、光线治疗法。

【彬蔚按】理学医疗法发明于十九世纪，日益进步。近年电气之收效更广，而我国医界尚因循玩忽，既未闻阐明古法以继绝学，又不获广译西书以启新知，卤莽称医，轻视生命。政府无取缔之规则，国民鲜责效之思想，所谓茫茫然而生者，昧昧然以死，是可伤已。

鸵鸟人

德国人在美国纽约设一病院，于西一千九百零四年，有一德国男子至院就医，其年三十六岁，所患之症甚奇，牙关紧闭，言语、食饮皆废，瘦如枯枝，奄奄待毙。医生先用透光镜照其腹，见胃内有小刀七把，钥匙、铁钉大小十枚，又茶匙一个，缝针若干枚。乃施以蒙药，用刀剖其胃，将诸物一一取出，计重六两，越十余日而瘳。院中某医生言：四年前亦曾治愈一人，类此之病，剖其胃，取出之杂物约三两有奇①，有铁钉十四枚，钥匙两个，大小铜铁各物百余件，俗称患此病者为鸵鸟人，因鸵鸟喜食坚硬之物也。

【彬蔚按】喜食坚硬之物，不独鸵鸟，即家畜之鸡亦每食铜、铁、磁、砾等货。盖其胃之消化力特强，故不以此致病也。但所谓鸵鸟人者，则胃中诸物未必因吞咽而入，特奇病现此怪状耳。我国亦有此症，患者辄面黄肌瘦，不思饮食，神思惘惘，或类痴癫，但按视其胃坚而突者，可用泻药下之。往岁寓杭垣，闻刘铭之西医为余述云：德州西门外有一九岁之儿，服药后遗下古钱四枚，一为至正通宝，其三皆开元通宝，铜锈斑烂，以饮血久均作赤色，而肉好完备，绝无残缺。其家居乡曲，父母皆业农，断无此古钱入儿手中，见者皆奇诧。不置是真不可思

---

① 有奇：有余，多一点儿。

议之奇症也。

吸烟伤目

英国伦敦卫生杂志详论吸咽之有碍卫生，而伤目则尤显著。曾调查因此而失明者甚多，初则目光昏翳，积久遂不能辨物矣。德国人仇尔德者，因创一新法，能以配合之质化去烟毒，毒去而烟味仍不少减。试之者于一小时内吸咽不停而不觉醉，始知其非虚语云。

【彬蔚按】烟草燃吸始于唐。后唐诗云"相思若烟草"，实为创见于文词之始。然用者尚不多，至元明时渐见风行。盖实由于边鄙之地，借以此解瘴毒、御严寒者，而积久蔓延内地。初名曰"淡巴菰"，与辣丁文之称烟曰"打巴公"音韵正同，其为来自西洋已可概见。明季例禁綦①严，而吸者愈众，浸淫至今，竟成为日用之品，与茶酒鼎立矣。美国医博士革尔曾研究各种烟草及吸烟之法，质以吕宋②雪茄为最纯，吸法以中国之水烟为最良。盖烟草含有镍酸、磷酸、硇砂、碱铁、石灰、树胶、盐类及尼格丁等质，而尼格丁之性为最毒，吸多即醉。即因于此，试取尼格丁少许以毒蛇蝎，立死，其烈可知。无论卷烟、雪茄及以烟嘴、长管呼吸者，均不免尼格丁入腹。惟水烟则烟从水中滤出，尼格丁皆留水内，可免此毒。嗜烟者曷不改取水烟筒之为良妥也。

仙药错过

钱塘江入海之处有小村，一日有某甲者偶行于市，遇人以

---

① 綦（qí 其）：极，很。
② 吕宋：菲律宾古国之一，在今吕宋岛马尼拉一带。

痧药一瓶强使买之，索钱五百。甲距①不受，其人曰："失此不买，可复得乎？"甲不顾而去，及暮而痧发，百治不效。甲自言日间所遇，使人遍索之，则不知何往矣，至翌晨竟死。其所遇必是异人，惜其交臂失之也。痧之为疾，夏间恒有之。然"痧"字古今字书皆不载，不知当作何字。余按：《集韵》有"瘷"字，音苏，疾也。"痧"字或当做"瘷"，"痧"与"瘷"乃一声之转也。《集韵》又有"瘑"字，亦云疾也。今世有乌痧之疾，或古作瘑瘷欤《说文》有"疞"字，云腹中急也。《广韵》音古巧切，与"绞"同音，即今绞肠痧矣？

何首乌

药中有何首乌，据《本草》言：有何翁者，须发已白，得之山中，服之遂返老为童，因名为何首乌。云采此药者，用黑豆拌和，九蒸九晒，服之能益寿延年。然服者多，效者极少。或曰必此物已成物形者，服之方验；或曰若此物已成人形者，服之更胜；或又曰此物若已成形，必能通慧。倘百体具备，能发为语言笑啼者，人闻其声往，不见其形，人方掘取于此间，彼已遁往于他处，因此颇不易得。能得一已成人形者，如法服食，再加修养，可成地仙，即不然亦可享高寿。古今所传大抵如此。有江西人刘姓，久寓滇省，须已过腹而色黑且润，其面目犹如童子。人不解其故，疑其蓄须何若是之早？因询其年龄，应曰今年一百二十四岁矣。又询其何能若是，刘君曰："余于康熙末年来滇，彼时已四旬有余，须发半白，体力亦龙钟。一日偶至药肆，适有乡人持一已成人形之何首乌求售，其状较初生

① 距：通"拒"。

之婴孩略小，百体俱全，与小儿无异，但索价太昂，无人愿售。乡人持之他往，不意甫下阶，何首乌即着地瓦碎，白浆横流，浓厚如蜜。余习闻此物能延年益寿，乃俯首贴地，将白浆吸食尽乃归，不思饮食，腹痛甚，连泻三日，至第四日泄止，遂能食。半月后，精神焕发，须发返黑，龙钟者改为强健矣。今又虚生八十余年，故已百二十四岁。子何疑耶?"此嘉庆初年事也。后闻其人至道光初始卒，实年百四十六岁云。

蒺藜

四明公常服蒺藜，每日一两，分三服，能明目固齿，壮筋黑发，当时朝士无不服者。出沙苑者更加，即茨也，一名休羽。又半夏，一名守田，一名水玉，能治夜不眠。姑苏张濂水，名康忠，常治董尚书浔阳不眠，用百部一两，半夏一两，董即得美睡，酬之百金。董既睡，梦为役夫，牵船赤日中，甚疲劳。忽见凉树美荫，甚乐，大叫而寤。人谓张君二味药即得百金，而董公百金乃得役夫一息。又一方治不眠，苍术四两，蛤粉四两，茯苓四两，甘草二两，为末，服四钱，二三次便睡。

《周礼·疡医》注

宋许叔微云：雄黄治疮疡尚矣。《周礼·疡医》：凡疗疡，以五毒攻之。郑康成①注云：今医方合五毒之药，用黄螜置石胆、丹砂、雄黄、矾石、磁石其中，烧之三日三夜，其烟上者，

---

① 郑康成：即郑玄，字康成，北海郡高密县（今山东省高密市）人，东汉末年儒家学者、经学家。

以鸡羽取之以注疮，恶肉破骨则尽出。杨大年①尝笔记其事，有族人杨峭，年少时有疡生于颊，连齿辅车外肿若覆瓯，内溃出浓血不辍，吐之痛楚难忍，疗之百方，弥年不瘥。人语之，依照郑法制药成，注之疮中，少顷，朽骨连两齿俱落，遂愈，后便安宁，益信古方攻病之速也。黄螫，即瓦合也。叶香岩释义曰：石胆即胆矾，酸辛而寒，丹砂苦温，雄黄辛甘微温，矾石辛而大热，磁石辛温，烧炼三昼夜，其烟上者，以鸡羽取之，乃升药之法。黄螫，《周礼》注作"黄蛰"，贾疏以为黄瓦缶也。

气血归源于中焦

《七修类稿》②言：潮必东起者。东乃生气之方，阴阳之气始于此也。百川之水尽赴于东，返本之义也。如人身之气血必归源于中焦，亦起于寅时，生气之际也。

贝母疗郁

"陟彼阿丘，言采其虻。女子善怀，亦各有行。许人尤之，众稚且狂。"注曰：虻，贝母也，善疗郁结之疾，善怀多忧思也。

大小肠秘

泉唐有人患小肠秘，百方通之不效。道士钱宗元视之，反

---

① 杨大年：即杨亿，字大年，建州浦城（今福建省浦城县）人，北宋大臣、文学家。
② 七修类稿：明代藏书家郎瑛所著的文言笔记小说。该书考论范围极为广阔，以类相从，凡分七门。

下缩小便药，俄而遂通。人皆怪之，以问宗元，曰："以其秘，故医者骤通之，则小便大至，水道愈溢，而久小便愈不得通矣。今吾缩之，使水道稍宽，此所以得流也。"此一事殊为特见。又蔡元长尝苦大肠秘，国医不能通，盖元长不肯服大黄等药也。时史载之未知名，往谒之，阍①者龃龉良久，乃得见。诊脉已，史欲视奇曰："请求二十钱。"元长曰："何谓？"曰："欲市紫菀耳。"史遂市紫菀二十文，末之以进，须臾遂通。元长大惊，问故，曰："大肠，肺之传送。今之秘无他，肺气浊耳。紫菀清肺气，故通。"此法古今未闻，不知以何汤下之。

卫脑之法

人之智识皆本于脑。当天赋之初，同具一脑，本无智愚之分，惟视其保护之方完全与否，致脑质有强弱之别。故为父母者，不可不为儿女究其卫脑之法。

（一）不可以器具打儿童之头部。盖儿童之脑质未充，骨骼②柔软，一受扑则伤及内部。世之为父母者，往往任意扑责，其害甚大也。

（二）不可使儿童有惊恐之事。凡人当幼时所经历之事，往往至老不忘，盖以幼时脑筋最易感触。常见有人以幼时之惊恐过甚，年长时成惊悸之病。故为父母者，不可以惊恐之言致伤其脑，以成终身不愈之病。

（三）不可污秽其头部。头发洁净，则脑力之发育无所阻碍。故必常施洗濯，使无秽垢滞积。见有生白虱于发中者，亦

---

① 阍（hūn 昏）：守门，守门人。
② 骼：原作"格"，据文义改。

有涂膏油于发上者，其于脑体之发展关系甚大。

（四）身体宜清洁。脑者，全身之生也。身宜常浴，衣宜常洗，不然则脑中受秽气熏蒸，虽日日沐头，亦无益也。

（五）身体宜活泼。我国旧时之读书人，舍八股外无长技，缠足之女子，舍针黼①外无他能，为拘束其身体故也。身体一受拘束，则脑体亦滞而不活泼。故当孩提时，即以多方使之运动，则读书亦多聪明。

（六）运动与休息宜有限制。脑力愈用而愈灵，小孩时即以易解之算法，使之思索，渐之以深邃之理，则脑力渐强。然又不可过用，夜间至少有九小时之睡眠。若以勤于读书之故，深夜不寐，或以勤于执事之故，日夜不息，其耗费之点不足以偿之于聪明上，实有大害。

蜂螫治病

美国台非埠，有某甲患瘫痪症，久而不痊，医皆束手。忽一日，至某处被群蜂聚刺，全身浮肿，归后溃痛异常，既而痛止而瘫痪亦愈，行走如常矣。后该处某医生闻之，遂捕蜜蜂，尽拔其螫，取其毒水，配为药料，以治瘫痪之症，无不应手而愈云。

红萝卜为延年之要品

近年来新发明一种卫生要品，曰皮德者，吾国名红萝卜，久食之足以延年益寿，顾日本人最嗜此物。据称，萝卜内所含

---

① 黼（fǔ斧）：古代礼服上绣的半黑半白的花纹。此处表示与缝衣或刺绣有关。

之质足以增进人类之生活力。盖红萝卜含有铁质及其他物质，此项物质于人体构造之系统有强健之作用。法以菜刀将萝卜分割成块，以清水煎数小时，嗣将萝卜由水中取出，其原质均已煎出成为萝卜之汁。每日于饭前饮一小酒杯，每日饮三次。据最著名之物理学家言，能照上法久服无间，则其身体必致健康。日本人谓能每次以大杯饮服，并足以预防或疗治肾脏及膀胱中之砂麻（即淋疾），且其效果甚为迅速云。

一嚏即死

法报载，某君自十五丈高之升降梯坠下，折其枕骨第二根，犹能言语。然据医家言，某君从此不能微动其头，非特不能大笑，即一嚏亦不能有，有之必毙，故当慎防受寒而致打嚏。特令看护人数名，一刻不离某君左右，且制就卫生钢衣架以撑其头。如此活命，亦可谓世界之最不自由者矣。

神经病六种原因

某妇因神经病被逮，大呼冤屈，谓被逮时并无疯癫举动。判官即请医生验视。医言：大凡神经病有六种原因，一喜、二怒、三哀、四乐、五爱情、六疲倦。今该妇因一时之怒，以致神经混乱云。

去胃不死

瑞士国近有某妇，年近耳顺，忽得胃疾，饮食阻隔难下。延医诊治，谓必须剖腹验看，方能得其真相。及剖后见胃已烂坏，无法可治，惟去其胃，或可苟延数月。病家允之，割胃后以大肠连于食管，但饮牛乳、肉汁，五阅月不死。盖饮食由喉管径入肠中，渐行消化，故能苟延残喘。可知人生食物消化之功不全恃胃，胃不过脏物之一器耳。

近年来，各国患胎瞽①者不独于文学，每得博士之位，即于他种艰难科学之考试，亦屡有名列前茅者。且瞽者学习手艺最易，往往于乐器一门尤著盛名，足见其有特殊之聪明。然从无瞽而精于医道者。今法国医学报载，美国某医院有瞽医，袍禄登君，考取医学外科博士，于治骨、卫生二学得最优等文凭。袍君只须在病人身上抚摩一遭，即知病情，且能指出脉息每分钟跳动之数。

论喉症、大头瘟

近数年来，喉症、大头瘟之多，为从古所未有。推原其故，大都因今人禀赋单弱，先天不足所致。盖肾为坎水，心为离火，肾阴充足则肾水上升，心火下降，龙潜海底，雷藏泽中，水火既济，自然无病。惟少阴水亏，水不配火，龙雷之火不安其位，不时飞腾上越，加以七情之火助桀为虐，《内经》所谓"五志过极，皆从火化"是也。一旦猝遇风寒，或遇风温，挟同君相之火，煽惑上行，风乘火势，火逞风威，风火相搏，上走清窍，而喉症、大头瘟之病作矣。其症初发时，头疼，恶寒发热，或遍体酸楚，与伤寒无异。若误作伤寒医治，而用麻黄、细辛、苏叶、白芷、荆芥、防风、柴胡以发表，或用大黄、芒硝以攻里，非毒势涣散即病邪内陷，皆能顷刻告变。不知喉症与大头瘟皆系风温，与伤寒迥别。且是症发于春秋冬时居多，发于夏时者少。春时木火司令，余寒未尽，肝胆属木，内藏相火，正

---

① 瞽（gǔ 谷）：瞎。

是相火最盛之时。秋时燥火司令，冬时寒水司令，天气上腾，地气下降，草木黄落，令行肃杀。人身中内阳而外阴，内热而外寒，津液枯燥，阴亏阳亢，不比长夏时阳能生阴，万物滋润。故先哲云：春夏养阳，秋冬养阴。当此木火司令及风干物燥之时，人身伏藏之火遇外感风寒，寒邪欲入，火邪欲出，寒火交争，不能外达。火曰炎上，清邪中于上焦，此喉症、大头瘟之症所由来也。入手治法大致当用辛凉达邪，热甚用咸寒清火，津枯用甘寒救液，其余消肿败毒化痰之药皆可随症加入。两症治法大同小异。病重者每日服药二三剂不定，治之得法，忌食荤腥发物，自能肿消病止，照常复原。然万不可轻易开刀，开则害多利少。余留心医学有年，尝见有喉症肿痛，本可用药消散，因开刀奏效者虽间有之，然延烂满喉而死者亦不乏其人，良可惨也。

疾病古今异称

《随园随笔》曾汇纪今人疾名，古书有为异称者。如郑康成曰"汤半体"，即今之"半肢风"也。荀子曰：徐偃王目可瞻焉，焉鸟之微者，即今之"近视"也或云"焉"字乃"马"字之讹；杨倞注云：目不能细视，故但能瞻马耳。孙叔敖突秃，即今之"发秃"也。左氏晋侯张如厕，即今之"膨胀"也。崔令钦①《教坊记》范汉女开元出内庭，有姿而微愠羱②，即今之"狐骚臭"也。《素问》淡阴之疾，即今之"痰饮"也。《周礼》春时有痟

---

① 崔令钦：唐博陵（今定州市）人，官至国子司业，开元年间著《教坊记》。

② 愠羱：愠，原作"揾"，据《教坊记》改，形近之误。愠羱，人体腋下恶臭，即狐臭。

首疾，即《说文》之"酸痟头痛"也。子云有离眴之疾，即今之"怔忡"也。《左传》称陈豹望视，即今之"望羊眼"①也。赵罗痁作而伏，即今之"疟疾"也。荀偃生疡于头，即今之"落头疽"也。《史记》樊荒侯不能为人，即今之"天阉"也。韩女腰痛，淳于意以为欲男子而不得，即今之"相思瘵"也。《论衡》言周公背偻，即今之"背弯"也。荀子尝思傅说如植鳍，周公如断，即今之"枯瘦"也。余按：以上所称，虽异其名，而不异其实。近日西医书译本层出，有所谓全体新论者，余间取而阅之。凡于中医考究未及者，皆创为新名以名之。如脑根、精珠之类。脑筋，司知觉，遍互于人之一身。发肤、爪甲为脑筋所不及，故无知觉。精珠形如珠盘，结于子宫，实主生育。其余名号尚多。由其从剖验而得立说较确，又有图谱以明之，宜不瞀②于所索云。

【彬蔚按】中医善治无形，西医善治有形余谓外科宜专用西医，内科当参用中法，则各有所长也。中医化学未明恒执五行、色味旧说，而昧物质之理，故不能各当其用，西医方隅或囿中西人调摄异宜，饮食异嗜，加以天时、地气之不同，西医好用攻伐峻削之药治疾，此所以治西人则效，而治中人则有效有不效，则各有所短也。西医从考试出身，中医恒师心自用，则不得不让彼擅长也。安得以彼之长济吾之短，然后博考其或长或短之故，调剂以至于中，则善之善也。

神仙枕

汉武帝东巡至泰山下，见一老翁，寿一百余岁，貌如壮年，问何术至此。老翁跪进曰："臣年九十五岁，衰老垂死，发秃齿落，有道人教臣食枣、饮水、绝谷，并作神仙枕，有三十二味

---

① 望羊眼：中医病证名。相当于西医学的远视。
② 瞀（mào冒）：愚昧无知。

纳入枕中。其三十二味之中,二十四物按以二十四气,其八物以应八风。臣行之数年,遂觉耳聪目明,渐复气充精满,登高如履平地,行走如飞,身老转少,发白转黑,齿落更生,诸病不侵,皆得神仙枕之力,今一百八十岁矣。"帝问邻人,皆无异词,因命将枕内三十二味书呈。

川芎　川归　辛夷　白芷　杜仲　干姜　白术　藁本　木兰　桂皮　防风　荆芥　白薇　柏实　甘菊　薄荷　乌头　石菖蒲　附子　藜芦　皂角　山柰　细辛　甘松香　羌活　檀香　藿香　木香　甘草　大茴香　小茴香　零陵香

以上三十二味药,各用二两,咀片,装入枕内,俾受药气。

【彬蔚按】头为诸阳之会,百病皆从阳脉而起,得此则风邪不入,百病皆除,理可信也。

祝由科

清户部员外郎周春田①锷言:楚人于大树下覆一缸,谓之社,即有鬼凭焉。不数年,香火遂盛。又云:有习祝由科者,多用倒脏法。夜深赴枯庙中,倒取神五脏,即有鬼出而逐之,旋以符咒禁制,鬼遂为其所用。倒脏至七八次,即有七八鬼常常相随。人有疾者,令鬼治之即愈。然此说未可全信。兹记祝、汪二君为余所述,系亲目所睹,确非虚言以欺人者。祝君有友患腿痈,疮口溃烂,其大如碗,缠绵床席,痛不可忍。延医诊治,则群医束手,百药罔效,自分必死矣。一日有祝由科之术者过其门,家人偶与之言及,曰:"是何足虑?一经余手,不数

---

① 田:原作"由",形近之误。周锷,字莲若,号春田,湖南长沙人,清代文人,官至苏州知府。

分钟愈矣。"家人奇其言，乃举以告友，友命姑请之入观。术者入，友人举腿示之，术者曰："是诚不治之症也。虽然不难，移而去之，既移去，则不治亦与人无涉矣。"言讫，视庭有梧桐树，一笑曰："只好烦此树稍受痛苦矣。"乃索布一匹，断为二，以一束友腿，以一束树干，焚香燃烛，书符三道，口喃喃念咒，焚之。焚符毕，但闻灵牌一响，回首谓友曰："愈矣。"解所束布，视之，痛已杳不可见，且腿上绝无丝毫创痕，与无病者同。又解树干所束布，视之，则隆然高起，宛然痛也。友亟起叩谢，并以重金为酬。术者曰："吾辈有誓，决不受人多金，受即以后施术不验。"仅取一日食宿之费而去。

洵奇术也

汪君有戚周某，仅生一子，钟爱逾恒①。时年甫十龄，一日忽为毒蛇所啮，遍身青肿，人事不省，势已垂危矣。时适有祝由科之术者过，家人邀之入视，曰："此易事耳，但取原啮之蛇，以其涎涂患处，立刻可愈。"戚某暨在场诸人闻之，斥曰："捉原啮之蛇已难，即捉获矣，又乌知即为此蛇所啮，是非妄言乎？"术者笑曰："汝曹姑毋怒，此亦极易之事耳。"乃索香烛燃之，置地上，并索沸渖②一杯，但见彼喃喃念咒，毕，即以沸渖灌诸地，乃以箸一掘地成一小洞，深不及尺。掘甫毕，而一蛇蜿蜒出，彼注视之曰："去，去，非汝也。"此蛇即复由洞入。继之，又一蛇出，术者又叱之去。如是者凡四五次，终出一蛇，遍身作赤色，状甚凶猛，术者曰："是矣。"乃持蛇倒其口，以杯受

① 逾恒：超过寻常。
② 渖（shěn 审）：汁。

其涎约满半杯，术者即斥之去。蛇既去，术者即复以泥实其洞，撤香烛，以蛇涎敷被啮者，不数分时，肿消神清，其病若失。

脉

人禀天地五行之气以生，手三阳三阴、足三阳三阴合为十二经，以环络一身，往来流通，无少间断，其脉应于两手三部焉。夫脉者，血也。脉不自动，气实使之，故有九候之法。《内经》云：脉者，血之府。《说文》云：血理分衺行体者，从辰从血亦作脉。《通释》云：五脏六腑之气血，分流四体也。《释名》云：脉，幕也，幕络一体，字从肉从辰。辰，音普拜切，水之邪流也。脉字，从辰，取脉行之象。《无求子》① 云：脉之字从肉从辰，又作"衇"。盖脉以肉为阳，衇以血为阴。华佗云：脉者血气之先也，气血盛则脉盛，气血衰则脉衰，血热则脉数，血寒则脉迟，血微则脉弱，气血平则脉缓。晋王叔和分为七表八里，可谓详且至矣。然文理繁多，学者卒难究白。宋淳熙中，南康崔子虚隐君嘉彦，以《难经》于六难专言浮沉，九难专言迟数，故用为宗，以统七表八里，而总万病其说。以为浮者为表、为阳，外得之病也，有力主风，无力主气，浮而无力为芤，有力为洪。又沉为实，沉者为里、为阴，内受之病也，有力主积，无力主气，沉而极小为微，至骨为伏，无力为弱。迟者为阴，主寒，内受之病也，有力主痛，无力主冷，迟而少快为缓，短细为涩，无力为濡。数者为阳，主热，外得之病也，有力主热，无力主疮，数而极弦为紧，有力为弦，流利

---

① 无求子：即《无求子伤寒百问》，又名《类证活人书》，共22卷，为宋代医家朱肱所撰。

为滑。他若九道六极之殊，三焦五脏之辨，与夫持脉之道，疗病之方，其间玄妙，具在《四脉玄文》及《西原脉诀》等书。世以为秘授，始由隐君传之刘复真先生，先生传之朱宗阳炼师，炼师传之张玄白高士。今往往有得其法者，学者其求诸。

验病法

【彬蔚按】脉跳次数之多寡，即可知有病与否，兹列表于下以备稽考。

年岁	一分钟之次数
初生之儿	一百三十跳至一百四十跳之间
一月	一百十跳
一岁	一百零八跳至一百二十跳之间
二岁	九十跳至一百零八跳之间
三岁	八十跳至九十跳之间
七岁	八十五跳
情窦方开时	八十跳八十五跳之间
壮年	七十跳至七十五跳之间
老年	六十跳至六十五跳之间

脉跳次数逾上列之数时，则病矣。

脉术、针术

古人通医不皆诊脉，故《宋书·范晔传》言"熙先善于治病，兼能诊脉"，则知诊脉在治病家，特法外意也。孔熙先[①]博

---

① 孔熙先：字号不详，兖州鲁郡（今山东省曲阜市）人，南朝宋大臣，精于医术。

学多能，别更善此，故言兼能耳。《周朗传》言"针药之术，世寡复修；诊脉之伎，人鲜能达"，可知此事自古为难矣。《文九王休仁传》言：殷氏，吴兴太守冲女也。范阳祖翻有医术，姿貌又美。殷氏有疾，翻入视脉，说①之，遂通好。事泄，遣还家赐死。然则翻虽知医，未必解脉，其入视脉，当即导淫之资。今世医家不论分晓，上手便要视脉，风靡所渐，举世皆然，殊可怪也。又医家针术，后世或不传。《鲁爽传》言：程天祚②为虏所获，天祚妙善针术，焘深加爱赏。史书此事亦不多见。拓跋焘③，北人，气质刚猛，宜于针灸，故尤爱赏之。今北方人尤有解者，往往有验云。

舒氏论脉

进贤舒驰远④曰：吾于二十八脉中有未妥者，当改之。如浮小而软为濡，濡甚为微，曷若以浮小不软为濡，软者为微乎？沉小而软为细，细极为弱，曷若以沉小不软为细，软者为弱乎？至于虚甚为散，沉极为伏，二者多事，删之可也。更有四种有状无名，如坎中满、兑上缺、巽下断及沉大无力者，皆有其脉无其名，阙如也。今不之补者，是不欲无中生有，为此无益也。

---

① 说：通"悦"。

② 程天祚：冀州广平（今河北省鸡泽县）人，南北朝时期大臣，著名针灸学家。

③ 拓跋焘：小字佛厘、佛狸伐，代郡平城（今山西省大同市）人，鲜卑族，北魏第三位皇帝。

④ 舒驰远：名诏，号慎斋学人，江西进贤人，清代医家，著有《伤寒集注》等。

妇人之脉

宋储泳①《祛疑说》云：夫所谓脉者，世皆知王叔和之诗诀矣。妇人之脉，惟以尺脉之常盛常弱与男子为相反，而《脉诀》谓反此背看，窃疑其有说也。及观褚澄《尊生经》，而前之疑者，始以自信。《尊生经》曰：男子阳顺，自下生上，故极下之地，右尺为受命之根本。既受命矣，万物从土而出，惟脾为先，故尺上之关为脾。脾土生金，故关上之寸为肺。肺金生水，故右手之寸越左手之尺为肾。肾水生木，故左手尺上之关为肝。肝木生火，故关上之寸为心。女子阴逆，自上生下，故极上之地，左手之寸为受命之根本。既受命矣，万物从土而出，惟脾为先，故左手寸下之关为脾。脾土生金，故关下之尺为肺。肺金生水，故左手之尺越右手之寸为肾。肾水生木，故右手寸下之关为肝。肝木生火，故关下之尺为心。男子右手尺脉常弱，初生微眇②之气也。女子右手尺脉常强，心火之位也。褚澄尚主为宋驸马都尉，察脉如神，著书十篇，曰《尊生秘经》，此其一也。

【彬蔚按】此所言亦凿凿有理，而医家皆不用其说。然治妇女之脉亦或有效，何也？脉不足恃，此亦一证，可补入《废医论》③矣。

十二经脉

今人于文字间往往舍习用之本名，而辄欲仿古，亦不过借

---

① 储泳：字文卿，号华谷，宋代诗人。
② 眇：通"妙"。
③ 废医论：清代文人俞樾所著。俞樾被认为近代中国主张废除中医的第一人。

以取新耳目。若乃延医诊脉，按证制方，而亦必隐奥其语，变易其名，使病者回惑①自疑，旁人游移而鲜据，诚恐非徒无益，而又害之。即如五脏六腑之分为十二经也，肝与胆相表里，脾与胃相表里，心与小肠相表里，肺与大肠相表里，肾与膀胱相表里，心包与三焦相表里，此尽人宜知之矣。今不言肝胆而必曰足厥阴、足少阳，不言脾胃而必曰足太阴、足阳明，不言心与小肠而必曰手少阴、手太阳，不言肺与大肠而必曰手太阴、手阳明，不言肾与膀胱而必曰足少阴、足太阳，不言心包与三焦而必曰手厥阴、手少阳。言者纵能了然于口，闻着未必即了然于心。避熟而就生，舍易而就难，窃谓医者所不取也。

① 回惑：犹豫。

卷　三

历代医师

三皇：僦贷季、天师岐伯、鬼臾区、少师、少俞、伯高、挢君、太乙雷公、马师皇。

五帝：巫咸、伊尹。

周：巫彭、矫氏、俞氏、卢氏、医缓、医洵、文挚、医和、范蠡、凤纲。

秦：长桑君、李豹、神应王扁鹊、子阳、安期先生、太医令李醯、崔文子。

西汉：楼护、元里公杨庆、公孙光、秦信、太仓公淳于意、王遂、宋邑、冯信、高期、王禹、唐安、杜信、玄俗。

东汉：张机仲景、郭玉、程高、涪翁、沈建、张伯祖、杜度、魏沉、淮南子。

蜀汉：李撰、唐慎微、韩保昇、孟昶。

魏：华佗、李当、吴普、青牛道士封君达、樊阿、韩康。

吴：吕博、负局先生、董奉。

西晋：王叔和、李子豫、仰道士、殷仲堪、李法存、皇甫谧玄晏先生、张苗、裴颁、裴頠、刘德、史脱、宫泰、靳邵、张华、蔡谟、赵泉、阮德。

东晋：葛洪抱朴子、范注、程据。

南宋：少主元微、王纂、胡洽、徐熙秋夫、徐道度秋夫长子、徐叔向道度弟、薛伯宗、徐仲融、徐文伯、徐嗣伯、僧深、刘涓子、羊晰、秦承祖。

南齐：张子信、马嗣明、张远游。

北齐：顾欢、李元宗、李密、崔季舒、祖挺、褚澄、邓宣文、颜光禄、龙树王菩萨、徐之才、徐林卿_{之才长子}、徐同卿_{林卿弟}。

梁：贞白先生、苏恭、陶弘景。

后魏：王显、徐謇、徐雄_{謇长子}。

后周：徐之范、杜善方。

隋：徐敏斋、许智藏、巢元方、杨善①。

唐：全②元起、真人孙思邈、许胤宗、宋侠、药王韦慈藏、甄权、甄立言、王冰_{启玄子}、张文仲、孟诜、兰陵处士萧炳、李虔纵、杨玄操、元珠先生、杨损之、王方庆、秦鸣鹤、许孝宗、陈士良、李含光、张鼎、陈藏器。

五代：日华子。

宋：赵从古、谢复古、刘温舒、朱肱_{无求子}、孙用和、纪天锡、刘元宾_{通真子}、翟煦、宋道方、许叔微、王从蕴、吴复圭、张洞、曹孝忠、林亿、秦宗古、丁德用、贾祐、苏颂、朱有章、刘禹锡、初虞世、道士马志、庞安时、孙兆、王惟一、王光祐、蒋淮、安自良、张素、陈遇明、刘翰。

金：成无己、何公务、刘守真、侯德和、张子和、马守素、杨从政、李道源、张元素_{洁古老人}、袁景安。

岐黄之学

医书最古者，莫如《素问》，次则《八十一难经》。班固

---

① 杨善：疑为"杨上善"，脱"上"字。

② 全：原作"金"，一般认为此为讹字。今考全元起为南朝时齐梁间人。

《宾戏》云：和鹊发精于针石，研桑心计①于无垠。医和撰述无闻，究未足齐名扁鹊也。第②越人有论无方，其有论有方自仲景始。仲景《金匮要略》亦称《金匮玉函经》，以徐彬注为显明。注《伤寒论》则金成无己也。黄帝、岐伯、秦越人暨仲景是为医家四圣黄元御《四圣心源》十卷，文极博辨。

　　《韩诗外传》③述《扁鹊活虢世子》云：扁鹊入，砥针砺石，取三阳五输，为先轩之灶，八拭之阳，子同药，子明灸阳，子游按磨，子仪反神，子越扶形，于是世子复生。"三阳五输"句不可解，阳子④、子明、子游、子仪、子越当是人名，疑皆秦越人之弟子。

　　黄帝问岐伯以人之经络，尽书其言，藏诸灵兰之室，洎⑤雷公请问，乃坐明堂授之。其颠末⑥详《素问》中，李东垣名其书曰《兰室秘藏》，又医家有《明堂灸经》，皆本此。

　　注《素问》之王冰，唐宝应中人也，官太仆令，世称王太仆。有据《杜集》⑦谓其名当作砅者，然唐宋志皆作冰也。《灵枢》即《黄帝九灵》，冰更名之曰《灵枢》，在医学中与滑撄宁之注《难经》，成无己之注《伤寒论》，厥功相埒⑧。

　　①　研桑心计：形容善于经商致富。研：计研，一名计然，春秋时越国范蠡的老师，善经商。桑：桑弘羊，汉武帝时的御史大夫，长于理财。
　　②　第：但。
　　③　韩诗外传：汉代韩婴所作的一部传记，包括了人物轶事、道德说教及伦理规范等内容。
　　④　阳子：据上文，疑为"子同"。
　　⑤　洎（jì 际）：等到。
　　⑥　颠末：始末。
　　⑦　杜集：即《杜工部集》，唐代诗人杜甫的诗文集。
　　⑧　埒（liè 列）：同等。

《焦氏笔乘》①云：《素问》"脉泣而血虚"，又云"寒气入经而稽迟，泣而不行"，又云"多食咸，则脉凝泣而变色"，"泣"即"涩"字，古通用。

宋世极讲求医学，初犹隶于太常，后更专设提举，其制分设三科，曰方脉科、针科、疡科。方脉以《素问》《难经》《脉经》为大经，以《巢氏病源》《龙树论》《千金翼方》为小经，针科、疡科则去《脉经》而增《三部针灸经》，每岁春试。至崇宁间，又改隶国子监。南渡后稍变其法，然讨论未尝不加详也。其老师宿学之在北方者，悉为金有，叠起大家。聊摄则成无己，河间则刘完素，易州则张洁古，考城则张子和，东垣老人李杲尤卓卓驾乎诸家之上。非金源高手独多，皆天水九朝讲究，熏陶之泽也东垣灸元好问脑疽，艾大如两核许，灸至百壮，始觉痛而瘥。

崔寔《政论》云：熊经鸟伸虽延历②之术，非伤寒之理；呼吸吐纳虽度纪③之道，非续骨之膏。然蒙庄之书已称导引华专之伎。如两引绳，阴阳均则绳之大小等，故定阴阳于喉手，配覆滥于尺寸，寓九候于浮沉，分四温于伤寒，此皆扁鹊略开其端，而余参考而得，审而用之，病不得逃矣。安时著有《难经辨》数万言，见《宋史》本传桐城民妇临产七日而胎不下，百术周效。安时往视之，令其家具④汤温其腰腹，自为抚摩之。孕者痛而呻，旋生一男子。安时曰：儿已出胞，而一手误执母肠。吾隔腹扪其虎口，针之即缩手而生。儿虎口果有痕。钱乙晚得周痹，所亲登东山，得茯苓大逾斗，乙以法啖之，由是虽偏废而骨气如全人详乙本传。可见药之

---

① 焦氏笔乘：明代焦竑撰。本书在经学、史学、文学、医学方面均有着重要的参考价值。

② 延历：延寿。

③ 度纪：谓延长寿命。

④ 具：置办，准备。

为用地道，宜真熬炮，更宜适当也。

道①引家有所谓眼功，按《庄子·外物篇》眦搣②可以休老，注以两手按目之四眦，令眼神光明，按搣皱纹可以沐浴老容，则其传已古。医者谓寡妇、尼僧之脉与有夫之妇不同，及吐血饮寒凉，百不一生，皆本《褚澄遗书》。小儿不能服药，其母服之，药从乳传，其说本于明人薛铠。

李濂《医史》云：仓公神医仅生五女，其师公乘阳庆年七十余无子，可见医家无种子之术也。

古书

《难经集注》五卷提要

周·秦越人撰。越人，即扁鹊，事迹具《史记》本传。明·王九思等集注。九思，字敬夫，鄠县人，宏治十才子之一。《难经》虽不见于汉《艺文志》，而《隋唐志》已著录。凡八十一章，编次为十三类，理趣深远，非易了然。九思因集注吴吕广，唐杨元③操，宋丁德用、虞庶、杨康侯各家之说，汇为一书以便观者。余案：宋晁公武《读书志》云，德用以杨元操所演，甚失大义，因改正之，经文隐奥者，绘为图以明之。然则书中图说殆德用所为，是编现日本人用活字板摆印④。吕、杨各注，今皆未见传本，亦借此以存矣。

《脉经》十卷提要

西晋·王叔和撰，宋·林亿等校定。叔和，高平人，官太

---

① 道：通"导"。
② 搣（miè灭）：按，摩。
③ 元：通"玄"。
④ 摆印：指印刷。

医令，甘伯宗《名医传》称，叔和博通经方精义，诊处尤好著述。是编从宋嘉定何大任刻本影抄，前有宋国子博士高保衡、尚书屯田郎中孙奇、光禄卿直秘阁林亿等校上序，卷末载熙宁二年[①]及二年进御名，又绍圣三年[②]六月国子监雕版札子及各御名。余案：林亿序云臣等博求众本，据经为断，去取非私，又云今考以《素问》《灵枢》《太素》《难经》《甲乙》、仲景之书，并《千金方》及《翼》说脉之篇以校之，除去重复，补其脱漏云云，用力可为勤挚。世传叔和《脉诀》一卷乃后人依托为之，与此绝不相同也。

《类编朱氏集验医方》十五卷提要

宋·朱佐撰。佐，字君辅，湘麓人。前有咸淳二年[③]眉山苏景行序。是编分风寒诸门，采掇议论，详尽曲当。凡所载宋氏医书，多不传之秘笈，又皆从当时善本录出，如《小儿病源方论》长生丸、塌气丸，较影抄本为详。

《中藏经》三卷提要

汉·华佗撰。分上、中、下三卷，《隋书·经籍志》载《华佗方》十卷，唐、宋《艺文志》并载《华佗药方》一卷，郑樵《通志·艺文略》同《宋志》又载《黄氏中藏经》一卷，注云灵宝洞探微撰，与此别为一书无疑矣。是编今吴中有赵孟頫手写本，分上、中、下三卷。《隋志》列有《华佗观形察色并三部脉经》，盖即是书之中卷也。其书文义古奥，似是六朝人手笔，非后世所能假托。

---

① 熙宁二年：1069 年。
② 绍圣三年：1096 年。
③ 咸淳二年：1266 年。

《图解素问要旨论》八卷提要

金·刘守真撰，马重素重编。余按：守真名完素，事迹见《金史·方技传》，所著《素问元机原病式》一卷、《宣明论方》十五卷、《伤寒直格方》三卷、《伤寒标本心法类萃》二卷等书，皆为《四库全书》所载。此从金板影写。钱大昕《元史·艺文志》补载《素问要旨》八卷，即此书也。其自序以为《内经》元机奥妙，旨趣幽深，习者苦无所悟，乃撮其枢要，集成斯文，以分三卷，叙为九篇，绘图释音，以彰明之。其徒马重素又为之序，重为编订，分作八卷云。

《千金宝要》十七卷提要

唐·孙思邈。原本宋·郭思采录刻石，余案：《旧唐书》思邈本传止①载《千金方》三十卷，叶梦得《避暑录话》称其作《千金方》时已百余岁，后三十年又作《千金翼方》，《郡斋读书志》《书录解题》并载两书云各三十卷，今俗间传本《千金翼方》九十三卷，两书淆溷②，不复可别，不知何人所定也。郭思刻石在宋宣和间，其所依据当是思邈原本，刻石在华州公署。明正统、景泰间又重刻石本，又有木刻本，至隆庆时燿州真人祠复有石刻。余案：《酉阳杂俎》谓昆明池龙宫有仙方三十首，思邈以疗龙疾得之，乃著《千金方》三十卷，每卷置一仙方，信③为方书中之最可宝贵者。书中称痘疮为小儿丹毒，即元人《奇效良方》所谓痘疹也。或谓此疾出自近代者，殆不

---

① 止：通"只"。
② 淆溷（hùn 混）：混乱，杂乱。
③ 信：确实。

可从。今从石本录副，以备唐人方书之崖略①云。

《增注类证活人书》前集十卷，后集五卷，活人外书三卷

政和元年②，奉议郎致仕朱肱撰。首有《进表》云：遣男遗直赍③臣。所撰书一函八册，共二十卷。张藏序云：华佗指张长沙《伤寒论》为《活人书》，长沙南阳人也，肱祖述④其说，余因揭其名为《南阳活人书》云，大观五年⑤正月序。儒医免解进士祝三省，择善书重校证后集析为《百问》，有建宁通守钱闻礼目次，汤尹才序。外书十三篇，一百四十五方，信阳军管干王实编。示张藏序云：得《百问》于三茅山，后与肱遇于杭，尽得其书，序之。凡二十卷，九万一千三百六十八字，今合前后外集，凡十九卷，盖以经络、脉穴二图为首卷也。程沙随⑥引肱自书后云：献书后八年，刊于杭州大隐坊，乙未明年过方城，见同年范内翰令合证与方为一。至睢阳见王先生，言成都、湖南、福建、两浙皆刊其书，建州、饶州民间各刊旧本，池州公库刊校正本，此本分前后外集，亦无肱书后，乃未合证与方为一之本。《文献统考》⑦作二十卷，《直斋书录解题》⑧作十八卷，《爱日精庐著录》⑨亦十八卷。沙随辩其以汤为煮散，又谓姑孰李柽⑩《伤寒治法撮要》发明《活人书》所取

---

① 崖略：大略，概略。

② 政和元年：1111年。

③ 赍（jī积）：把……送给别人。

④ 祖述：效法遵循前人的学说。

⑤ 大观五年：即政和元年，1111年。

⑥ 程沙随：即程迥，字可久，河南宁陵人，南宋经学家。

⑦ 文献统考：即《文献通考》，此书为宋元著名学者马端临所著。

⑧ 直斋书录解题：私家藏书目录，为南宋陈振孙所撰。

⑨ 爱日精庐著录：私人藏书志，为清代藏书家张金吾所著。

⑩ 李柽：字与几，安徽姑孰人，宋代医学家。

者旧本，未尝见校正本，愈以知肱书卷数多寡不一也。《直斋》题朝奉郎、直秘阁、吴兴朱肱翼中撰，此本题奉议郎致仕，乃其献书时官阶。《直斋》谓：肱为秘丞临之子，中书舍人服之弟，亦登进士科。按《齐东野语》①：肱，乌程人，登第，著名节，有《南阳活人书》。兄服登进士，中书舍人，兄子或有《萍洲可谈》。肱自号无求子，云治伤寒先须论经络，不识经络，触途冥行。又谓诊脉须兼诊手足，尤今医所未讲也。此本乃宋刻之极精者，叶有天启甲子八十翁孙云翼录周密语于《进表》谢启后。

《素庵医要》十五卷

宋·陈沂，字素庵，所传医案。明嘉靖时，裔孙谏，字直之，始辑而行之。素庵精妇科，尝疗高宗妃骨肉相弃绝之弊是也。引《麟台故事》② 嘉祐二年③置校正医书局于编修院一条，为今辑本。《麟台故事》所不载，引《汉书·律历志》、杜佑《通典》。皆以百黍为一铢，驳林亿等以十黍为一铢之误。辨张文潜《庞安常墓志》：安常以桂枝汤治林英女病伤寒，死已一日而苏。谓桂枝乃发表药，表证无昏之类，乃知不通仲景之医理。虽尽读江瓘《名医类案》，取史书说部④之奇异以试今人之病，鲜不为所误也。沙随为宋名儒循吏，是书端风化、广仁术，岂止医家之圭臬哉。

《精选百一方》八卷

宋·王璆撰。首有皇统四年⑤汴京国子监博士杨用道序云：

---

① 齐东野语：为南宋周密所著，书中多记载宋元之交的朝廷大事。
② 麟台故事：北宋文学家程俱创作的典制文献。
③ 嘉祐二年：1057 年。
④ 说部：指古代小说、笔记、杂著一类的书籍。
⑤ 皇统四年：1144 年。

行省得乾统间所刊《百一方》善本，即王氏所谓皆单行径易①，约而已验，篱陌之间，顾盼皆药，家有此方可不用医。其书经王氏增修而益完复，摘唐慎微《证类本草》所附方，分以类例附于《百一》，随证之下，目之曰《百一方》，更加雠次，按《直斋书录解题》医家类《是斋百一选方》三十卷。山阴王璆孟玉撰《百一》者，言其选之精也。此本因王氏之旧复，加以唐慎微所附方书，仅八卷，乃杨用道增修并合之本，故卷数多寡不侔②。孟玉原书不可见，此为元人刻本，亦医家所不废也。杨用道又云：大编广集奇药群品自名医贵冑，或不能以兼通而卒具，况可以施于民庶哉。是书不求新异、难得之药，尤便于通行者矣。

《本草品汇精要》四十二卷

明弘治十六年③太医院判刘文泰、王槃、高廷和等奉旨编辑。首玉石，次草木，次人，次兽，次禽，次虫鱼，次果，次米谷，次菜。每部悉遵《神农本草》，分为三品，列二十四则，一曰名，二曰苗，三曰地，四曰时，五曰收，六曰用，七曰质，八曰色，九曰味，十曰性，十一曰气，十二曰臭，十三曰主，十四曰行，十五曰助，十六曰反，十七曰制，十八曰治，十九曰合，二十曰禁，二十一曰代，二十二曰忌，二十三曰解，二十四曰赝。每条大字朱书于上，墨字小注于下，采附诸家，以《图经》为主，余如陶隐居、日华子、唐本、蜀本、陈藏器、唐慎微等说，择其当者则录之。书成于弘治十八年三月，写本进

---

① 径易：直接平易，快速便利，引申为便当。
② 侔：相等，等同之意。
③ 明弘治十六年：1503 年。

呈，绘图皆极精妙，内府所藏，人间无第二本。庚子春，海宁查悔余①客南昌，于吉水李氏藏书购得之，凡三十六册，后归高君其倬②，恐海内医家所无矣。

《重改正古今录验养生必用方》上、中、下三卷

宋·灵泉山初虞世撰次。有绍圣五年③四月日宗室捐之，序云：初虞世在元丰中尝镂版，累经摹拓，为人妄有损坏，今复刊正，别立序论。《直斋书录解题》亦云三卷。灵泉山初虞世和甫撰绍圣丁丑序即此本也。晁氏《郡斋读书志·养生必用方》十有六卷，初虞世撰序谓：古人医经行世者多矣，所以别著古方分剂，为今铢两不侔，用者颇难。此方其证易详，其法易用，苟寻文为治，虽不习之人亦可无求于医也。虞世本朝士，一旦削发为僧，在襄阳与十父游从甚密。今无此序，是晁氏另一增多之本。《文献通考》十六卷乃晁本也，此书名《古今录验》。惟僧智深治唐丞相李恭公患眼翳，唐侍御王元鉴进金露圆，终南道士治胡阳公主难产，为古时人之方案。康郡君苦风秘，文潞公苦大腹不调，李公仪病肺之类，皆虞世亲验治之方。王渊《伤寒编逸方》，独孤及治盛文肃太尉肺热，张公度治黄鲁直母秘结，杜方叔杨公远治杨侍讲郡君痰，道人治汶富人子张生目疾，为同时验治之证，至程正叔先生以目翳方授汶人孙彦先，待制自效，为王渊借职作《名医传》，程正叔先生见验者十余人，程正叔知医可与《苏沈良方》并称也。

---

① 查悔余：即查慎行，字悔余，号他山，浙江海宁人，清代文学家，著有《敬业堂诗集》。
② 高君其倬：即高其倬，字章之，清朝官员，曾任云贵总督、闽浙总督、两江总督、工部尚书等。
③ 绍圣五年：1098 年。

辩论

吾国之有医药，自黄帝以来，历数千年，代有发明，非西医所能望其肩背。惟纪籍繁多，间有流于偏执者，学者须独具识力，不落下乘，所治无不应手。世人无识，好尚新奇，竟有崇西抑中，毋乃轻弃国粹乎。

中国医学实今胜于古，而决非今不逮古也。以一药言，地黄一物当仲景时只知用干地黄，而又仅用之于煎剂、丸剂，至申铁翁、李濒①湖、张景岳诸人兴则发明制熟地黄之法，而膏剂、酒剂亦同时发明。以一病言，湿温中暑之治法，《伤寒论》中亦甚简单，至许叔微、朱肱、张凤逵、缪仲醇、叶天士、薛生白诸人兴而暑病之治法始灿然大备。他如痘疹、喉痧之病名更不见于仲景之书，使非钱仲阳、陈文中、缪仲醇、聂久吾、费建中、叶天士、陈耕道诸家相继发明，则虽至今日而犹不解痘疹、喉痧之治法未可知也。以诊断学言，望舌之法为仲景书所不详，即东垣、丹溪亦尚未深明此理，至杜清碧、吴又可、戴北山、张飞畴、叶天士、薛生白诸家相继崛起，于是舌诊之法始骎骎乎②成为专门科学矣。虽今日西医之新理日出，尚未闻有发明及此者，略举数端则吾国医学进化之迹亦可以略见一斑。故举吾国《灵》《素》《甲乙》等书以与西医之学术相较，诚不免瞠乎其后③，而举吾国古今百家之学术以与西医相较，吾恐孰精孰粗、孰疏孰密，今日尚未易论定也。特患吾国医界安于小成，或窃附经方，以博名高，或拘守师说，妄分派别，

---

① 濒：原作"蘋"，形近之误。

② 骎（qīn 亲）骎乎：意为渐进、盛大貌。骎，马疾速奔驰貌。

③ 瞠乎其后：在后面干瞪眼睛。指远远地落在别人后面，追赶不上。

各怀一偏之见而不能洞观全豹，有明师而不知求，有利器而不知用，则当闭关自守之时犹难决胜，而况今日乎。

余闻西药未入吾国以前，服中药者固历有年，未闻尽系夭折。而西药既入吾国以后，服西药者亦历有年，未闻皆为长寿。且中人之胃与西药之性多格不入，第彼所据者形质，于板滞中寻门径，不能探颐而索隐。吾所研究者理气，于活泼中求望闻，实能知化以穷神。矧①彼动言剖割，于外伤两科尚称神效，至症关脏腑，可不必剖割而得生，奚必剖割而冒死。即或经剖割而幸存一息，未见经剖割而得活数年者。是可知脏腑犹无缝天衣，非若钟若表，可换轮机尚辗转自若也。彼今废神农之医药者，直若废孔圣大道之类也。我华若无孔圣之道德而人心尽死，故废而仍兴；我华如无神农之医药而人种尽灭，乃废而当保。夫保之即所以卫之之义也。吾不忧吾医之废，特忧吾医之不精，以名而害实也；不忧吾药之废，特忧吾药之不良，以伪而乱真也。矫此弊病而求所以保之之法，固不第善求诸己，亦还当合群策群力以保之也。

我国古医书不载霉毒之说（花柳病分淋病、软疳、霉毒三种，而以霉毒为最危险），自明季发现此病，后始有记载。俞辨《续医说》曰：弘治末年，民间患恶疮，自广东人始。若病人血虚者，服轻粉致生结毒，鼻烂足穿，遂成痼疾。李时珍《本草纲目》曰：近时正德间，因杨梅疮盛行，遂用轻粉取效。此外，诸医书亦语焉不详，是前人之所研究者于病原若何，病状若何，治法者若何，尚无确切之证明也。近世欧洲医学家多主霉毒发现于十五世纪之说，然论其病原者，自彼时以迄今，兹聚讼纷

---

① 矧（shěn 沈）：况且。

纷，莫衷一是。先以淋病、下疳、霉毒统由一毒而发，创三病一毒之说；继则谓霉毒与淋病确非同毒，又创三病二毒之说；终则以硬性下疳属于霉毒，而以软性下疳为无关于霉毒，更创三病三毒之说。自是纪各国医家互相讨论，集其大成，举亘古不能解之疑问，一一而阐明之，始有拨云见日之望。然此仍不过发明淋病、软疳、霉毒固有之病原耳，至其病原之果为何物，仍迷离惝恍而无所适从也。至千八百七十八年，德国医学大家那氏发现淋病重球菌，而淋病之病原菌始明。千八百八十九年，裘氏发现软性下疳之悍菌，而软疳之病原菌始明。千九百零五年，德国名医希氏集诸家学说，经多年之考究，始发现一种螺旋菌，定为霉毒之病原，而霉毒之真因乃确切，无少疑义，自是递降以至今日，万国医家无不奉为圭臬，往昔三病一毒、三病二毒之说荡扫无余，几无人复道及此。呜呼！真理发明之难如此，固非浅学之士所能问津者矣。

《素问》三部九候为吾国论脉之鼻祖。自王叔和出而《脉经》作屑屑焉[1]论脉搏之状，于是脉之名称乃烦琐而难忆，苟笔而书之难，叔和恐亦不易自辨。王海藏曰：病人拱默[2]惟令切脉，试其知否。夫热则脉数，寒则脉迟，实则有力，虚则无力，可以脉知也。若得病之由与所伤之物，岂能以脉知乎？故医者不可不问其由，病者不可不说其故。小川显道《养生囊》曰：古人云二十四脉，一一辨别之外，尚须认明洪、弦、滞三脉，是诚虚语也。夫就此二十四脉而论其所可诊察者，犹不过浮、沉、迟、数、虚、实六脉，余十八脉皆难知之。故《脉经》

----

① 屑屑焉：琐碎貌。
② 拱默：拱手缄默。

有指下难明之说，遑论洪、弦、滞耶。

有病不治，恒得中医①。贾公彦引此入《周礼疏》，非惟古谚，直是经义矣。尝闻业师孙砚新君言：有病者，延医治之，医言宜用麻黄少许以发汗，持方至药肆，而肆中适缺麻黄，以伪品予之，服之无效。次日医至，诧曰："岂用麻黄太少，不足以发之乎？"乃倍其数，而肆中以购得真麻黄，如方服之，大汗不止而死，然此药之误也。又有兄弟二人，庚申、辛酉间避乱于沪渎②，同时而病，医者各授以方且戒曰：病异药异，切勿误投。而其家止一爨婢③煎药，竟误投焉，次日皆愈。设使不误，不将俱死欤。医之不足恃如是。余谓：医所凭者，脉也，而脉之失传久矣。《史记·扁鹊传》言扁鹊饮长桑君所与药，视见垣一方人，以此视病，尽见五脏癥结，特以诊脉为名耳；又曰至今天下言脉者，由扁鹊也。夫扁鹊特以诊脉为名，则其精于医，非精于脉也。而至今言脉者宗之，则是扁鹊特以为名，而后人乃真以治病即此，知其不足恃矣。《素问》有《三部九候论》，所谓三部者，岂今所谓三部乎；所谓九候者，岂今所谓九候乎。脉法既已失传，医道亦可不讲，而悬壶之客遍满通衢，衙推④之名，被之屠酤⑤。又以其书传自黄帝，其职列于周官，从古相承，莫之敢废。父母之于子女，子孙之于祖父，苟医药之不具，即慈孝之有亏，而人之不获终其年命者多矣。医师、卜师并列周官，卜亦圣人之所重，而唐李华有废龟之论，然卜

---

① 有病不治恒得中医：古谚语，即有病与其被庸医误治，不如不治，反而常能符合医理。

② 沪渎：指吴淞江下游近海处一段（今黄浦江下游）。

③ 爨（cuàn 窜）婢：执炊的婢女。

④ 衙推：五代、宋时以称操医卜星相之业的人。

⑤ 屠酤：宰牲和卖酒。泛指职业微贱的人。

可废，医不可废。俞曲园先生曾著《废医论》，刻入《俞楼杂纂》，虽恪守有病不治，常得中医之说，不免为忿世嫉俗之词也。

凡一书有一书之长，亦有一书之短，读者不辨是非固不可，兼收并蓄亦不可。倘能取舍无讹，短长悉校，不特可谓善读古人书，且是医中铮铮者矣。兹举其一二言之，如柯韵伯《伤寒论注》及《翼》，笔力浓厚，发挥尽致，然删改张氏原本处不及《金鉴》之精当。喻嘉言《医门法律》见多识广，娓娓而谈，然词多枝叶，不免流于肤泛。章虚谷《医门棒喝》驳正诸家，洞见源流，然据易义星象以发明医理，未免太事迂阔①而舍近求远。《陈修园十六种》立论明通，不求高异，然一意嗜古，未免矜才使气②。张景岳《全书》气充词谛，景象万千，然扶阳抑阴主张太过，不免流于偏执。黄坤载《八种》，义理虽深，议论虽豪，然纠缠五行，求深得浅，反流于粗俗而不合新学。吴鞠通《温病条辨》条分缕晰，词正法备，然开手第一方即用桂枝汤，确是一时误见，未免为白圭之玷。读书贵得问此等地方，学者当刻意揣求，不得随意过去也。

医鉴

医之为术，苟非得之于心而恃书以为用者，未见能臻其妙。如术能动钟乳，按《乳石论》曰：服钟乳当终身忌术。五石诸散用钟为主，复用术，理极相反，不知何谓。余以问老医，皆莫能言其义。按《乳石论》云：石性虽温，而体本沉重，必待

① 迂阔：思想行为不切实际事理。
② 矜才使气：指倚仗自己的才能，意气用事不谦虚。矜，自夸。使气，意气用事。

其相蒸薄，然后发，如此则服石多者势自能相蒸。若更以药触之，其发必甚。五石散杂以众药，用石殊少，势不能蒸，须借外物激之令发耳，如火少必因风气所鼓而后发，火盛则鼓之反为害，此自然之理也。故孙思邈云：五石散大猛毒，宁食野葛，不服五石，遇此方即须焚之，勿为舍生之害。又曰：人不服石，庶①事不佳，石在身中，万事休泰，惟不可服五石散。盖以五石散聚其所恶，激而用之，其发暴故也。古人处方大体如此，非此书所能尽也。况方书仍多伪杂，如《神农本草》最为旧书，其间差误尤多，医不可以不知也。

医者所论人须发眉，虽皆毛类，而所主五脏各异，故有老而须白眉发不白者，或发白而须眉不白者，脏气有所偏故也。大率发属于心，禀火气，故上生；须属肾，禀水气，故下生；眉属肝，故侧生。男子肾气外行上为须，下为势。故女子、宦人无势，则亦无须，而眉发无异于男子，则知不属肾也。

《韩诗外传》：人主之疾，十有二发，痿、蹷、逆、胀、满、支、膈、盲、烦、喘、痹、风。胀，俗书也，当依《缪称训》：大戟去水，葶苈愈张，用之不节，乃反为病，书作"张"张仲景以大枣辅葶苈，钱仲阳加枣于百祥丸，皆平其悍气耳。《广雅》：枸荠、大室，葶苈也，一物三名。

《五脏生成篇》云：多食甘则骨痛而发落，盖甘益脾，骨属肾，土克水故也。今人多食甘，齿坏者，齿为骨之余也。

《内经素问》自唐王冰以后，注者甚鲜，大抵业此道者多系谋食②之徒，苟求得利而志已满，不复于此中探赜索隐也。噫！训诂名物之书，研究而成著作者，每书无虑数十百家，皆

① 庶：众多。
② 谋食：设法寻求维持生活的门路。

糟粕陈言不能施之于用，而民生日用最切之书多鄙夷而不屑讲，宜乎斯道之日湮也。

古者医有专门名家，且世其业，而上工、中工、下工又官为之考验，无术者不能滥竽其间，故儒者不必涉猎其业，有疾则委命于医人之手可也。今之时能乎，能委命于其手而不足虑乎？故吾人苟能大有为于世，此熙熙之仁固在，所弗尚若穷而在下，能于此中称良工焉，未必不为圣人之所许也。

《内经》言：人心之所注则神归之，神归之则气归之。《易筋经》一书实本此意。

人能读《内经》而谙医理，只须有疑义许多贮于胸中，遇有谈论娓娓之医，以此质之，即能窥其底蕴而不至为所欺绐①，服其药，此亦穷理一端之有益者也。

西书有全体阐微，其图说人身最精细，虽治法不同，然人能以中法合究之，必多所裨益。

近人蜀中唐宗海著《中西汇通医书五种》，其《医经精义》《血证论》洵②揭千古未发之旨，必传之作也。读此书觉汉以后诸名家所论，尚多隔膜矣。

从来考古方权量者，人各言殊，大半误以汉制当之耳。徐灵胎云：古方一两即今二钱五分，古一升今二合，古一剂今之三服。李时珍谓：古一两今用一钱可也。国朝吴王绳林③所考，宗法《千金》，参以考订，定为古一两当今七分六厘，古一升当今六勺七抄，洵不刊之论。按：权衡历代不同，汉重于周，唐

---

① 绐（dài 代）：通"诒"。欺骗，哄骗。

② 洵：诚然，确实。

③ 国朝吴王绳林：指清朝江苏吴县伤寒名家王绳林，其所著《考正古方权量说》刊于《吴医汇讲》。

宋又重于汉，概曰古方则无分别矣。

不为良相即为良医，古大儒济物之心如是。又曰为人子者，不可不知医，恶得以卜氏子小道之说而忽之。

《素问·六节藏象论》云：肝者，其华在爪。然则人之指甲至秋易折者，以金燥而克木故也。

《素问·移精变气论》岐伯曰：一者因得之。王冰注谓，因问而得之也。余谓此因当指病何因而起，下文有数问，其情以从其意，盖病之何因而起，亦必待问而知也。《素问·移精变气论》曰：中古之治病，至①而治之。汤液十日，以去八风五痹②之病；十日不已，治以草苏草荄之枝。又《汤液醪醴论》曰：为五谷汤液及醪醴，奈何？岐伯对曰：必以稻米，炊之稻薪。以是观之，汤液非药也，乃今之粥糜耳。可知古者病至不即服药，饮以粥则汗出而愈，不愈然后用药。今之世虽不必已然，亦不妨试之。盖人有病，胃气必受害，再加以油腻韧结之饮食，益之疾矣。粥则生津液而出汗，质滑而不致食积，百病皆宜，古人自有妙义存其间也。

凡人昏③，夜行路苦不能见，则以身下伏，片时即能收目光而微辨路径。又人每久伏起立即头目眩晕，常不解其何故。及读《灵枢》《素问》，详督脉起于少腹以下中央，挟脊上项入脑，系两目之中央，乃悟督脉自背上通目，人伏则背伛④，而督脉掣引以紧之故也。

---

① 至：达到顶点，引申为严重。

② 八风五痹：八风，指八方的风邪。五痹，指五脏痹或骨痹、筋痹、脉痹、肌痹、皮痹五种痹病。

③ 昏：谓目不明。

④ 伛（yǔ 与）：弯曲、驼背之意。

凡人受病虽不离乎寒热虚实，然有虚中实，实中虚，寒化热，热生寒之异，临证施治必求其克制之功与相生之义，使之并行不悖，乃为善耳。至调剂之法，不过借气味偏胜以图功，如《内经》咸胜苦，苦胜辛之类。盖医者意也，方者法也，必读古而不泥于古，采方而不囿于方，神明其意于法之中，研穷其理于意之外，斯则化裁之妙存乎其人矣。

诸药中，犀最难细捣。必先镑屑，乃入众药中捣之，已而众药筛尽，犀屑犹存。偶见一医生元达者，解犀为小块子，方一寸半许，以极薄纸裹，置怀中近肉，以人气蒸之，候气熏蒸浃洽①，乘热投臼中急捣，应手如粉，因知人气之能粉犀也。今医工皆莫有知者。

因亲患疾而工医者，殷仲堪也父师病积年，衣不解带，躬学医术究其精妙，李元忠也以母多病，专心医药，李密也母患积年，洞闲针药，母疾得除，许智藏祖道幼也以母疾究极医方，王勃也曰：人子不可不知医，时曹元有秘术，勃从游尽得真要，甄权也以母病与弟立言究习方书，王焘也母有疾，数从高医游，遂穷真术，李逢吉也父颜有痼疾，自料医剂，遂通方书，杜鹏举也以母疾与崔沔同受医兰陵萧亮，遂穷真术。

《扁鹊传》云：病有六不治一骄恣不论于理，二轻身重财，三衣食不能适，四阴阳并脏气不定，五形羸不能服药，六信巫不信医。郭玉云：疗有四难自用意而不任臣，一难；将身不谨，二难；骨节不能使药，三难；好逸恶劳，四难。

《洗冤录》云：夏月汗透衣，切不可于烈日中晒。若将干而暴雨欲来，即为收纳，则烈日之毒即锢于内，如遇酷暑汗出时偶一衣之，则暑以引暑，其毒立中，证候全类伤寒。若误作伤

---

① 浃洽：普遍沾润。

寒治，必至发狂谵语，再误投参、芪、附、桂以益阳，未有不至口鼻流血不已者，此亦医家所当知也。

嵩山百合生食之，可愈肺疾，虽经年患咳者，食之立效。其质甚脆，不能隔宿，故不行远，非亲至山中，无缘求得也。陕州鹰痰①可愈膈，济源娑罗子可愈胃，是谓中州三宝。

《癸辛杂识》②载：松雪云杏仁有大毒，须煮令极熟，中心无白为度，方可食用，生则能杀人。凡煮杏仁汁，若饮犬猫立死。又宁都魏际瑞诗石山人画莲，绝句注：莲身皆药，惟心食之，令人烦杂。二者今医者常用，不知语出何书？

【彬蔚按】《日贯斋涂说》③载张芑堂燕昌谈次偶及海盐有中杏仁毒死者，甚奇，余以松雪此条证之，信不虚也。

针砭皆古法。针虽失传，尚有略谙其法者，砭则罕见矣。然今俗所谓刮痧者，犹存砭之法于万一。每见今人或受暑热等症，即以钱刮背，使紫血隐见为度，辄有效。《难经》云：血会膈俞，盖指项后第七椎下去脊旁一寸半，在中焦之分化精微而为血之地也，乃悟刮痧之多在背，义取诸此。

雷火针治风寒湿，筋骨疼痛，极效。制法用熟艾二两，乳香、没药、穿山甲、硫黄、雄黄、川乌、草乌、桃树皮各一钱，麝香五分。上药自乳香以下共为末，拌于艾中，摊于纸上须厚而细之草纸，用力卷紧如拇指状，外以乌金纸为皮黏固，收瓷瓶内，埋地中七七日。用时先以红布七层置患处，将针于灯上烧，

---

① 鹰痰：疑前脱"鱼"。鱼鹰痰，即中药"鸬鹚涎"，具有化痰、镇咳的功效。

② 癸辛杂识：为南宋文学家周密所著，主要记载宋元之际的奇闻异事、典章制度等。

③ 日贯斋涂说：笔记，为清代书法家梁同书所撰。

然吹灭，针于布上，觉痛即止，少停再针，每以三次为度，针火以铅筒闭熄竹筒亦可，俟再用。

《丹溪心法》夺命丹"铜绿一字"，人多不解。考《古今医鉴》化生丸即此方，其铜绿曰二分半，乃知一字实为二分半。曰一字者，缘铜钱有四字，以四分之之谓也。语见《医学入门》。

余阅《石室秘录》一书，治法内有麻药方，其言曰用麻药与饮，使人不知，然后用刀掺药。麻药方：羊踯躅三钱，茉莉花一钱，当归一两，菖蒲三分，四味煎服一碗，即人如睡寝，任人刀割，不痛不痒。解醒法：用人参五钱，甘草三钱，陈皮五分，半夏一钱，白薇一钱，菖蒲五分，茯苓五钱，煎服即醒。余谓中药动刀针时能令麻木不痛者，列方虽多，要不出乎川乌、草乌、蟾酥三味，此药在中古时代已能知其有止痛之效，即近今东西医家亦采列麻醉剂中，其功效之卓著可见。吾人苟能悉心研究，制化改良，取其精而遗其滓，俾得取用便利，又安知不驾蔻加因而上之乎蔻加因，西医所需之麻醉药。业疡医者，幸勿崇拜西药而轻视焉可也。

李君实言：人知女子有月事，不知男子亦有之。凡人血气随月盈亏，月廓空则人骨髓亦缩减，三日生明①又行进长，与海潮相应，其意谓男子之精血随月为增减，虽无月事而亦有盈亏也。然女子亦有终身无月事者，有四时一至者，余耳闻里中有一妇，月事自口中出，每月时日不爽，否则孕矣，亦大异事。

天阳积气也，包乎地外；地阴积形也，浮于天中。故人身卫气在皮，荣气在肉，肺肾统气，居心脾肝之外；脾肝统血，

---

① 三日生明：指农历每月初三，月亮开始有光。

居肺肾之中。目之白睛居外，黑睛居中，血阴而气阳，阳外而阴内也。

《铜人针灸图》载，脏腑一身腧穴，有玉环俞，不知玉环是何物。张紫阳《玉清金华秘文·论神仙结丹处》曰：心下肾上，脾左肝右，生门在前，密户居后，其连如环，其白如锦，方圆径寸，包裹一身之精粹，此即玉环也。医者论诸种骨蒸，有玉房蒸，亦是玉环其处正与脐相对，人之命脉根蒂也。

许叔微精于医，云五脏虫皆上行，惟有肺虫下行，最难治。当用獭爪为末调药，于初四、初六日治之，此二日肺虫上行也。

参、芪世谓补物，芩、连世谓泄物，而内热者则芩、连为补。苏、麻世谓泄物，姜、桂世谓补物，而气虚者则以姜、桂为泄。

王文正太尉气羸多病，真宗面赐药酒一瓶，令空腹饮之，可以和气血，辟外邪。文正饮之，大觉安健，因对称谢。上曰："此苏合香酒也，每一斗酒以苏合香丸一两同煮，极能调五脏，却腹中诸疾，每冒寒夙兴①，则饮一杯。"因各出数杯赐近臣。自此臣庶之家皆仿为之，苏合香丸盛行于时。此方本出《广济方》，谓之白术丸，后人亦编入《千金》《外台》，治疾有殊效。余谓平时当心佩之兼可辟邪，然昔人未知用之。钱文僖公集《箧中方》"苏合香丸"注云："此药本出禁中，祥符中尝赐近臣。"即谓此也。

古说济水伏流地中，今历下②凡发③地皆是流水。世传济水经过其下，东阿亦济水所经，取井水煮胶，谓之阿胶，用搅浊

① 夙兴：早起。
② 历下：地名，指今山东济南。
③ 发：挖掘，开挖。

水则清。人服之，下膈，疏痰，止吐，皆取济水性趋下，清而重，故以治瘀浊及逆上之疾。今医方不载此意。

男子下体曰阳具，曰人道，夫人知之也。亦曰马藏，见《三昧经》①；亦曰烛营，见《淮南子·精神训》；亦曰余窍，见《列子·仲尼篇》；亦曰秽穴，见《列子·仲尼篇》注；亦曰势峰，见《瑜伽师地论》②；亦曰睾丸，见《素问经》。

《黄帝素问》有五运六气之术，大则候天地之变，寒暑风雨，水旱螟蝗③，率皆有法；小则人之众疾，亦随气运盛衰。今人不知所用，而胶于定法，故其术皆不验。假令厥阴用事，其气多风，民病湿泄，岂普天之下皆多风，普天之民皆病湿泄耶？至于一邑之间而旸雨有不同者，此气运安在？欲无不谬，不可得也。大凡物理有常有变，运气所主者，常也；异夫所主者，皆变也。常则如本气，变则无所不至而各有所占。故其候有从、逆、淫、郁、胜、复、太过、不足之变，其发皆不同。若厥阴用事，多风而草木荣茂，是之谓从；天气明洁，燥而无风，此之谓逆；太虚埃昏④，流水不冰，此之谓淫；大风折木，云物浊扰，此之谓郁；山泽焦枯，草木凋落，此之谓胜；大暑燔燎，螟蝗为灾，此之谓复；山崩地震，埃昏时作，此之谓太过；阴森无时，重云昼昏，此之谓不足。随其所变，疾疠应之，皆视当时当处之候。虽数里之间，但气候不同，而所应全异，岂可胶于一定。熙宁中，京师久旱，祈祷备至，连日重阴，人

---

① 三昧经：全称《佛说般舟三昧经》，佛教经典著作。

② 瑜伽师地论：又称《瑜伽论》，为大乘佛教瑜伽行唯识学派及法相宗的根本论书。伽，原作"珈"，据书名改。

③ 螟蝗：螟虫和蝗虫，都是食稻麦的害虫，引申为虫灾。

④ 埃昏：指尘土飞扬，天昏地暗。

谓必雨。一日骤晴，炎日赫然，钱塘沈梦溪①因事入对，上问雨期，沈对曰："雨候已见，期在明日。"众以谓频日晦溽，尚且不雨，如此旸燥，岂复有望。次日，果大雨。是时湿土用事，连日阴者，从气已效，但为厥阴所胜，未能成雨。后日骤晴者，燥金入候，厥阴当折，则太阴得伸，明日运气皆顺，以是知其必雨，此亦当处所占也。若他处候别，所占亦异。其造微之妙，间不容发，推此而求，自臻至理。

岁运有主气，有客气。常者为主，外至者为客。初之气厥阴，以至终之气太阳者，四时之常叙也，故谓之主气。惟客气本书不载其目，故说者多端，或以甲子之岁，天数始于水十一刻，乙丑之岁始于二十六刻，丙寅岁始于五十一刻，丁卯岁始于七十六刻者，谓之客气，此乃四分历法求大寒之气，何预岁运。又有相火之下，水气承之，土位之下，风气承之，谓之客气。此亦主气也，与六节相须，不得为客。大率臆计，率皆此类。凡所谓客者，岁半以前，天政主之；岁半以后，地政主之。四时常气为之主，天地之政为之客。逆主之气为害暴，逆客之气为害徐。调其主客，无使伤渗②，此治气之法也。

六气，方家以配六神。所谓青龙者，东方厥阴之气，其性仁，其神化，其色青，其形长，其虫鳞，兼是数者。惟龙而青者，可以体之，然未必有是物也。其他取象皆如是。惟北方有二，曰玄武，太阳水之气也；曰螣蛇，少阳相火之气也。其在于人为肾，肾亦二，左为太阳水，右为少阳相火。火降而息水，水腾而为雨露，以滋五脏，上下相交，此坎离之交，以为否泰

---

① 沈梦溪：即沈括，字存中，号梦溪丈人，浙江杭州人，北宋官员、科学家。

② 渗（lì立）：灾气，灾害。

者也，故肾为寿命之脏。左阳右阴，左右相交，此乾坤之交，以生六子者也，故肾为胎育之脏。中央太阴土曰句陈①，中央之取象，惟人为宜。句陈者，天子之环卫也，居人之中，莫如君。何以不取象于君？君之道无所不在，不可以方②言也。环卫居人之中央，而中虚者也。虚者，妙万物之地也。在天文，星辰皆居四傍而中虚，八卦分布八方而中虚，不虚不足以妙万物。其在于人，句陈之配，则脾也。句陈如环，环之中则所谓黄庭也。黄者，中之色；庭者，宫之虚地也。古人以黄庭为脾，不然也。黄庭有名而无所，冲气之所在也，脾不能与也。脾主思虑，非思之所能到也。故养生家曰："能守黄庭，则能长生。"黄庭者，以无所守为守。惟无所守，乃可以长生。或者又谓"黄庭在二肾之间"，又曰"在心之下"，又曰"黄庭有神人守之"，皆不然。黄庭者，虚而妙者也。强为之名，意可到则不得谓之虚，岂可求而得之也哉。

汉张仲景方，有精义者多。其精义皆从病因、经络、脏腑中讲求而得。既灼知其病因，然后检取性味相宜之品，合制成方，投之无不见效。故其方可以借用，不徒加减而已。非深明经方义理者，不能辨此。

人身男女同者，五脏六腑、九窍、三百六十五节、十二经脉、十五络脉、六百六十五穴。男女异者，男骨白，女骨黑；男顶骨八，女顶骨六；男肋左右骨各六，女各七；男缀脊两旁棱骨九窍，女平布六窍；男督脉行背，女任脉行腹；男气钟③外肾，女气钟乳；男八岁而更齿，二八天癸至，七八肝气衰而

---

① 句陈：六壬（阴阳五行）占术中的十二神将之一。
② 方：方位。
③ 钟：积聚，聚集。

天癸绝，女七岁而更齿，二七天癸至，七七天癸竭而地道闭。

人形首为阳，圆而奇；足为阴，方而偶。腰以上阳刚者在后，柔者在前；腰以下阴刚者在前，柔者在后。手阳而肘腕之折向前，足阴而膝腘之折向后。天道下济，故足健行。健行者，乾之阳。地道上行，故首竖发。竖发者，坤之阴。子至巳，肾生气；午至亥，心生血。阳生子而地道升至巳而亢，阴生午而天道降至亥而极，妙合阴阳，是谓冲气。人受气于天，天气通于鼻，故胎中先生鼻。鼻生之后，男生目，女生舌。所以然者，男阳而女阴。阳根于子，子应胆，胆窍通于目，是以鼻后即生目，目应胆而外见者，阳外也；阴根于午，午应心，心窍通于舌，是以鼻后即生舌，舌应午而中脏者，阴内也。凡男之坐胎面内生则覆以坐，午而向子下济，同于天；女之坐胎面外生则仰以坐，子而向午上行，同于地。及其死也，试之以水，男必覆，女必仰，朽颅腐骸，莫或为之，而自无不然。

医家言：一日一夜，凡一万三千五百息，每一息脉五至为无病。迟数之象，于此折中焉。然欲验其说，终觉模糊。闻西人切脉之迟数，以自鸣钟或时辰表计之，每分几至，积而计之，则知每刻几息，每息几至，不失累黍①，亦一捷法也。

《前汉书·艺文志》云：经方者，本草木之寒温，量疾病之浅深，假药味之滋，辨五苦六辛②，致水火之剂，以通闭解结，反之于平。及失其宜者，以热益热，以寒增寒，精气内伤，不见于外，是所独失也。

泰西医学创自伊及③，惟多取吐及攻下之剂，且以头目牙

---

① 累黍：指极微小之量。
② 五苦六辛：指五脏六腑之疾病。
③ 伊及：为埃及（Egypt）的音译。

腹并不外现之症分为五科。希腊医学亦先本师法于伊及。时其国人哀斯古拉伯以善医名，迨死，民多谓其成神，相与出资建祠，而以其子若孙主司祠事，世世为医。凡人有病至哀公祠内，而其后人即视病者症之轻重付以药饵。然平心而论，希腊医士实应推希波拉底为巨擘。希公生当吾国春秋末时，其所著遗之书，计七十有二册，今则放失者多，如其《医学箴言》，一言古今为之注释者，共一百三十七家，其法针灸兼施，不惜流血。至吾国西汉时，亚利散太地方之医士始创行剖截死人肢体，以便详察，而吾国唐宋间，则回教人医学之精，闻于天下。今医家新学之所盛行，盖缘吾国前明末时，英人哈斐测得人身血脉，顷刻间皆已周行全体之确据故也。

非天资聪明者不可业医，非秉性仁慈者不可业医，非遇事果敢者不可业医。辨证明确，洞烛隔垣，医之智也；殚精竭虑，起死回生，医之仁也；直抉病情，不涉游移，医之勇也。具此智、仁、勇三者而后可与言医。

汉医为世诟病，由于不习解剖学。然古时实有此学，后乃失传。彬蔚考《崇文总目》所列全体解剖书，约二十种之多，然在宋世已残缺不传，试列其目如下：

《黄帝五脏论》一卷，《神农五脏论》一卷，《孙思邈五脏旁通明鉴图》一卷，《张仲景五脏荣卫论》一卷，《张仲景五脏论》一卷，《赵业黄庭五脏论》七卷，《裴进五脏论》一卷，《五脏金鉴论》一卷，《张尚客大五脏》一卷，《小五脏论》一卷，《吴兢五脏论应象》一卷，《裴王廷五色旁通五脏图》一卷，《刘清海五脏类合赋》五卷，《连方五脏论》一卷，《女子胡愔黄庭内景五脏六腑图》一卷，《张文懿脏腑通元赋》一卷，《耆婆五脏论》一卷，《段元亮五脏鉴原》四卷，《五脏要诀》

一卷。

全体学之失传皆由重视死体，而以解剖为残酷。《汉书·王莽传》翟义党王孙庆捕得，莽使太医、尚方与巧屠共刳剥之，量度五脏，以竹筵导其脉，知所终始，云可以治病。此王莽之残酷，乃别一问题，但可知当时太医重实验，不如今日汉医之凿空也。

西人于内科诸病，大抵该①以炎、热二端。所谓炎者，由剖割病体而得之，见有红肿等状，遂名之曰炎，遂并举病者未死以前，所见症多指之为发炎。然其所谓炎者，乃症也，非病也。因病而致炎，非因炎而成病也。故凡外感六气，内伤七情，皆能致炎。西医于六气七情，绝罕研究，不审求其发炎之因而笼统施治，终非切当之治法。至其热病治法，则不分别在表在里，在腑在脏在经络，多主以泻药，此内科学所以不逮中医也。

久病大肉收缩者，其病多不可治。然收肉亦有分辨。赵彦晖谓：病人虽骨瘦如柴，但验其两手大指、次指后有肉隆起者，其病可治。余谓更须验之于皮，如皮宽而不紧，肉收而皮不收者，则亦可治，余得之阅历者。

郑处诲②《明皇杂录》云：开元中名医纪明者，吴人。观人颜色谈笑，便知疾浅深，不待诊候。刘贡父赠潘况秀才序云：潘君相有病于未病，治已病于无病，色喻于目，脉喻于指，声喻于耳，三者参用。按：今之医者，焉能有此术。然养生家则不可不知此理，《素问》所谓治未病也。

《抱朴子·杂应》云：余撰《玉函方》百卷，分别病名，

① 该：通"赅"。
② 郑处诲：字延美，唐代官员。为校书郎时，撰次《明皇杂录》三篇，行于世。

以类相属，约而易检，篱陌之间，顾盼皆药，众急之病，无不毕备，家有此方，可不用医。惜今不传。

"有病不治，常得中医"，此古谚也，见《汉书·艺文志》。今人言不服药，为中医即本此。谢梅庄①济世曰：医，良则相，庸则匠。不窥二经之奥旨，合四家之异同，彻五运六气之理，审七表八里九道之形，参苓毒于硝磺，刀圭利于斧钺。是故学医者须秉上智，患病者宁得中医。

文端公②常言：仁和顾山庸先生曾患疽发背，医药数百金而愈。同时有邻居贫人亦患此病，无医药，日饮薄粥亦愈，其愈之月日与公同。以此知命有一定，不系乎疗治也。

《千金》论曰：上医医未病之病，中医医欲病之病，下医医已病之病。余以谓：知病于未病之前者，此上智之所能也；知病于欲病之初者，此中智之所及也；若夫已病而求医，则常情同然，不必论其智不智也。孙氏曰：圣人设教，欲家家自学，人人自晓，尊亲有疾，不能疗之者，非忠孝也。斯言可谓切至矣。

中国古籍言虫病者，有蛕《内经》，有蚘《神农经》及《伤寒论》，有蚏《关尹子》，有蛲《史记·仓公传》之属。《说文》曰：蚘，腹中长虫也。《仓颉篇》曰：蛕，经作蚘，音回。蛕、蚘、蚏固一物，惟蛲则《说文》以为腹中短虫。今人以线虫实之，其包括今之勾虫与否，虽不可必，然《儒门学亲》谓蛲虫至微，形如菜虫，居肚肠中。今勾虫状亦如菜虫，然则古殆以今，线虫、勾虫混而为一，均称之曰蛲虫也耶。《史记·仓公传》称临

---

① 谢梅庄：即谢济世，字石霖，号梅庄，广西全州县人，清朝文学家。
② 文端公：即张英，字敦复，安徽桐城人。清朝大臣，名相张廷玉之父。

蓄女子蛲瘕为病，腹大，上肤①黄粗，循其脉戚戚然，正与今勾虫病状相类。巢氏《病源候论》云：三尸九虫常居人肠胃，勾虫其在九虫之中也。惜乎！吾古方之译欧文者寡，故西方学者每举希腊、埃及、罗马，而遗吾国焉。

古者针砭之妙，真有起死之功。盖脉络之会，汤液所不及者。中其腧穴，其效如神。方书、传记所载不一。昔唐长孙后怀高宗，将产，数日不能分娩，诏医博士李洞玄候脉，奏曰："缘子以手执母心，所以不产。"太宗问曰："当何如？"洞玄曰："留子母不全，母全子必死。"后曰："留子，帝业永昌。"遂隔腹针之，透心至手，后崩，太子即诞。后至天阴，手中有瘢。庞安常视孕妇难产者，亦曰："儿虽已出胞，而手执母肠胃，不复脱。"即扪儿手所在，针其虎口，儿既痛，即缩手而生，及观儿虎口，果有针痕。近世屠光远亦以此法治愈他妇，三人如出一律，其妙如此。盖医者，意也，一时从权，有出于六百四十九穴之外者。《脞说》载李行简外甥女，适葛氏而寡，忽得疾如中风状。山人曹居白视之，曰："此邪疾也。"乃出针刺其足外踝上二寸许，少顷妇人醒，曰："疾平矣。"始言每疾作时，梦故夫引行山林中。今早梦如前，而故夫为棘刺刺足胫间不可脱，惶惧婉转，乘间乃得归。曹笑曰："适所刺者，邪穴也。"此事尤涉神怪。余按：《千金翼》有刺百邪所病十三穴，一曰鬼宫，二曰鬼信，三曰鬼垒，四曰鬼心，五曰鬼路，六曰鬼枕，七曰鬼床，八曰鬼市，九曰鬼病，十曰鬼堂，十一曰鬼藏，十二曰鬼臣，十三曰鬼封。然则居白所施，正是此耳。今

---

① 肤：原作"腐"，据《史记》改。

世针法不传，庸医野老，道听途说，勇于尝试，非惟无益也。比①闻赵信公在维扬制阃②日，有老张总管者，北人也，精于用针，其徒某粗得心法。一日，信公侍姬苦脾血疾垂殆，时张老留傍郡，亟呼其徒治之，某曰："此疾已殆，仅有一穴或可疗。"于是刺足外踝二寸余，而针为血气所留，竟不可出。其徒仓皇请罪曰："穴虽中而针不出，此非吾师不可，请急召之。"迨张老至，笑曰："穴良是，但未得吾出针法耳。"遂别于手腕之交刺之，针甫入而外踝之针跃而出焉，即日疾愈，亦可谓奇矣。然古者，针以石为之。昔全元起欲注《素问》，访王僧③孺以砭石，答曰："古人以石为针，必不用铁。"《说文》有此"砭"字，许慎云：以石刺病也。《东山经》曰：高氏之山多针石。郭璞云：可以为砭针。《春秋》：美疢不如恶石。服子慎注云：石，砭石也。季世无复佳石，故以针代之耳。宋章叔恭云：昔寓襄州日，尝获试针铜人，全像以精铜为之，腑脏无一不具。其外腧穴，有金某书穴名于旁，背面二器相合，则浑然全身。盖旧都用此以试医者，其法外涂黄蜡，中实以汞，俾医工以分析寸，按穴试针，中穴则针入而汞出，稍差则针不可入矣。诚奇巧之器也。

《内经》云：唾出若涕，此言痰之清者也。又曰：咳出青黄涕，其状如脓，此言痰之浊者也。余谓医家治病，痰病居多，而《素问》《灵枢》为医书之祖，遍查全书无一"痰"字。医书除《素问》外，以仲景为古。《难经》或云扁鹊著，亦古书

---

① 比：近来，最近。
② 制阃（kǔn 捆）：阃，统兵在外的将帅或机构。制阃，谓统领一方军事。
③ 僧：原缺，据《南史·王僧孺传》补。

也，然《难经》中无"痰"字。即仲圣痰症治法层见叠出，而明载"痰"字亦偶见不数见。《金匮》曰：水走肠间，漉漉有声，此为痰饮。此外又不多见。然则"痰"字在汉以前实未通行。而今世明明有此病，则今之所谓痰，古人必有一字以为代明矣。《内经》言唾出若涕为痰之清者，咳出青黄涕，其状如脓为痰之浊者。是可见古之"涕"字与今之"痰"，可二而可一矣。又《脉经》作"淡"，盖"淡"与"痰"通。王羲之《初月帖》：淡闷干呕，是也。《华严经音义》：痰，皆作淡。

世之业医者多矣，操术神妙者固不乏人，而侥幸成名者，亦复不少。试纪数则以资谈助。昔有绍兴某公作宦江南，携眷以往，舟过常州，其妾忽临蓐欲产而不下，势甚危迫，遂觅医治之。吕城镇有某医者最精妙，即延请。仆以难产奉告，医者起而谓其妻曰："可取冷水来洗面，我将往焉。"仆误听嘱以冷水洗面，然后医治，遂飞奔回船，告之主人，如法治之。其妾正在昏眩间，忽为冷物所激，不觉其气一吸一松，而子门开，儿落地矣。适医者至，主人大喜，请其定一产后方，厚酬之而去，医者自此其名大著。又医士童姓者，居仁和之独山村。一日，有谢村人邀之，童命工人操舟往。至则乃患膈症者，心胸饱闷而腹甚饥，食之即吐，不谷食者月余矣。童以开膈调胃之剂治之，其家款留，迨醉饱，下船。适工人购桐油至，送者在岸，问："药中当用何引？"童某醉中呓语，遽答曰："桐油。"次日将晓，闻叩门甚急，童惊以为病者不食已久，误服桐油必至元气散而不救。使其妻问之，答曰："昨晚服药后，忽大吐胶痰无数，今胸膈已宽，思欲食粥，特请再往。"童随潜赴谢村探之，病果渐痊，遂以清理之药，投之而愈。盖病者积痰上膈，他药不能动，得桐油吐之而始出也。嗣后求治病者无虚日。又余友沈君怀清，壮而授室①，未经出痘。某年偶染时痘，遍体发热，忽现红斑，医家治之，而痘不肯透。时值霉霉，其家市②驱秽辟湿之剂焚之，以除潮气。若大黄、苍术、白芷之类，与治痘药同于肆中市归，置于一处。其家人误以其药，煎而使服之，躁热愈甚，烦闷不堪，举家惊惶，咸以为必死矣。未几，红斑裂而紫血流，沉沉睡去，及醒则热已渐解。由此而痘起，而上浆，而结痂，不日全愈。医家以为本属不治之症，得燥烈之药，攻火毒而出之，方可医治。然此等劫药，以误服而见神奇，医者断无此大手术，此事出之本家，故传者绝少。若医者为此，则又咸称国手名家，轰传通邑矣。呜呼！世之负不虞之誉者，比比皆此类也。欲求实具卢扁之学，则究何人哉。余于论医而深有所感。

中风病，西名谓之脑出血。盖以血管破裂，充溢脑中，遂发此症。而于躯体丰肥者，尤易得此病。良以脂肪既重，挤压血管易致破裂。故不必身体剧动、颠仆、暴饮之诱因而起，即薄怒微嗔，亦往往卒发此症。余闻友人述，祁冕廷君某日以扫墓乘早车赴苏，乃为御者所误，及至车站，而车已蠕蠕行矣。冕廷不免懊恼，即命回车，而口不能言，及归家，未及数时已归道山。又闻吾邑顾某者，与友人作雀战，为清一色未和，因此一怒，卒罹中风之症，手中尚拈一牌未释也。又有某医生谈一事，则言某君体胖而健啖，某日方餐，见一肉，方欲下箸，而为他人先得，亦罹是症。此非无稽之谈，盖是症之发于忿怒者最多也。

---

① 授室：本谓把家事交给新妇，后指娶妻。
② 市：购买。

学问至登峰造极，皆有神化之境。医何独不然？往往一时巧思出规矩准绳之外，而取效在反掌间者。相传汴省刘君有女公子，得一瘫痪之症，久不起床。延名医周某治之，周入房诊毕，曰："病尚可愈，但须听吾所为，稍加干涉，则无济矣。"刘君允之。周乃令人挑粪一担，尽倾于女房内，旋锁其扉。谓："非女自起扣①门，不许惊动。"众从其言。迨夜半，女果力挝②其门，众始启钥。翌晨，复延周视，则病已去六七，用药调治不久遂痊。诘其治法何以如此新奇，周曰："吾入方时，觉房中香气过浓，闻之几欲晕眩，况女终日栖息其中，能不为香熏坏耶？过香则治之以臭，盖常理非奇闻也。"周又治某富家女过逸成病，周命其终日拖碾磨米，惰则鞭之，甫半月即霍然矣。生于忧患，死于安乐，古人岂欺我哉？

---

①　扣：通"叩"。

②　挝（zhuā 抓）：敲打。

慎疾

　　病之新愈，不知谨慎，有劳复、食复、色复之病。所谓劳复者，一经劳伤，气血弱，还元不易也。所谓食复者，内伤多食，脾虚气弱不能胜，重则吐下，轻则泻也。所谓色复者，病新瘥，思淫欲，男女私交将病复，阴阳易证，最难医也。

　　吾邑沈南轩者，为汉口亚细亚火油公司经理。光复时患气逆，医为治愈。明春由汉返锡，患吐血症，就温君明远诊治。以玉女煎，入童便服，血亦渐止，与善后法，并劝静养。讵沈纵欲如故，至春末遂病肿胀，以不节饮食，屡愈屡剧。即改投西医，用劫法放水后似松。带病如汉，仍延西医，共放水三次，病日奄奄，竟以不起。要知水为涵濡百体之资料，泛滥固病，干涸亦足伤。生水病，不治其本而以决逐为事，已属险着；矧破腹放水，更丧失元气，不死何待。故患病不可以耳为目，求急愈而反速其毙，为识者所悼惜耳。

　　吾邑诸组云城西疡科，向患癫疝，肿胀累坠，图治未痊。癸丑春，就城南某西医院割治。将睾丸取去，沉绵①床蓐者数旬，竟以溃烂日甚而殇。家无恒产，身后凄惨。余阅方书，疝有七种，无论何疝，均非必死之症。今诸某谬治，入惨毙之途，闻其事者，莫不为之于邑②。纪文达公云：巧妙之术，中间必

---

　　① 沉绵：指意识昏沉，久卧病床。
　　② 于邑：亦作"于悒"，即忧郁烦闷。

有不稳处，如步步踏实，即小有差失，终不至于折肱伤足。观此益信矣。噫！西法子宫可以取，睾丸可以挖，术则巧矣，其如危险何！

唐某，向众洋行少年，喜狭邪游，得癃闭症旬余，不爽倦甚，以友人绍介就西医治。用银丝通入尿管尺许，尿血俱出，觉大松畅。浃旬又癃，西医又用银丝通之，渐成小便不禁，转变下损，形神俱瘁矣。欲速则不达。社会每有此患，故不嫌猥琐而笔述之。

侯星桥于己巳间患瘴疟，请圣公会西医治之。服其药水及鸡汁，邪内陷，神识沉迷。复诊，令将病者眠桐油纸上，以布浸冷水揩其遍体，渐至奄然而逝。惜哉！西医治病，但问热不热，不究病因六淫，此西法之粗忽也。

范少白，年仅十六，左颐偶患血瘤，渐见其大，以致颈项亦强。壬子秋，至苏请西医割治。讵知奏刀之后，血射如注，多方扎住，尚涔涔不止。西医面赤，顿告失败，未及归家，血脱气散，竟致惨死，闻者伤之。余谓瘤有瘿瘤、痰瘤、虫瘤、渣瘤，此瘤之可去者；有气瘤、血瘤、筋瘤、骨瘤，此瘤之不可去者。今日西医不问可破与否，一概刀割，其立刻除患者固多，然气脱血尽而毙者，亦复不少。覆辙相寻，目击心伤。语云：戒险则全，玩平则覆。抱此病者慎之。

粤，邓姓，年五旬余，患湿肿足。医者进以补剂，上及小腹均胀，前阴内缩。医复用巴戟、锁阳等补火之品，延至月余，遂喘息不食，两手及面部亦肿，目白睛发见黄色，症已危殆，即延他医诊治。初诊脉洪滑有力，苔腻溲短，遂以赤苓、山栀、滑石、黄芩、茵陈、知母、泽泻、车前、薏苡清其湿热，继以防己、五加皮、萆薢、桑皮、猪苓、大腹、青皮、厚朴消其肿

胀，莱菔、苏子定喘化痰，苍术、白术扶脾培土。不用一味滋腻、一味敛补，未及半月，诸症以次渐平，仅足跗微肿未消，遂恣意饮食。一日忽自检方书，用西瓜一枚食之_{冬月有储瓜者，以}_{五元购得}，肿遂复旧。医辞不治，后竟不知所终，以月余之功亏于一篑。既口腹之遗殃，复私心而自用，惜哉。

　　医以行道，亦易戕身，苟操技不精，尤宜慎之。湖南有周医生者，自幼业儒，改习医道已十余年。今秋长子因染疫症，服药不起。未几，女亦染疫症而死。当其女危极万状之际，该医生亲自拟方买药。时已夜深，其妻怀孕已四月有余，启门失足，将胎跌动，随即小产，而阴户中脱出一物。该医生疑为包衣，拔之不出，于是用取包衣之法，将草鞋一只系于其上，经三日仍未脱下。时束手无策，送往医院请西医诊治，谓非包衣，乃子宫脱出也。于是设法挪入，以冷水灌入洗之，不半日而气已绝矣。该产妇，一误其夫，将子宫当作包衣；再误西医，不应以冷水灌入濯洗。查胎孕，当三、四、五月，系一血球，并无包衣；又查《达生篇》，妇人无论大产小产，不可沾冷水冒风。今两失之，宜其死也。后之产妇，有子宫脱出之症者，幸勿误作包衣，系以草履；更勿信西医，濯以冷水，宜以此为鉴。

　　周顺云：古方书如《圣惠》《千金》《外台秘要》，所论病原、脉证及针灸法，皆不可废，然处方分剂与今大异。不深究大旨者，慎勿妄用。有人得目疾，用古方治之，目遂突出。又有妇人因产病用《外台秘要》坐导方，其后反得恶露之疾，终身不瘥。曾有女人得脚弱病，方书罗列前后，积药左右如山，而疾益甚。余尽令屏去，但用杉木为桶濯足，及令排樟脑于两股间，以脚搁系定，月余而安，健如故。南方多此疾，不可不知。顺固名医，语必不妄，故书以为诫。

东关吴氏妇，偶发寒热，邀医视之，曰暑也，为治其暑，不能愈。易医视之，曰湿也，曰风寒也，为治湿、治风寒又不愈，缠绵四五月，四肢渐肿，腹渐大，心衣①不能约。则曰："荣卫不和，虚矣。"极力补之，肿不退。凡城中读《灵枢》《素问》者，悉延之，均袖手无策。乃请专治臌症者来，曰："此臌也。"久为庸医所误，攻之、泻之如故。逾旬腹痛复，问前医，曰："痧耳。"至晚生子，乃知前此有孕也。然以攻补乱投，母与子俱不能生。

庚申五月，同事周继成君，偶食角黍②，途中冒雨抵家，忽患寒热，痢疾日下三十余次。即延中医，投以桂枝、白芍等剂，治不效。更请西医治之，痢稍止。视察其遗下之物，于血液黏膜之中，发见蛔虫三条，苍蝇一只，蝇之翼已失其一耳。余于望日左右过访，招余登楼，为之按脉，觉内热未清，舌苔稍③腻，湿热未化，神气颓唐。若经中医调治得宜，病可无妨。奈旋经西医刁姓用灌肠法治之，精神由此不振也，即酿成危险之症，竟致不起。噫！当世无华佗，无怪患病者信西医不信中医，等性命于鸿毛，可慨也夫。

摄生

上古之氏，榛榛狉狉④，不讲卫生而其体亦健，盖因其多处户外，饮食单简，暗合乎天然也。近古而降，民生日繁，文

---

① 心衣：指抹胸、肚兜。
② 角黍：古时称谓，即今之粽子。
③ 稍：原作"捎"，形近之误。
④ 榛榛狉狉（zhēn zhēn pī pī 真真批批）：意思是草木丛杂，野兽出没，谓文化未开的原始景象。

化日进，雕缕造作，渐背天然，而习俗之不合乎养生原理者，盖不可以数计矣。泰西各国知其然也，以改良为任者，不惜大声而疾呼之。顾吾国之芸芸众生，多犹在梦中也，然其大且要者，亦颇经人道及之矣。吾复举其琐屑者，如空气，如寝食，如节欲，如运动，如休息，如居处，如洁净，如快乐，诸要端均为人生当注意者，纵或因积习已久，非一旦所能改革，然事若细碎而关系实大，又不可不急为留意而遵守之也。

茫茫大地，芸芸众生，或康强而多寿，或懦弱而夭亡。虽曰先天秉赋之不同，究因人情而戕生者十居八九。曰喜怒也，哀惧也，爱恶欲也，无非销磨吾精血而戕吾灵魂。故医家有七情为害之病，然智者利用之，亦间可却病而延年。如多逸乐者使之劳，常悲哀者使之戏，而精神反增。顺四时而适寒暑，和喜怒而安居处，节阴阳而调刚柔。如是则僻邪不至，养气立德，乃可长生。

今人气体远不及古人，阴常有余，阳常不足，亦消长之运然也。故养生家必以补阳为先务，即使阴阳俱亏，亦必以补阳为急。盖阳能生阴，阴不能生阳，其理亦复如是。宋太医窦材《扁鹊心书》云：道家以消尽阴翳，炼就纯阳，方得转凡成圣，霞举飞升。故云：阳精若壮千年寿，阴气如强必毙伤。为医者要知保扶阳气为本。今人动云：我有火病，难服热药。所延之医，半皆趋承附和，不言上焦有火，即云中下积热，有略启扶阳之论者，不觉彼此摇头，左右顾盼，不待书方，而已有不服之意矣。夫四百八病，大约热者居多，人身之火多，亦是自然之理。天之六气，火居其二。今之庸医，执壮火食气之说，溺于滋阴苦寒之剂，不知邪之中人，元气盛则能当之，乃以凉药冰脱，反泄元气，是助贼害主也。凡人饮热汤及炙煿之物，自幼致老，断无损人之理。故燧人立法，食必用火，热之养人，时刻不可阙。俗医多用凉剂，譬之饮人冷水，阴害黎民，良可慨矣。

高濂《遵生八笺》中所载逐月调摄之法，语多琐碎。惟云：秋月宜冻足冻脑，冬月宜温足冻脑，此二语必有所授，养生家不可不知也。

《养生要诀》曰：多思则神散，多念则心劳，多奕①则脏腑上翻，多言则气海虚脱，多喜则膀胱纳客风，多怒则腠理奔浮血，多乐则心神邪荡，多愁则形面焦枯，多好则志气溃溢，多恶则精爽奋腾，多事则筋脉干急，多机则智虑沉迷。

广陵吴普从华佗学，佗语普曰：人体欲得劳动，但不当使极耳。动摇则谷气得消，血脉流通，病不得生，譬犹户枢不朽也。是以古之仙者为导引之事，熊经鸱顾，引挽腰体，动诸关节，以求难老，普施行之，年九十余。

英国有名医生湛士梳亚云：人寿可享百年，适与吾国伍秩庸②君所论吻合。该医士近拟《卫生十八条》，谓果能遵守，不遇意外危险，实能安享期颐。兹将其条目列下：

（一）每晚睡足八句钟③，晚膳后非经三时间不可就寝。

（二）睡时应侧身向右。

（三）睡房窗户应常开。

（四）睡房门口应设一席以蔽风寒。

（五）睡床宜离墙壁。

---

① 奕：《抱朴子·养生论》作"笑"。

② 伍秩庸：即伍廷芳，本名叙，字文爵，又名伍才，号秩庸，后改名廷芳。清末民初杰出的政治家、外交家、法学家。

③ 八句钟：为旧称八点钟，此指八个小时。

（六）早、午、晚三餐及起居、作缀，皆须有一定时刻。

（七）早起不应用冷水沐浴，须用适合九十八度①之温水。

（八）饭前宜运动。

（九）减少肉食，注意烹饪。

（十）不必饮牛乳_{指成人言}。

（十一）多食油类以养体内细胞，足以敌杀病菌。

（十二）凡能刺戟身心者，均宜避之_{如烟酒及色欲动心之事}。

（十三）常住乡村，吸取新鲜空气。

（十四）检查吸水及地湿沟渠，以防污秽。

（十五）当更换水土。

（十六）作事之后宜休息一小时，以苏脑力。

（十七）心常知足，勿过奢贪。

（十八）敛性怡情，培养心地。

余闻巴黎物理学大家麦芝哥研究长生之术，已历数载。据言人之早死，皆由肠脏中两种毒物所致。此种毒物惟糖质可以治之，若能使肠中生出糖质，则寿命可以延长。近又闻在理学院宣告已发明此生糖之法，将来世界中又多一延年之品矣。

新会伍秩庸君云：人生最要之事，莫如卫生。今人不知讲求，遂致夭亡者众，良可叹也。考天地间生物之寿，可五倍于长成之年，多者或至八倍。即以树木而论，一年长成之树，能活至八年；骡马由生之日算起，至四年而长成，五倍之则能活至二十年，或八倍之则能活至三十二年。人之生也，亦同此理。人生自离母胎至二十五岁始能长足，依动植物生活之年龄比例之，人类应活至一百二十五岁；若按八倍计算，则应活至二百

---

① 九十八度：指98华氏度，相当于36.67摄氏度。

岁。乃今人罕有此寿者，其故何在？盖以不讲卫生，不保身体，一饮一食，但求适口故耳。

呼吸清气甚于饮食，不食数日可不死，不饮半日亦无伤，惟不吸气五分时，人不能活。吾人但知重饮食，而不讲求吸气，岂不愚哉。无怪形容枯槁，身多疾病，不享遐龄矣。孟子谓养吾浩然之气，甚有见解。惟以何法养之，书未详述，后世无传。余近阅养气专书，颇得其法，试而行之，精神超爽，确有奇效。惟其法非数言所能尽，其大旨不外行动、坐卧必使留意吸气，以吸入之气直透至腹，则清气入肺，散布血管，血气乃能上下畅行。果能如法行之，每日所费之时间虽不多，庶可免疾病之相侵也。

山阴金兰生①君云：人之婚期，古礼男子三十而娶，女子二十而嫁。近今风气浮薄，不必拘古礼，大约不可过早亦不可过期，总宜婚配及时，以杜其邪淫之渐。至于初婚时，少年血气未定，不知撙节②，每从数月内种下一生祸根，或成痨瘵，甚则夭亡。即觉而知悔，而元气已伤，疾病时作，终身为无用之人，深堪悲悯。为父兄者，尤须申明利害，谆谆告诫，以闲其正色之情。惟是女之婚期，宜更早于男。尽有名门闺秀，及笄不嫁，或成幽忧之疾而夭殂者矣，或为狂且所诱而父母逼使自尽，及夫家见弃终身者矣。一到此时，悔将何及。

唐柳公度年八十余有强力，尝云：吾初无术，但未尝以气海暖冷物，熟生物，不以元气佐喜怒耳。孟诜年虽晚暮，志力如壮，尝谓所亲曰：若能保身养性，须要善言莫离口，良药莫

卷　四　｜　一〇五

---

① 金兰生：金缨，浙江山阴（今绍兴）人。清代学者，著《格言联璧》。
② 撙（zǔn 僔）节：约束、抑制。

离手。明海宁贾铭年百岁，太祖召见，问其平时颐养之法，对曰：要在慎饮食。张本斯①《五湖漫闻》云：余尝于都太仆坐上见张翁一百十三岁，普福寺见王瀛洲一百三十岁，毛间翁一百三岁，杨南峰八十九岁，沈石田八十四岁，吴白楼八十五岁，毛砺庵八十二岁。诸公至老，精敏不衰，升降如仪，问之皆不饮酒。若文衡翁、施东冈、叶如岩，耄耋动静与壮年不异，亦不饮酒。陆敬安《冷庐医话》载松江李玉如，大耋犹健步行四十余里，或问以养生之术，曰：七情之中，惟怒难制，我能不怒而已。桐乡皇甫凯承烺，耄年矍铄，能于灯下作细字，卒年九十六岁，尝叩以何术摄生，曰：无他，五十岁后不御内，生平不使腹受饿，当携佩囊置食物，饥即啖之而已。此皆可为却老要诀。

法国仆独学校教师排罗纽氏，现拟提倡改正饮食时间，以益卫生。据称早晨七时三十分，饮食料宜多，因夜中静眠，肝脏空虚，多食以使其肝脏恢复；午后四时，则取牛乳果品，食轻细有益之物；夜中八时三十分或九时，亦略饮轻量之物，且称午前七八时及正午一二时，最不宜饮食。自创此说后，已有亲友数家遵照行之，均获健康之结果。据此则与伍秩庸君所著《废止朝食论》似相背矣。

《延命篇》曰：五谷充肌体而不能益寿，百药疗疾延年而不能甘口。充肌甘口者，俗人所珍；苦口延年者，君子所宝。

桐乡陆定圃先生曰：养生家有行房禁忌日期，人每以为迂而忽之，不知世间常有壮年得病暴亡，未始不由于此。至于合

---

① 张本斯：当为张本，字斯植，晚年号忘机野老，又称五湖漫士，洞庭东山（今江苏吴县）人。明代诗人，著有《五湖漫稿》《五湖漫闻》等书。

婚吉期，往往不避分至节气，少年恣欲，隐乖阴阳之和，病根或因之而伏，不可不留意也。

又曰：行房忍精不泄，沮①于中途，每致成疾，如内而淋浊，外而便毒等症。病者不自知其由，医者鲜能察其故，用药失宜，因而殒命者多矣，可不慎欤。

大凡思虑伤心，忧郁伤肺，忿怒伤肝，饥饱伤脾，淫欲伤肾，此五脏之害，皆由心主。要知病赖药愈者甚难，惟全在于心药治之。或问何为心药，余引郭伯康遇神人授卫生偈曰：自身有病自心知，身病还将心药医，心境静时身亦静，心生即是病生时。郭用其言去诸病，享高年，此即心药也。以心药治七情内起之病，效应最捷。然治有病不若治无病，治身病不若治心病，借他人医治尤不若自己医治也。余尝闻业师曹械卿先生曰：凡欲身之无病，必须先正其心，令其心不乱求，心不妄念，心不贪嗜欲，心不着迷惑，则心先无病矣。心无病则五脏六腑即或偶受客感，其病亦不难于疗治。独此心一动，诸患悉招。虽有华佗、扁鹊在旁，俱无处下手矣。

保全健康，果物为食物中必要品之一。蜜柑之效力尤著果名产于闽广，初冬实熟扁圆，黄赤色，多液，味甘，故俗有蜜橘之称，又名潮柑。据某学者之报告，食事前早膳前食之尤佳食蜜柑，健康上有莫大之效能，但须用良质之蜜柑，专食其液汁。

圃翁曰：古人以眠食二者为养生之要务，脏腑肠胃常令宽舒有余地，则真气得以流行而疾病少。桐城吴友季善医，每赤日寒风②行长安道上不倦，人问之，曰：余从不饱食，病安得入。此食忌过饱之明征也。燔炙熬煎、香甘肥腻之物，最悦口

---

① 沮：通"阻"。
② 赤日寒风：夏冬极热极冷之天气。

而不宜于肠胃。彼肥腻易于黏滞，积久则腹痛气塞，寒暑偶侵则疾作矣。放翁①诗云：倩盼作妖狐未惨，肥甘藏毒鸩犹轻。此老知摄生哉。炊饭极软熟，鸡肉之类只淡煮，菜羹清芬鲜洁渥②之。食只八分饱，后饮六安苦茗一杯。若劳顿饥饿归，先饮醇醪一二杯以开胸胃。陶诗云：浊醪解劬③饥。盖借之以开胃气也，如此焉有不益人者乎？且食物多品，一席之间遍食水陆，浓淡杂进，自然损脾。余谓：或鸡、鱼、凫、豚之类只一二种，饱食良为有益。此言尝闻之古昔，而以余意揣当如此。安寝乃人生最乐，古人有言：不觅仙方觅睡方。冬夜以二更为度，暑月以一更为度。每笑人长夜酣饮不休，谓之消夜。夫人终日劳劳，夜则宴息，是极有味，何以消遣。为冬夏者，当以日出而起，于夏尤宜。天地清旭之气，最为爽神，失之甚为可惜。

一人之身，一国之象。胸臆之设，犹官室也；肢体之位，犹郊境也；骨节之分，犹百川也；腠理之间，犹四冲也。神犹君也，血犹臣也，气犹民也。故至人能理其身，亦犹人君能治其国。夫爱其民所以安其国，爱其气所以全其身。民弊即国亡，气衰则身谢。是以志人上士，当施医于未病之先，不追修于既败之后。故知国难保而易丧，气难清而易浊。审机权可以安社稷，节嗜欲可以保性命。

养生之道，养脾胃为易，养肝肾为难。脾胃只须饮食有节而已；肝肾则必惩忿窒欲，不为外物所动，非积久之功不能到也。如少年早能于此致力，其为益何可殚述哉。

---

① 放翁：陆游，字务观，自号放翁，浙江绍兴人，南宋爱国诗人。
② 渥：沾湿，湿润。
③ 劬（qú 衢）：劳累。

木有根则荣，根绝则枯；鱼有水则活，水涸则死；灯有膏则明，膏尽则灭；人有真精则寿，精竭则夭。余按：医书《明堂图》载肾俞为藏精之穴，乃人生立命之本，一或受伤，其害莫测。每见人家子弟，年方髫稚，情窦初开，不自检束，戏谈亵秽，或有婢仆之合，斲①丧真元，或无男女之私，而暗泄至宝，渐至肢体羸弱，饮食减少，内热咳嗽吐血，梦遗虚劳等症叠现。父母惊忧而无措，医药救治而难瘥。一以为先天不足，一以为补养失宜，一以为风寒所感，不知皆自作之孽，其事隐微，而戕贼其性命者深也。纵翻然悔悟，万端调治，而后得瘥，然少时受伤，中年阳痿，下元虚冷，后嗣艰难，腿痛腰疼，终身致病，目晕头眩，未老先衰，虽留此躯，亦属无用，岂不哀哉。余今为溺情燕私者，当头棒喝。

伤生之事不仅在好色一端，即忿怒、贪饕、忧虑诸类，有一萦扰于心，皆足以衰神明而促天年。邵康节先生诗云：惜气存精更养神，少思寡欲勿劳心。食惟半饱无兼味，酒止三分莫过频。每把戏言多取笑，常含乐意莫生嗔。炎凉变诈都休问，任我逍遥过百春。吾人能将此诗意体贴，若是守身，有不康强逢吉者乎。

庐真人曰：多欲伤生，断非药饵能补。好色者恃药以恣欲，此亡身之本也。草根树皮之品，万难益髓补精，其能滋补者，不过偏阴偏阳，借以流通气血。及气血既亏，虽药石亦无从补救。古云：服药百颗，不如一宵独卧。慎无恃药可补身，而不谨慎于色欲也。

古人自立夏至立秋，独宿固精保养金水_{肺肾}二脏，以却秋冬

---

① 斲（zhuó 浊）：砍，削。

疾病。若不能然，则夏时常致中暑发痧，秋凉即成伤寒疟痢。古人自立冬至立春，独宿固精保养木火心肝二脏，以却春夏疾病。《内经》云：冬不藏精，春必病温。盖冬令真阳潜伏，当保其真，以为来春发生之本。若冬令不能藏精，则春气发动，必生百病。冬则伤风咳嗽，春则温热斑疹。

眉春子曰：功行补人，随处可以见效。友人某，春秋已高而满面红光，体骨轻健如五十岁人。问其所得否，答曰："有得至人授养气之学，存于未发之中，有胎食、胎息二事。胎食者，口咽津液，刻刻俱可行之。胎息者，于平旦之间，子午之候，调和气息，出则微微，入则绵绵，直至下丹田。尤须持其志，无暴其气，视世事如浮云，余所能者如此。"前达坎离交媾也，若过尾闾，由背后上泥丸，下绛宫，复至下丹田，则其效验更不可量矣。

掌心无事任擦搓，早晚摩两胁肾俞、耳根、涌泉，令人搓百四十回，固精多效。余盟兄顾梅梁株臣孝友仁厚，家贫力学，少时患遗精症，月必十余次，累及数载，身体瘦弱，面无华色，几成痨怯。余教以行八段锦法，并须禁止欲念，不动守之，弥坚若是，方可疗疾。即遵而行之，半载余，病去若失。旋入京仕至学部郎中，卒以根本先亏，体气难复，更兼劳苦，寿止四十左右而殁，亦堪悲矣。

宋紫霜曰：致寿有术，凡一切应用精神，藏而不用。我既不劳精神，精神岂得舍我而去。精神不去气无断，法何不可寿之有。

人终身疾病，恒从初婚时起。年少兴高力旺，不顾阴阳禁忌，恣情无度，多成痨怯。此时正当竭力保守，视己身如白玉，一失足即粉碎。须臾坚忍，终身受用，一念之差，万劫莫赎，可不畏哉。

欲火焚烧，精神易竭，遂至窒其聪明，短其思虑。有用之人，不数年而废为无用，皆色念欲火伤身之病也。盖不必常近女色，只此独居时辗转一念，遂足丧其生而有余。故孙真人曰：莫教引动虚阳发，精竭容枯百病侵。此真万金良药之言也。

人生督任二脉，为精气之源。督脉起小腹，贯脊而上行，又络脑自脊而下。脑为髓海，命门为精海，实皆督脉司之。庄子曰：缘督以为经，可以保身，可以全生，可以养亲，可以尽年。正为此耳。缘，依也；经，本也。依此命脉，以为摄身之本。郭注似失之。蒙庄一书，虽洸洋自恣，寓言十九，而此一语，实葆光之要，造化之母也。无江海而闲，不导引而寿。余于此得养生焉。

慎药

欧阳南阳体瘦多疾，曾服雄附五十余只，鹿茸一斤，殊为惊骇，不知此三者性极燥烈，其害弥甚。人之初生，禀受元气，有强者弱者。强者，血气盛壮；弱者，血气衰微。盛壮者少疾，衰微者多疾，理固宜然。不幸而遘疾，则必假药石以疗之，疾退则已，未闻药石可以补益元气，如粱肉多食也。大抵南方之人，质弱者多。临川朱本初，体素弱多疾，往岁为庸医所误，服雄附二十余只。初亦无他，逾年疾作，遍身疼痛，尿赤如血。越十旬，他医进木香流气饮，百余服乃疗。初无燥热之剂，皆平剂也。前年冬有疾，又为庸医所误，服雄附十余只，疾益增。天启其衷，悉屏去热剂，进木香流气饮，又百服乃瘳。自是厥后，燥热如雄附之属，绝口不服，二年中，乃无疾。此可为浪服热药之鉴。

《程杏轩医案》历叙生平治验，颇有心得。惟治张汝功之女暑风，用葛根、防风等药，遂致邪陷心包，神昏肢厥，旋用清络热、开里窍之剂，而势益剧，变成痉证而殁。余谓暑入心包，至危至急，不可救药，而不知暑风大忌辛温升散。其初方用葛根、防风，劫耗阴津，遂致热邪入里。观此，可见医学之难。又道光癸巳仲秋，桐乡陆以灏，年十五，患伏暑证。初见发热、恶寒、头痛，延同里某医治之。某医道负盛名，诊视匆促，误为感寒，用桂枝、葛根、防风等药二剂，而神昏肢冷。即更延茅平斋治之，以为热邪入里，用生地、元参、银花、连翘、竹叶等味，竟不能痊。人皆归咎于茅，而不知实误于某也。并记于此，以明服药之宜慎焉。

余居停魏塘，夏缉甫先生旧服芎蒡，医生张聿青见之云：芎蒡不宜单服久服，令人暴死。后夏某果无疾而卒。又余姻家华子英之妻，因病脑风，服芎蒡甚久，亦一旦暴亡，皆余所亲见者。又余友杨某，尝苦腰重久坐，不能距起行。有一医生见之，曰："得无用苦参洁齿否？"斯时杨某适病齿，用苦参年余矣，曰："此病由也。"苦参入齿，其气伤肾，能使人腰重。后有施某用苦参揩齿，岁久亦病腰，自后悉不用苦参，腰疾皆愈。此皆方书所不载者。

王君莪章，品学兼优，身体强健，于六月间，感受暑邪即病。延杨秉三医诊治，见其潮热口渴，误为阴虚少阳证，大进凉补之剂，病日剧。后延他医，已不及矣。岂知身热不退而见气闷、舌黄、口干等症，明是邪热蕴蒸三焦，郁阻气分，正当透泄，参以清热如豆豉、瓜蒌、黄芩之属均可用。乃不此之图①，

① 不此之图：指不考虑这个问题。

楼隐楼医话

一一二

而投以生地、骨皮之寒，鳖甲之滞补，粉草之甘腻，关住邪气，是何故耶。辨证不明，杂药乱投，宜乎？病之日臻于危境也。

袁绂侯之妻，因血虚肝旺，时有经行腹痛之症，惟不喜中药，最信用中将汤，谓以治痛经颇验，故常信服，亦既有年余。余尝见其所送书《坤体自全法》，序中即诋四物、八珍不及此药，奏功之确且宏，屏弃中药，有如土苴①，苛求横责，谓汉医捕风捉影之疗法，今更无所用之。其书随索随与，用以张皇其药，谓可生育而治诸病，盖无论调经、安胎且产后，均可进也。袁妇酷信，卒之久服，面白发青，毫无光泽。癸丑秋，遽尔逝世，一无所出。此余所目睹者，用特备载，愿末以觉世界之昏昏，亦愿恢复中药名誉之诸君，固结团体以保国粹。

紫河车，医者谓之混元球，以为能益元阳。江南北皆以胞衣为人所食者，儿多不育，故产蓐之家慎藏之。惟京师不甚奇，往往为产媪②携去，价亦不昂，有煎以为膏者。四方欲得紫河车者，类取之京师。癸未冬，余戚有从都门来者，其人谨厚，生平绝迹北里，突生天疱，不解所自。余忽悟其故，解之曰："君质弱，常服紫河车。京师四方杂集，患天疱者甚伙，所服药中，安知无天疱衣胞？此疮能延子孙，气味所冲，尚能中人，生子多无皮肤，衣胞尤为毒气所归，君之患必源于此。"众皆以余说为然。夫忍于食人之胞以自裨益，仁者尚不为，况未必有功，而适以滋害如此，可不知所戒哉。

---

① 土苴（jū 居）：渣滓，糟粕。比喻微贱的东西。
② 产媪（ǎo 袄）：产婆。

滋补丸最难消化，脾胃不健者，断勿轻服。香岩先生云：湖州沈赤文，年甫冠，读书明敏，父母爱之如掌珠。将成婚，合全鹿丸一料，少年四人分服。赤文于冬令服至春初，忽患浑身作痛，有如痛风，渐至腹中作痛，有形之块累累于肠，饮食不进，肌肉消瘦。诸医治之，乃父畏用消导清火之药，惟以参术补方是从。至秋初，邀安化王秉衡诊视，问曰："小儿晚间去黑粪如拳大者一块，目下遍身如火，欲饮井水，不知何故？"王医按脉数大，身体骨立，验其所下之块，累而坚硬，意为瘀血结成。与九蒸大黄二钱，下黑块不计，用水浸之，肿如黑豆。详询所以，乃全鹿丸未化也，始知为药所误。不数日，热极而死。同服三少年，一患喉痹而死，一患肛门毒而死，一患吐血咳嗽而死。此皆无病而喜服温补之害也。书此以劝世人，不必好补而服药。

赵菊斋先生云：乾隆间，先慈随侍外祖，于番禺署时，患证甚剧，得遇闽医治愈。因嘱曰："此肝阴不足之体，一生不可服柴胡也。"后先慈年逾五旬，两目失明，肝阴不足，信然。继患外感，医投柴胡数分，下咽后即两胁胀痛，巅顶之热如一轮烈日当空，亟以润药频溉，得大解而始安。善乎！《本经疏证》之言曰：柴胡为用，必阴气不舒，致阳气不达者，乃为恰对。若阴已虚者，阳方无依而欲越，更用升阳，是速其死矣。故凡元气下脱，虚火上炎及阴虚发热，不因血凝气阻为寒热者，近此正如砒鸩也。

迟之莱大成巡按广西，苦瘴气，每日服人参以胜之。差满，约服二十余斤。到京不多日而夜寝不复起，将殁，面色变青。人以为人参之咎，果其然欤。宜兴师每日服附子五钱，徐玄扈相君每日服大黄五钱，皆是异事。一名医告余曰："二人此时不觉，后来须一总算账。"玄扈寻①卒于任病②不一二日，了无他异。宜兴师又不得以附子死也。呜呼！医言亦不验矣。

京都雅观斋薛家秘制之保赤万应散，销行数百年，脍炙人口，谓可以治婴儿百病，故咸乐购，藏以备婴儿不时之需。或谓此药杂有巴豆粉少许，性极猛烈，要系霸术，而非王道，彼笃信之者大率耳。食盲从绝无意识，兹就鄙人经验所及，暨专精儿科者言，知用此药以治急惊、治热痰，而其症为实证者，则其效如神，确为儿科良药。若投之于慢惊、寒痰、虚弱之婴儿，是不啻酖毒，其毙命可立待已。盖其药性之偏于凉偏于攻，万无统治百病之理，此吾所敢断也。所愿极育婴儿者，设遇惊痫、痰喘等症，须诊视其为急为慢，为热为寒，为实为虚，相度情形，对症下药。切勿以保赤散为能治百病而擅用之，一经误服，后悔莫及矣。

《洗冤录》云：有人暱③一婢而脱，殓时启所盖被，异香四发。或以为登仙，实因服房药多麝脐通透之品故耳。又云：人于身死之后，其面或青或紫，手足指甲或为青黯或为紫黑，口鼻或为血出，或为遍身青紫，更或有肉为肤裂而脱落者，岂尽因服砒熖而然。而参附为尤甚。人第沉溺于补之一字，尽为迷惑，莫之或悟，反云服以参附，亦不奏功，竟以委之天数，抑何愚之至。而天数之冤，何日而得洗哉。每见人日服参附而恣行，残贼不可以对屋漏，以致孽业纠缠，口鼻流血，肤为寸裂而死者殊不少。余谓赵养葵、张景岳辈，惜其未读此书耳。

纪晓岚先生云：神仙服饵，见于杂书者不一，或亦偶遇其

① 寻：不久。
② 任病：佛教术语，四病之一，指放任自流的一种错误运用心念的禅病。
③ 暱：(nì昵)：亲近，亲昵。

卷 四 ｜ 一一五

人，然不得其法则，反能为害。戴遂堂言：尝见一人服松脂十余年，肌肤充悦，精神强固，自以为得力，久而觉腹中小不和，又久而病燥结，润以麻仁之类不应，攻以硝黄之类所遗者，细仅一线。乃悟松脂黏附于肠中，积渐凝结愈厚，则其窍愈窄，故束而至是也。无药可医，竟困顿至死。又见一服硫黄者，肤裂如磔①，置冰上痛稍减。古诗云：服药求神仙，多为药所误。岂不信哉。

扬州之俗，婴儿初生必服化毒丹，以涤胎毒。有何氏者生一子，命老妪至药肆买化毒丹。此妪乃金陵人，口音与扬州有异，药肆中人听之不审，误会②为买活络丹者，即以付之。婴儿服后，忽大病，不食乳，数日竟死。偶检点得蜡丸，刻"活络丹"三字。穷究之，乃得其故，然无及矣。后遂控药肆于官，馈以金乃已。

童子小便，最宜滋阴降火妙品，故为血证要药。必用童子者，取其知识未开而无妄动之火也。尤须淡泊滋味，不食荤膻，去其头尾，但以中间一段清澈如水者，始有功效。若炼成秋石，昔人尚谓其中寓暖气，在所不取。何后人妄造轮回酒之名，令病人自饮己尿，愚者误信，良可悯也。夫人既病矣，尿即病尿，以病尿犹堪治病，则无病之尿皆可为药，何必取童子。戒荤腥，去头尾，欲清澈而故，难其事哉。盖人虽无病，其饮食之精华皆已化为气液，其糟粕则下出而为便尿，清升浊降，谁不知之。所谓病人者，非有六淫之感，即为五志之伤，病之去路即在二便。以二便为浊阴之出路也，可见病人之便，浊阴中更有病气

① 磔（zhé 折）：一种分裂肢体的刑法，此处形容皮肤干裂。
② 误会：原作"会误"，据文义改。

楼隐楼医话

一一六

杂焉。再使病人饮之，以既出之病气更助以浊阴之秽气，仍令入腹，殆不欲其病之去乎。名曰轮回酒，必至病亦轮回不已。待其人入轮回而后已，不亦颠哉。况病人之尿，臭秽必甚，于平人极能败胃。若尿色清澈者，则其人非寒必虚，治宜温养，更不可令饮己尿矣。何世人竟不悟也。

山阴陆子相，少服菟丝子，凡数年所服至多，饮食倍常，气血充盛。忽因浴，去背垢者告以背肿，急视之，随视随长，赤㷉异常，盖大疽也。适四五月间，金银藤开花时，乃大取，依《良方》所载法饮之，两日至数斤，背肿消尽。以此知非独金石不可妄服，菟丝过饵亦能作疽如此，不可不戒。

石藏用，名用之，高医也。尝言今人禀赋怯薄，故案古方用药多不能愈病。非独人也，金石草木之药亦皆比古力弱，非倍用之不能取效。故藏用以喜用热药得谤，群医至为谣言，曰：藏用担头三斗火①。人或畏之。惟晁以道大喜，其说每见亲友蓄丹，无多寡，尽取食之。或不待告主人，主人惊骇，急告以不宜多服。以道大笑不顾，然亦不为害。此盖禀赋之偏，他人不可效也。晚乃以盛冬伏石上书，丹为石冷所逼，得阴毒伤寒而死。

近日乩方②盛行，往往服药而速之死，盖其为害尤烈。韩昌黎为《李于墓志铭》言：其服柳泌水银药以死，类及以药败者六人，为世诫。德清许周生驾部宗彦③效之，为《吴台卿哀

① 三斗火：比喻热性中药。
② 乩方：指通过祈禳或求神仪式获得的药方。
③ 许周生驾部宗彦：即许宗彦（1768—1818），原名庆宗，字积卿（一字固卿），号周生，德清（今浙江省德清县城关镇明星村）人。官至兵部车驾司主事，精天文、历算，著有《鉴止水斋集》二十卷。

辞》言：台卿笃信乩言，忘其体之羸。又受道士戒，百日不语。方夏暑火郁肺，乩方用附子、熟地、羌活、细辛等味，遂病血而死。彼惑于乩之术者，始犹一二好事者信之，继则朴实之士信焉，继则聪明之士亦信焉。疾病以乩为医，背阳而入阴，不啻假手于仙以毙之也，亦可哀已。

寒食散，一名五石散。《世说·言语篇》何平叔云：服五石散，非惟治病，亦觉神明开朗。刘孝标注引秦丞相《寒食散论》曰：寒食散之方，虽出汉代，而用之者寡，靡有传焉。魏尚书何晏首获神效，由是大行于世，服者相寻也。余按：五石散之名，虽未之前闻，要不越丹砂、雄黄、云母、石英、钟乳之属。此等皆精刚内蕴，符采外标。所以六朝贵胄，动云散发，蕴寒生热，辄丧厥躯。假令何晏不诛，亦终夭殁。加之孝标征引，更煽灾异。《晋书·裴秀传》：服寒食散当饮热酒而饮冷酒，泰始七年薨，时年四十八。《王戎传》：戎伪药发堕厕，得不及祸。《皇甫谧传》：服寒食药，违错节度，隆冬裸袒食冰，当暑烦懑，加之咳逆，或若温虐，或类伤寒，浮气流肿，四肢酸重。《贺循传》：服寒食散，露发袒身。《邓攸传》：夜失火烧车，遂对以弟妇散发温酒为辞。此皆药之流毒，彰于历试。

用药

缪理堂之夫人，经阻年余，腹形渐大，呕不纳谷，日仅饮藕汁一二杯，已待毙矣。延余往诊，见其弱不胜衣，喘不成语。按脉左三部细若游丝，而右关独大，知疾在厥阴而损及太阴。阅前医立案，或言气聚，或曰癥瘕，杂投辛香燥散，以至危殆。爰以甘缓之剂，一进而逆止，再进而食增。继以育阴益气，经月而胀满悉除矣。是症初，不过液枯气结，木乘中土，惟攻伐过甚，阴液日涸，遂至肝阳莫制，阳明受困。夫阳土喜柔，甘能缓急，进甘缓者治肝，即所以救胃，此一举兼备法也。

余于癸卯岁，寓查家桥曹械卿师处。有舵工子夏患疮疡，医投苦寒之品，至秋，渐至浮肿。继延幼科，更进利导，肿势日甚。病及半年，仅存一息，绝粒已数日矣。或谓余系曹氏门人，遂踵门求治。余鉴其诚，往视。肿势已甚，面目几不可辨，脉亦无从据按。因思病久必虚，且多服寒凉，脾土益衰而及于肾，肾水泛溢，三焦停滞，水渗皮肤，注于肌肉，水盈则气促而欲脱。拟急进独参汤，以助肺气。盖肺主一身气化，且有金水相生之义也。惟乡间僻壤，无从觅参，乃以仙居术一两，令浓煎，徐服。尽一器，喉间痰声觉渐退。于是叠进六君，重用参、术，甫半月而肿尽消。此证实以平淡取效，可见方不在奇，在审证用之得当耳。

学生王姓由校归家，途间偶食角黍，复感雨湿，至家即发寒倦卧。其家延医，投以羌、独、桂枝等，寒热稍解，竟至口噤不语，奄奄一息。家人惶恐，复延前医，辞不治，易医亦如之。其族兄与何蟮叟谂①，急延诊治。斯时脉微欲绝似将脱，启其口见舌短缩，叟曰："得之矣。"处方用川贝、桑叶、杭菊、桔梗、石斛、鲜菖蒲捣汁，重用竹沥，使徐徐服之。病家见方，哗然谓："病虚欲绝，补之不及，何堪寒凉？"惟其族兄力主叟方，排众议，煎而灌之。天甫明，病者呻吟，呼索尿器，尿下红稠如腐，又咳痰碗许。神已清，思食粥，继以清利调理半月而平。询其理，叟曰："观此子形瘦，素阴虚，偶尔停食感冒，轻轻疏解足矣。医者过于温散，寒祛而液劫，蕴热内炽，前积

---

① 谂（shěn 审）：通"审"。知悉。

滞腻，恶化为痰，阻塞舌根，蒙蔽清窍，是以神昏不语，非脱证也。余于灯光下，见其面色青黄中隐隐有红气，且眼神朦胧如酒醉，决为热闭。合之前药所误，及二便俱无，故毅然主之。"余谓：医者，操人生死之权，稍见危殆，即委之而去，世亦何贵乎。有医若蟆叟者，设非胸有定见，胆具热肠，谁肯于人所不治之症，冒险而轻试，被怨而不辞哉。

宋苏子瞻得服石菖蒲法，武平县官时为收采，公言："服之数日，已觉转侧甚轻，信奇药也。"《本草》载：石菖蒲，久服身轻，一名菖阳。退之①所谓訾医师以菖阳引年②，欲进其豨苓③。以余观之，《本草》所谓轻身，退之所谓引年，殆今石菖蒲。其生石碛上，祁寒盛暑，凝之以层冰，暴之以烈日，众卉枯瘁，方且郁然丛茂，是宜服之能轻身却老也。若生下湿之地，至暑则根虚，至秋则叶萎，与蒲柳同，岂足比哉。

苏子瞻云：凡人患足疾，惟威灵仙、牛膝二味为末，蜜丸空心服，必效之药也。但威灵仙难得真者，今医所用多藁本之细者耳。其验以味极苦，而色紫黑如胡黄连状，且脆而不韧，折之有细尘起，向明示之，断处有黑白晕，俗谓之有鸲鹆④眼。此数者备，然后为真，服之有奇验。肿痛拘挛，皆可已久，乃有走及奔马之效。二物当等分，或视脏气虚实，酌饮牛膝酒及熟水皆可下，独忌茶耳。

张文定尝苦脚疾，无药可疗，一日游相国寺，有卖药者，得绿豆两粒，服之遂愈。曾鲁公七十余，苦痢疾，乡人陈应之

---

① 退之：指韩愈，字退之。
② 引年：延长年寿。
③ 豨苓：即猪苓。
④ 鸲鹆（qú yù 渠愈）：鸟名，即八哥。

用水梅花腊茶，服之遂愈。

宋周临川推官，平生以体屡气弱，多服乌附、丹砂，晚年疽发背，其大如扇。医者悉归罪于丹石之毒，凡绿粉、羊血解毒之品，莫不遍试，殊不少效。或以老祝医为荐者。祝本疡医，然指下极精。诊脉已，即云："非敢求异于诸公，然此乃极阴证。在我法中，正当多服伏火朱砂及三建汤，否则非吾所知也。"诸子皆有难色，然其势已殆，姑尝试一二小料。而祝复俾作大剂，顿服。三日后，始用膏药敷贴，而丹砂、乌附稍稍减服，半月余而疮遂平。凡服三建汤二百五十服，此亦可谓奇工矣。洪景卢所载，时康祖病心痔，用《圣惠方》治腰痛，鹿茸、附子药服之而瘥。又福州郭医用茸、附医漏痔疾，皆此类也。盖痈疽皆有阴阳证，要当一决于指下。而今世外科往往不善于脉，每以私意揣度，故多失之。此不可不精察也。

小儿痘疮固是危事，然要不可杂药乱投。有老医赵宾阳曰：或多以酒面等物发之，非也；或以消毒饮、升麻汤解之，亦非也。大要在固脏气之外，任其自然耳。惟《本事方》捻金散最佳。又陈南剑刚翁云：痘疮切不可多服升麻汤，只须以四君子汤加黄芪一味为稳耳。二说皆有理，然或有变证，则不得不资于药。癸亥岁，余友陈君儿女皆发痘疮。其儿方四岁，发热七日，疮出而倒靥色黑，唇口冰冷，危证也。医生遍试诸药皆不效，陈君仓皇出走，因乞灵于神，以卜生死。道经一士门，士观其忧形于色，即叩问之，遂告以故。士曰："恰有药可起此疾，奇甚。"因为经营少许，俾带归服之。移时，即红润如常。后求其方，并不秘惜。其法用狗蝇七枚狗身上能飞者，擂碎和醅酒^①少

① 醅酒：未滤去糟的酒。

许调服。狗蝇夏月极多易得，冬日则藏于狗耳中，不可不知也。既而次女疮后余毒上攻，遂成内障，目不辨人，遍试诸药，半月不验。后得老医一方，用蛇蜕一具，净洗，焙燥。又天花粉等分，研极细末，以羊子肝破开，纳药在内，麻皮缚紧，用泔水熟煮，切食之。凡旬余而愈，真奇剂也。

喉闭之疾，极速而烈。前辈传帐带散，惟白矾一味，然亦未必尽验。辛亥岁，余友张君自福建还，沿途多此症，甚至阖家十余口一夕丧命者，道路萧然，行旅惴惴。及抵南浦，遇老医教以用鸭嘴、胆矾研细末，以酽醋调灌，归途恃以无恐，然亦未知其果效否也。后有邻人泣告曰："老妻苦喉闭，绝水谷者三日，命垂殆矣。"张君偶检得药囊中有少许，尽授之，俾如法用之。次日，来谢曰："药甫下咽，即大吐，去胶痰数升而愈。"其后凡数人，莫不立验。然胆矾难得真者，养生之家，不可不预储以救急也。

熊胆善辟尘。试之之法，以净水一碗，尘幂其上，投胆粟许，则凝尘豁然而开。以之治目障翳，极验。每以少许净水略调开，尽去筋膜尘土，入冰脑一二片，或泪痒则加生姜粉些少，时以银箸点之，绝奇。赤眼亦可用。余家二老婢，俱以此奏效。

庚戌夏，余戚许某足疡发于外臁。初甚微，其后蔓延。自秋徂①冬，不良于行。凡敷药膏药等，尝试略遍，痛痒杂作，苦不可言。一日，余适往访，以意揣度。先教以用淡齑②水涤疮口，俟干；次用《局方》驻车丸研极细末，加乳香少许，干掺之。遂如余说用之数日，果愈。盖驻车丸本治血痢滞下，而

---

① 徂（cú）：往，到。
② 齑（jī积）：捣碎的姜、蒜、韭菜等。

此疮亦由气血凝注而成。医者，意也。吾人处方治疾，倘能出人意表，尤妙。其后耳闻莫子山传治痫社禧丸，止是一味药，用有奇验，亦此意也。

古方治暑无他法，但用辛甘发散疏导心气，与水流行则无能害之矣。因记崇宁己酉岁，有仆人驰马，忽仆地气即绝，急以五苓、大顺散等灌之，皆不验。已逾时，有一医令取大蒜一握，道上热土杂研烂，以新水和之，滤去滓，刿①其齿灌之，须臾即苏，乃知药病相对有如此者。此方本徐州沛县城门，忽有板书钉其上，或传神仙欲以救人者，沈存中、王圣美皆著其说，惜余未尝亲验之。

《东坡杂记》：欧阳文忠公常得暴下病，国医不能愈。夫人云："市人有此药，三文一帖，甚效。"公曰："吾辈脏腑与市人不同，不可服。"夫人使以国医药杂进之，一服而愈。公召卖者，厚遗之，求其方，久之乃肯传。但用车前子一味为末，米饮下二钱匕。云："此药利水道而不动气，水道利则清浊分，而谷脏自止矣。"

辛亥年，昆山王斡丞乘沪宁火车，途中遇一江北人何筱元，曾在汉口行医。初谈经史杂学，颇为动听。既而谈至斡丞之脚患已五月有余，非人扶持不能行走，伊欣然诊脉，云："是虚证。"即用铅笔随书一方，计熟地、当归、枸杞、党参、黄芪各四钱，鹿角胶、菟丝子各二钱，牛膝、防己、萆薢、橘络各一钱，令服三十贴可愈，如服三年则永不复发。斡丞回家试服数贴，果觉两脚疼痛稍止，略可移步，遂安心连服三十贴，竟大效。又虑复发，断断续续又服三年，未见举发。后因事复来沪

---

① 刿（jué 绝）：剔。

上，遍觅斯人，已杳如黄鹤矣。

太子中允关杞曾提举广南西路常平仓，行部邕管，一吏人为虫所毒，举身溃烂。有一医言能治，呼使视之，曰："此为天蛇所螫，疾已深，不可为也。"乃以药敷其创，有肿起处以钳拔之，有物如蛇，凡取十余条而疾不起。又钱塘西溪尝有一田家，忽患癫，通身溃烂，号呼欲绝。西溪寺僧识之，曰："此天蛇毒耳，非癫也。"取木皮煮饮一斗许，令其恣饮。初日疾减半，两三日顿愈。验其木，乃今之秦皮也。然不知天蛇何物，或云草间黄花蜘蛛是也。人遭其螫，仍为露水所濡，乃成此疾。露涉者亦当戒也。

陈启见，字文明，祖籍排山，以医起家。顺治初，王师征两粤，贝勒某自衡阳得痢疾，过祁阳，嘱县令访名医。令举文明，投剂立愈。遂偕赴粤，月余赠五百金以归。文明遇异人传疟、痢二方，疗治如神，每岁治药盈斗，随症施与。今其后嗣犹承之。其疟方用密陀僧一块，炭火煅红，浸童便中，凡七次，研末细筛，壮年人八分，六十以上、十五以下六七分，婴儿二三分。以陈仓米煮稀粥调药，于疟将发先半时服之，立愈。其痢方用黄丹六两（飞过，晒干），黄蜡六两（煮过，去渣），杏仁二十枚，巴豆二十枚（去油，捣烂），入锅内，同煮和搅。取出为丸，梧子大，每服用三丸红痢，姜汤下；白痢，甘草汤下；红白痢，姜甘草汤下；噤口，乌梅汤下。妇女皆可服，但不得自拈，须男子手哺入口。其修合此药，宜于僻静处，焚香息虑，以五月五日制之更佳。

【彬蔚按】此方乃方书所不载，本草所未及，陈氏传之已数世矣。今偶阅《祁阳县志》得之，亟为录出，以诒知医者。

二十年前，有寓六马路之天津某甲，患伤寒重症，诸医束手，几濒于危。时余就事沪上，初读《歌诀》《内》《难》《金匮》诸书，实不谙此病之若何医治也。有医生朱志成者，精岐黄术，名振①一时。甲妇以夫病笃礼聘求治，朱应召往诊，切脉既毕，匆匆写方。适是日精神困惫，迷离恍惚间方中书柴胡三钱，一味共九份，而甲妇不识药性，救夫情急，匆促持方而去。店伙诧为奇异，询诸内掌柜，适逢渴睡正浓，朦胧答曰："此九柴胡汤也。"伙遂照方支配，妇携归，如法炮制。其夫服下，甫黎明汗透重衾，神志顿觉清醒，病势已转危为安，旋即知饥索粥矣。盖北人体强，饱受风寒，南医仅用豆豉、苏梗等味不足以达邪，朱适多用柴胡以峻表之，而百病俱从汗泄矣。由是朱益蜚声沪渎，求诊者非重金不应。时裴公浩庭为邑宰②，恶其高抬身价，以官符驱之出境。嗣闻悬壶于姑苏金阊而声望顿衰。噫！今之行医侥幸成名者，比比皆是，岂独朱某而已哉。

余于壬戌三月初二丙申日，晚饭后出外，偶一不慎，即失足跌伤，左足膝盖破损，并伤及足筋，卧床竟致屈伸不利，痛苦异常，且有寒热。翌朝，即往惠旅病院医治。宿院三天，无甚大效，至初七即返锡，扶杖而行。在家拟一洗方，将各药入罐中炖热，用布二三块绞干，覆于膝盖，并下脚骨上，乘热药气入内，冷则更换。每日二三次，行之一星期后，渐觉活动，然尚未能舒展自如也。方用威灵仙一钱半，三棱术各一钱，落得打五钱，泽佩兰各二钱，乳没药各一钱，延胡索二钱，陈艾叶三钱，宣木瓜五钱，丝瓜络二钱，川续断三钱，紫苏叶二钱。余平素气血衰弱，右手腕时觉麻木作痛，今再加气瘀交阻，法

① 振：通"震"。
② 邑宰：县邑之长，即县令。

卷四

一二五

当兼服煎方以辅助之。方用左秦艽一钱，降①香屑一钱，女贞子四钱，宣木瓜三钱，紫丹参二钱，甜冬术②三钱，生归尾二钱，广木香五分，制香附三钱，盐水炒杜竹茹一钱，丝瓜络二钱，蔻砂壳各六分，谷麦芽各三钱。以上两方均于三月二十六日所拟，调治月余，始得告痊。

毛公弼守泗州，病泄痢，久不愈。及罢官归，遂谒庞安常求医。安常诊之，曰："此丹石毒作，非痢也。"乃煮葵菜一釜，命公弼食之，且云："当有所下。"明日，安常视之，曰："毒未去。"问食几何，才进两盂。安常曰："某煮此药，升合铢两，自有制度，不尽不可。"于是再煮，强令进之，已乃洞泄，斓斑五色。常安视之，曰："此丹毒也，疾去矣。但年高人久痢，又乍去丹毒，脚当弱，不可复饵他药。"因赠牛膝酒两瓶，饮尽，遂强如初。公弼有一女，尝苦呕吐，亦就求医，安常与之药，曰："呕吐疾易愈，但此女子能不嫁，则此病不作，若有娠而呕作，不可为矣。"公弼既还家，以其女归沙溪张氏，年余而孕，果以呕疾死。世传安常医甚神，余耳闻所传如此，谅不诬矣。

沙随先生在泰兴时，有乳妪因食冷肉，心脾发痛，不可忍耐。知县钱仁老名寿之，以药与之，一服痛止，再服即无他。其药以陈茱萸五六十粒，水一大盏，煎取汁，去滓，入官局平胃散三钱，再煎热服。钱云："高宗尝以赐近臣，时有归正官校尉添差县尉后归军中，以是愈人疾甚多。"其妻弟王得中又以其药归昌国，亦多愈人疾，真奇方也。

---

① 降：原作"桻"，形近之误。
② 甜冬术：为立冬季节时采挖的白术，因味甘，故名甜冬术。

正谬

越人饮上池水，即所谓半天河水也，雨也。李氏必以树穴中之水当之，误矣此误始于陶贞白《别录》。

《宋史》吕夏卿得奇疾，身体渐缩，卒时才如小儿。他书亦有载此症者，揆之以理，其人必平时多饵丹石热药，以致消缩。而窦材所著《扁鹊心书》，专尚丹石，欺世盗名，云此症宜服丹附，最属不经。

古书医字下截作巫，然余观之，有下截作酉者，又是何说？《吕氏春秋》言巫彭作医，为巫医之证。《不知物原篇》云：轩辕臣巫彭，始制丸药；伊尹创煎药，秦和始为药方。即此数语，足见巫彭之非巫医矣。况人而无恒，不可以作巫医一语记者，与孔子疾、颜渊死同书于《鲁论》下篇，意其时夫子深恶以巫作医，误人不浅，故发此叹。解作以巫为医，是作者见识独超处，不然黄帝、岐伯、巫彭、雷公、伊尹皆圣君贤相，利济万世，传心法于后人，夫子似不宜轻之，若是以巫并，例也。若谓春秋时代皆巫医之医，无医药之医，则失之矣。

近人唐容川谓：三焦即人身之网油。且曰：焦，即膲字，引曾见日本《内经》作膲字为证。按《广韵》膲下，亦云：通作焦。又《外台秘要·妇人门》引《千金方》云：少阳内输三膲。然则焦即膲字已有明证，不必牵引日本《内经》之膲字，转涉不确也。

坊刻《中藏经》，上虞徐舜山校之，而舛误脱落仍多，以孙星衍平津馆刊本校之，补正颇多。惟孙本亦有较坊本反误者，由渊如不明医理故也。

仲景《伤寒论》中言脉者，一百八十余事，但举寸关尺言关者，但数处，无一字及左右。以仲圣之辨证精微，岂于脉而独略。可知分左右者，王叔和之臆说，而汉时尚未有此误也《阳明篇》有阳明脉，《少阳篇》有少阳脉，此当指两部动脉。《素问·脉要精微论》中载左右分诊之法，其文在篇首问目已完之后，与下文气不贯，疑为后人羼入①。

《灵枢·热病》篇"苛鼻轸"②，马元台③注谓：身体苛重，案内则疾痛苛痒。郑注：苛，疥也。此"苛"当作"疥"解，与下"轸"同疹对，惟"苛"字上或有脱文。

李子田曰：《后汉书》"董宣强项"，字出《素问》。岐伯曰：诸颈项强，皆属于湿。余④按：博闻强记与强项之"强"，皆去声，今人读作平声，误。

世俗谓妊七月而生，生而寿考⑤；妊八月而生，生而难育。余谓不然。按《会稽先贤传》阚泽在母胞八月，叱声震外，其生而得育，已可概见。他如《魏略》，黄牛羌种，妊六月生。《晋书》苟氏，孕十二月生苻坚；呼延氏，十三月生刘渊；张夫人，十五月生刘聪。《帝王世纪》庆都，孕十四月生尧。《汉书》钩弋夫人，怀昭帝十四月生。《搜神记》附宝，孕二十月生黄帝。《嵩高山记》，阳翟有妇人，妊身三十月乃生子。《异苑》，太康温磬母，怀身三年，然后生。《外国图》，长人国，妊六年乃生，生而白首。《括地国图》，大人国，其人民孕三十六年而生。《濑乡记》，老子托于李母胞中七十二年。《神仙

---

① 羼（chàn 颤）入：谓掺杂混入。
② 苛鼻轸：《灵枢·热病》作"苛轸鼻"。
③ 马元台：即马莳，字仲化，又字元台，浙江绍兴人，明代著名医家。
④ 余：即清代学者周亮工。本段辑自周氏所著《书影》。
⑤ 寿考：指年高，长寿。

传》，老子母怀之七十岁乃生。此皆载之典籍，班班可考，又何难育之有哉。

余尝披阅简册所载，舛误不可究诘，试举其谬误之点，以资考证。肺五叶而以为六叶；肝五叶而以为七叶；肺居左而以为居右；肝居右而以为居左；脾居左而以为居右；心四房而以为有七孔；膀胱上通尿管而以为无上口至膵①，与精囊则并其名而不知。《黄帝素问》有曰：八尺之士，皮肉在此，外可度量切循而得之，死可解剖而视之。其脏之坚脆，腑之大小，壳之多少，脉之长短，血之清浊，气之多少，皆有大数。吾国之有解剖学，实滥觞于此。厥后，商纣剖比干以观心，王莽屠王孙庆以量脏，然举世非之。至于扁鹊之隔垣能洞人脏腑，元化之裸人于日中而见其脏腑，自谓异人传授，实则扁鹊、元化有解剖之手段，无解剖之实习，不敢宣世，乃讬诸神目。《太平广记》有曰，永徽中有僧，病噎不食数年，临终告其弟子曰："吾气绝矣，便可开吾胸喉，视有何物。"弟子依言开视，得有一物，形似鱼而有两头，遍体悉是肉鳞。按此观之，则商纣、王莽等之举，可谓之借观解剖学；扁鹊、元化之举，可谓虚形解剖学；寺僧弟子之举，可谓之病理解剖学。洎乎王勋臣生千载之下，致疑于古人，慨然欲观人身脏腑，而当时目为狂生，故吾国解剖自古无称，不能讳也。

医生切脉借以侦探病情，然往往以寸关尺三部强配脏腑。谓按寸可知心肺之病，按关可知肝脾之病，按尺可知肾部之病。不知一脉仅可验周身之病，强分脉为数部，谓某部之脉可决某脏之病，余恐未必近理。

---

① 膵（cuì 翠）：即胰脏。

《周官·天官》：疾医，参之以九脏之动。注云：正脏五，又有胃、膀胱、大肠、小肠。疏云：胆、三焦非正腑，不在九脏之数。熊氏朋来[①]《经说》云：膀胱即小肠也，当是合胃、胆、大小肠为九。余按：《外传·郑语》建九纪以立纯德。韦注：九纪，九脏也。正脏五，又有胃、膀胱、肠、胆也。合大小肠为一脏，而以胆当其一说，较胜郑。熊氏不据此而造臆说，谓膀胱即小肠，而不知膀胱不与小肠相属也。

《外台》引《素问》逸文：赤疹者，搔之重沓陇起。及《病源》赤疹、白疹两候，即今所谓风斑也。《金匮》：阳毒面赤，斑斑如锦纹。及《病源》《千金》《外台》斑疮，即今所谓㾦子也。凡宋以前医书，皆如此分别，于字义甚协。疹者，㾦也，必皮肤有所变，疹浮起，方合㾦称。观《病源》屡言轸轸起，合之《素问》陇起之句自见。斑者，点也。必有点子，方合斑称。观《病源》斑烂云云自见。近世不正其名，遂至互讹其说。今则竟以疹为斑，以斑为疹，相沿既久。苟或正之，则反遭哗笑，以为大谬。然兹二病虽皆有毒，而疹由于风，不由于温；斑由于温，而前受之邪，未必皆风。病因久暂既殊，治法轻重亦异，古人各有主方，不可混施。不审乎此，无惑乎谓古方不可治今病矣。《论语》曰：必也正名乎，凡事皆然。

《医林改错》一书系直隶王勋臣先生纂辑，以经文所载之脏腑图说，内容体积形式，能力证诸实验。每多不合，因著有改正脏腑图说二十四条，苦心孤诣期为后学之准绳。奈我华医夙无剖解之学。其时海禁初开，英医合信氏方始至申，西法医

① 熊氏朋来：即熊朋来，字与可，豫章丰城县（今江西丰城市）人。南宋咸淳甲戌（1274）年进士，著名经学家和音乐家。

术无敢尝试，如《全体阐微》等尚无华文译本。得由先生发四十年不传之秘，言人之所不能言，由是数十年来，后人无敢或疵。然证诸新理，剖解仍多舛误之处。如所改脾经之图，虽较经文为晰，当试以体学实验研究之，觉似是而实非。余按：脾之长短，与胃相入，于脾中间一管，即是珑管。又脾形如竖掌，惟另有甜肉筋一条，长约五寸，横贴胃后，如犬舌形，头大向右，尾小向左，正中有一汁液管，斜入小肠上口，即幽门之傍，所生之汁如口津水云。如谓余言未可征信，可以西医全体新论证之。

唐时方言，以"稍可"为"校"。薛能《黄蜀葵》诗，"记得玉人春病校"，是也。王焘《外台秘要》"疗痢稍较"，"较"即"校"字。程衍道①注非。

《太素脉法》昉②于医和。至宋时有僧智缘，与王珪、王安石同时察脉，知人贵贱，休咎其说，遂大行于世。俗言传自崆峒樵者，非也。

《易通卦验》：人手阳明脉盛，多病头肿嗌喉脾。注云：喉脾字误也，当为喉痹。喉病为痹，余案《春秋考异邮》③，痹在喉，寿命凶。

三焦者，水谷道路，气所终始也。上焦在心之下，胃口之上，所谓膻中也。中焦在胃中脘，下焦在脐下一寸。然此又非手少阳之三焦也。手少阳之三焦，人莫能指其定处。诸医家或分上、中、下三俞为三焦以敷衍之，然六阳经络皆为六腑之所

---

① 程衍道：字敬通，安徽歙县人。明末清初医家，曾校勘重刻《外台秘要》四十卷。
② 昉：谓起始。
③ 春秋考异邮：汉代无名氏撰，谶纬类典籍，《春秋纬》十四种之一。

系，故命为阳，未可统指背俞，谩无定所。盖三焦，男子藏精之处，为肾脏之外腑。肾赋形有二，故膀胱、三焦分为其腑，即命门之关键也。或有被磔①形者，见其膀胱后别有白膜包裹精液，此即三焦之谓也。世之盲医不察而妄相指拟，致使十二经之名殊缺其一，亦古今行医者之所宜晓也。

人与物皆有胰，医书未有及之者。王勋臣亲验脏腑，亦未论及。西士名曰甜肉，言其味甜而不言其功用，反以胃中化物之功归诸胆汁，此言未可尽信者。又云西国曾验一人，见饮食入胃，胃出甜汁以化之。此即万物归土之义，正胰之功用也。余谓胰主运化食物，正与西士所验相合。若果系胆汁入胃，则汁应苦矣。此亦西士疏漏之一端也。

华佗②固神医也，然范晔、陈寿记其治疾，皆言：若发结于内，针药所不能及者，乃先令以酒服麻沸散，既醉无所觉，因刳割破腹背，抽割积聚；若在肠胃，则断裂湔洗，除去疾秽。既缝合，敷以神膏，四五日瘥，不痛，一月之间即平复。此决无之理。人之所以为人者，以形而形；之所以生者，以气也。佗之药能使人醉无所觉，可以受其刳割，与能完养，使毁者复合，则吾所不能知。然腹背、肠胃，既已破裂断坏，则气何由舍。安有如是而复生者乎？审佗能此，则凡受支解之刑者，皆可使生，王者之刑，亦无所复施矣。太史公《扁鹊传》记虢庶子之论，以为治病不以汤醴酒液洒，镵石挢引，而割皮解肌，抉脉结筋，湔洗肠胃，漱涤五脏者，言古俞跗有是术耳，非谓扁鹊能之也，而世遂以附会于佗。凡人寿夭死生，岂一医工所

---

① 磔（zhé 哲）：古代一种酷刑，把肢体分裂。
② 佗：原作"陀"，形近之误。下同。

能增损。不幸疾未必死，而为庸医所杀者，或有之矣。未有不可为之疾，而医可活也。方书之设，本以备可治之疾，使无至于伤人而已。扁鹊亦自言越人非能生死人也，此当生者，越人能起之耳。故人与其因循疾病，而受欺于庸医好奇验之害，不若稍知治身摄生，于安乐无事之时，以自养其天年也。

《癸辛杂识》云：《和剂局方》乃精集诸家名方，至提领以从官内臣参校，可谓精矣，然差舛亦不少。且以牛黄清心丸一方言之。凡用药二十九味，寒热讹杂，殊不可晓。余谓此方止是前八味至蒲黄而止，自干山药以后凡二十一味，乃补虚门①中山芋丸，当时误写在此方之后，因循不曾改正。据此知古方传流亦不可恃甚矣，医之难言也。

《曲礼》云：医不三世，不服其药。大抵皆沿俗解，以父子相承三世为言。窃记少时读《注疏》，似不如此。古之医师，必通于三世之书。所谓三世者，一曰《黄帝针灸》，二曰《神农本草》，三曰《素问脉诀》。《脉诀》可以察证，《本草》所以辨药，《针灸》所以去疾，非是三者，不可以言医。旧注甚明。若必云三世相承，然后可服其药，将祖、父二世行医，终无服其药者矣。且历考古近名医，并未闻有三世相承者，知俗解之不可据也。

咽与喉非一物。《韵会》引《医经》云：咽者咽水，喉者候气。《说文》：咽，嗌也；喉，咽也。混咽、喉为一，非是。《诗·大雅》：出纳王命，王之喉舌。喉舌主出言，可证其为气管，与咽水谷之咽嗌大异。《谷梁传》：嗌不容粒。注：嗌，喉也。亦误。

《本草经疏》云：牛食百草，其精华凝结成黄，犹人之有内

---

① 门：原作"名"，据《癸辛杂识》改。

丹。故能散火消痰解毒，为世神物。或云牛病乃生黄者，非也。

古方每于末一味注各等分，今人误认为一样分量。余意各者，各别也。用药如用兵，将佐偏神，各有效用。等者，类也，分类得宜，则为节制之师，不致越伍为哗也。分者，大小不齐，各有名分也。盖等字须与上各等连读，其为各样分两，意自显然。

《伤寒论》有噫气不除句，今人以噫字读作依字。因《四书》注：噫，心不平声也。但此噫气由中气不和，胃气上逆，与心不平声义不合。考《字典》音于介切，应读隘字之去声为是。又《脉诀》濡脉句，注云：如烂棉相似。今人读作如是者居多，然非濡滞之义。考《字典》濡有而、囚、如、柔、软五音。《庄子》有濡弱谦下为表句，与软字之义颇合，则此濡字，宜读软音。又痹者，闭而不通之谓也。《字典》兵糜切，音秘，今人多念作避字，声者非。

《居易录》云：《史记占毕》① 一条云医家，二扁鹊，一黄帝时人，一战国时人；二雷公，一黄帝时人，一赵宋时人。战国秦越人，明洞医道，世以其与黄帝时扁鹊类，因以为号，今所传《难经》乃秦越人作，非扁鹊也。宋雷敩撰《炮炙》三卷，人多不知其名。因《素问》有雷公为黄帝弟子，遂以《炮炙》为雷公撰，非也。《隋志》有《雷公注神农本草》四卷，《汉志》有《秦始皇帝扁鹊俞跗方》三十卷，皆做托耳，业医者不可不知。

《汉志》无《神农本草》乎。帝纪诏天下举知方术本草者，本草之名始见于此。《梁录》载《神农本草经》三卷，《隋志》

---

① 史记占毕：疑为《史书占毕》之误，作者为明代学者胡应麟。

因之书中有后汉郡县人名，疑是东汉人作也。其后时代日增，今并杂为一，不可致诘矣。《书目提要》谓书中所称久服轻身延年之类，率方士之说，不足尽信。徐大椿谓：药之治病有可解者，有不可解者。《陔余丛考》曰：医家本草，历代所增，各自为书，今合而为一，非古本也。《唐书·方伎传》云：班固《汉书》惟载《黄帝内外经》，而无《本草》，至齐《七录》始有之。世谓神农尝药时，尚无文字以识相付，至桐雷乃载之篇册。然所载郡县多汉时地名，疑张仲景、华佗等窜记其语也。是《本草》原书乃始于后汉，至唐初尚有其本。《方伎传》又云《别录》者，魏晋以来，吴普、华当之所记。其言华叶形色，佐使相须，附经为说，故陶弘①景合而录之，谓之《别录》。是弘景所辑者，名曰《别录》也。于志宁、李绩等条《本草》并图各五十四篇，谓弘景以《神农经》及诸家《别录》注之：江南偏方，不能周知药石，其谬误至四百余种。今考正之，又增后世所用百余物。太宗曰：《本草》《别录》，何为而二？是志宁等所修《本草》与《别录》尚分为二书也。陈藏器所著，即又名《本草拾遗》，谓人肉能治羸疾，故民间有割股之事。今《本草》内有人肉，是藏器所增也。宋以后则合诸书并为一部，而总名之曰《本草》。明李时珍又著《本草纲目》一书，益详备矣。余按：时珍传医家《本草》，自神农所传，止三百六十五种，陶弘景所增亦如之。唐苏恭增一百一十四种，宋刘翰又增一百二十种，至张禹锡、唐慎微辈，先后增补合一千五百五十八种，至时珍著《本草纲目》，又增三百七十四种。

---

① 弘：原作“宏”，据文义改。下同。

卷　五

药议

汉药之发现于亚东四千余年矣。神农尝百草以疗民病，为汉药发现时代。至汉《平帝纪》始见本草，历后汉、魏吴，以迄宋元，于是有《本经》《别录》《藏器拾遗》等若干家接踵而起，是为汉药进步时代。至明季，李濒湖《本草纲目》收罗至二千余种，辨其性质，详其功用，是为汉药极盛时代。有清以降，合信氏之《西华略释》①，赵静涵之《西药大成》，间有论及汉药者，是为汉药之英美学说输入时代。

段成式《酉阳杂俎》记事多诞，其间叙草木异物，尤多谬妄，率记异国所出，欲无根柢。如云"一本五香：根旃檀，节沉香，花鸡舌，叶藿香②，胶薰陆"，此尤谬。旃檀与沉香，两木原异。鸡舌即今丁香耳，今药品中所用者亦非。藿香自是草叶，南方至多。薰陆小木而大叶，海南亦有薰陆，乃其胶也，今谓之乳头香。五物迥殊，原非同类。

古方言：云母粗服，则着人肝肺不可去。如枇杷、狗脊毛不可食，皆云"射入肝肺"。世俗似此之论甚多，皆谬说也。又言"人有水喉、气喉"者，亦谬说也。世传《欧希范真五脏

---

① 西华略释：经考，合信氏著作中仅有《西医略论》，未见有《西华略释》；另嘉约翰著有《西药略释》一书。根据文义，疑此处所指为《西药略释》。

② 香：原无，据文义补。

图》亦画三喉，盖当时验之不审耳。水与食同咽，岂能就口①中遂分入二喉？人但有咽、有喉二者而已。咽则纳饮食，喉则通气。咽则下入胃脘，次入胃，又次入肠，又次入大小肠；喉则下通五脏，出入息。五脏之含气呼吸，正如治家之鼓鞴②。人之饮食药饵，但自咽入肠胃，何尝能至五脏？凡人之肌骨、五脏、肠胃虽各别，其食肠之物，英精之气味皆能洞达，但滓秽即入二肠。凡人饮食及服药既入肠，为真气所蒸，英精之气味，以至金石之精者，如细研硫黄、朱砂、乳石之类，凡能飞走融结者，皆随真气洞达肌骨，犹如天地之气，贯穿金石土木，曾无留碍。自余顽石草木，则但气味洞达耳。及其势尽，则滓秽传入大肠，润湿渗入小肠，此皆败物，不复能变化，惟当退泄耳。凡所谓某物入肝、某物入肾之类，但气味到彼耳，凡质岂能至彼者？此医不可不知也。

余阅《灵苑方》，论鸡舌香以为丁香母，盖出陈氏《拾遗》。今细考之，尚未然。按《齐氏要术》云："鸡舌香，世以其似丁子，故一名丁子香。"即今丁香是也。《日华子》云："鸡舌香，治口气。"所以三省故事，郎官日含鸡舌香，欲其奏事对答，其气芬芳。此正谓丁香治口气，至今方书为然。又古方五香连翘汤用鸡舌香，《千金》五香连翘汤无鸡舌香却有丁香，此最明验。《新补本草》又出丁香一条，盖未曾深考也。今世所用鸡舌香，乳香中得之，大如山茱萸，剖开，中如柿核，略无气味，以治疾，殊极乖谬。

旧说用药有"一君、二臣、三佐、五使"之说，其意以为药

① 口：原无，据《梦溪笔谈》卷二十六补。
② 鞴（bài 败）：皮鼓风囊，俗称风箱。

虽众，主病者专在一物，其他则节级相为用，大略相统制，如此为宜，不必尽然也。所谓君者，主此一方者，固无定物也。《药性论》乃以众药之和厚者定以为君，其次为臣、为佐，有毒者多为使，此谬说也。设若欲攻坚积，如巴豆辈，岂得不为君哉。

金樱子止遗泄，取其温且涩也。世之用金樱者，待其红熟时，取汁熬膏用之，大误也。红则味甘，熬膏则全无涩味，都失本性。今当取半黄时采，干，捣末用之。

汤、散、丸各有所宜。古方用汤最多，用丸、散者殊少。煮散古方无用者，惟近世人为之。大体欲达五脏四肢者莫如汤，欲留膈胃中者莫如散，久而后散者莫如丸。又无毒者宜汤，小毒者宜散，大毒者须用丸。又欲速者用汤，稍缓者用散，甚缓者用丸。此其大概也。近世用汤者全少，应汤皆用煮散。大率汤剂气势完壮，力与丸、散倍蓰。煮散者一啜不过三五钱，极矣，比功较力，岂敌汤势？然汤既力大，则不宜有失消息，用之全在良工，难可定论拘也。

古法采草药，多用二月、八月，此殊未当。但二月草已萌，八月苗未枯，采掇者易辨识耳，在药则未为良时。大率用根者，若有宿根，须取无茎叶时采，则津泽皆归其根。欲验之，但取芦菔、地黄辈观，无苗时采，则实而沉；有苗时采，则虚而浮。其无宿根者，即候苗成而未有花时采，则根生已足而又未衰。如今之紫草，未花时采，则根色鲜泽；过而采，则根色黯恶，此其效也。用叶者取叶初长足时，用芽者自从本说，用花者取花初敷时，用实者成实时采，皆不可限以时月。缘土气有早晚，天时有愆伏①。如平地三月花者，深山中则四月花。白乐天

---

① 愆（qiān 迁）伏：气候异常。

《游大林寺》诗云："人间四月芳菲尽，山寺桃花始盛开。"盖常理也，此地势高下之不同也。如筀竹笋，有二月生者，有四月生者，有五月方生者，谓之晚筀；稻有七月熟者，有八九月熟者，有十月熟者，谓之晚稻。一物同一畦之间，自有早晚，此性之不同也。岭峤①微草，凌冬不凋，并汾②乔木，望秋先陨。诸越③则桃李冬实，朔漠④则桃李夏荣，此地气之不同。一亩之稼，则粪溉者先牙⑤；一丘之禾，则后种者晚实，岂可一切拘以定月哉。

《本草注》："橘皮味苦，柚皮味甘。"此误也。柚皮极苦，不可向口，皮甘者乃橙耳。

按《月令》："冬至麋角解，夏至鹿角解。"阴阳相反如此。今人用麋、鹿茸作一种，殆疏也。又有刺麋、鹿血以代茸，云"茸亦血耳"，此大误也。窃详古人之意，凡含血之物，肉差易长，其次筋难长，最后骨难长。故人自胚胎至成人，二十年骨髓方坚。惟麋角自生至坚，无两月之久，大者乃重二十余斤，其坚如石，计一昼夜须生数两。凡骨之顿成长，神速无甚于此。虽草木至易生者，亦无能及之。此骨之至强者，所以能补骨血，坚阳道，强精髓也。岂可与凡血为比哉？麋茸利补阳，鹿茸利补阴。凡用茸，无乐太嫩。世谓之"茄子茸"，但珍其难得耳。其实少力，坚者又太老。惟长数寸，破之，肌如朽木，茸端如

① 岭峤（qiáo乔）：五岭地区。
② 并汾：并州、汾河。
③ 诸越：春秋时越国。后指今浙江绍兴一带。
④ 朔漠：指北方沙漠地带。
⑤ 牙：通"芽"。

玛瑙、红玉者，最善。又北方戎狄中有麕、麖①、麈②。驼麈极大而色苍，麂③黄而无斑，亦鹿之类_{角大而有文④，莹莹如玉，其茸}_{亦可用。}

“淡竹”对“苦竹”为文。除苦竹外，悉谓之淡竹，不应别有一品谓之淡竹。后人不晓，于《本草》内别疏淡竹为一物。今南人食笋，有苦笋、淡笋两色，淡笋即淡竹也。

山豆根，味极苦。《本草》言味甘者，大误也。

赤箭，即今之天麻也。后人既误出“天麻”一条，遂指赤箭别为一物。既无此物，不得已又取天麻苗为之，不然。《本草》明称“采根阴干”，安得以苗为之？草药上品除五芝之外，赤箭为第一，此神仙补理养生上药。世人惑于天麻之说，遂止用以治风，良可惜哉。以谓其茎如箭，既言赤箭，疑当用茎，此尤不然。至如鸢尾、牛膝之类，皆谓茎叶有所似，则用根耳，何足疑哉。

今之苏合香如坚木，赤色。又有苏合油，如黐⑤胶，今多用此为苏合香。按刘梦得《传信方》用苏合香云：“皮薄，子如金色，按之即小，放之即起，良久不定如虫，勋烈者佳也。”如此则全非今所用者，更当精考之。

蒿之类至多。如青蒿一类，自有两种，有黄色者，有青色者。《本草》谓之青蒿，亦恐有别也。陕西绥银之间有青蒿，在蒿丛之间，时有一两株，迥然青色。土人谓之香蒿，茎叶与常

---

① 麖（jīng 京）：水鹿。又称马鹿、黑鹿。
② 麈（zhǔ 主）：驼鹿。
③ 麂（jǐ 脊）：鹿科动物，形体似麝，雄的生短角。
④ 文：通“纹”。
⑤ 黐（lí 离）：粘。

蒿悉同，但常蒿色绿，而此蒿色青翠，一如松桧之色。至深秋，余蒿并黄，此蒿独青，气稍芬芳。恐古人所用，以此为胜。

汀州地多香茸，闽人呼为香莸①。《左传》云："一薰一莸，十年尚有臭。"杜预注："莸，臭②草也。"《汉书》："薰以香自烧。"颜籀③曰："薰，香草也。"左氏以薰对莸，是不得为香草。今香茸，自甲拆④至花时，投殽俎⑤中，馥然，谓之臭草可乎？按《本草》："香薷，薷音气，味辛。"注云："家家有之，主霍乱。"今医家用香茸，正疗此疾，味亦辛。但淮南为香茸，闽中呼为香莸，此非当以《本草》为证。

昔人患冷疾，用金石药与土相和为末。医者因论附子、茯苓之性。余曰：附子不可常饵。是二药正如君子小人之性，所养弥久，则所存弥厚。如岁寒之松柏，根节、叶实、膏脂皆能却老轻身，其精气灵液入于地中，千岁为茯苓，又千岁为琥珀，又千岁为瑿⑥，状如黑玉。小人反是，积小恶以至大害，如乌头，其锐而修者为天雄，而两歧者为乌喙，歧而八角，老者为附子，八角又别名侧子。数者其名异而一种，大抵愈久而愈毒。至于发为苗干尚能杀人，堇是也堇草，名即乌头。见《尔雅注》。

药有用根，或用茎叶，虽是一物，性或不同。苟未深达其理，未可妄用。如仙灵脾，《本草》用叶，南人却用根。赤箭，

---

① 莸（yóu 犹）：一种有臭味的草。

② 臭：原作"香"，据《左传·僖公四年》杜预原注改。

③ 颜籀（zhòu 宙）：即颜师古，名籀，字师古，雍州万年（今陕西省西安市）人，经学家、训诂学家、历史学家。

④ 甲拆：亦作"甲坼"，谓草木发芽时种子外皮裂开。

⑤ 殽俎（yáo zǔ 摇组）：盛菜的器具。殽，煮熟的鱼肉类食物。俎，古代祭祀时盛肉的器物。

⑥ 瑿（yī 医）：黑色的美石。

《本草》用根，今人反用苗。如此，未知性果同否？如古人远志用根，则其苗谓之小草；泽漆之根，乃是大戟；马兜铃之根，乃是独行。其主疗各别。推此而言，其根、苗盖有不可通者。如巴豆能利人，惟其壳能止之；甜瓜蒂能吐人，惟其肉能解之；坐拿草能懵人，食其心则醒；楝根皮泻人，枝皮则吐人；邕州①所贡蓝药，即蓝蛇之首，能杀人，蓝蛇之尾能解药；鸟兽之肉皆补血，其毛角鳞鬣②皆破血；鹰鹯③食鸟兽之肉，虽筋骨皆化，而独不能化毛。如此之类甚多，悉是一物，而性理相反如此。山茱萸能补骨髓者，取其核温涩，能秘精气，精气不泄，乃所以补骨髓。今人或削取肉用而弃其核，大非古人之意，如此皆近穿凿。若用《本草》中主疗，只当依本说。或别有主疗，改用根、茎者，自从别方。

零陵香，本名蕙，古之兰蕙是也。又名薰。《左传》曰："一薰一莸，十年尚犹有臭。"即此草也。唐人谓之铃铃香，亦谓之铃子香，谓花倒悬枝间，如小铃也。至今京师人买零陵香，须择有零子者。铃子，乃其花也。此本鄙语，文士以湖南零陵郡，遂附会名之。后人又收入《本草》，殊不知《本草正经》自有薰草条，又名蕙草，注释甚明。南方处处有，《本草》附会其名，言出零陵郡，亦非也。

六朝以前医方，惟有枳实，无枳壳，故《本草》亦只有枳实。后人用枳之小嫩者为枳实，大者为枳壳，主疗各有所宜，遂别出枳壳一条，以附枳实之后。然两条主疗亦相出入。古人言枳实者，便是枳壳，《本草》中枳实主疗，便是枳壳主疗；后

---

① 邕州：南宁古称。
② 鬣（liè 列）：某些兽类（如马、狮子等）颈上的长毛。
③ 鹯（zhān 沾）：猛禽名。似鹞鹰，以鸠、鸽、燕、雀为食。

人既别出枳壳条，便合于枳实条内摘出枳壳主疗，别为一条。旧条内只合留枳实主疗，后人以《神农本经》不敢摘破，不免两条相犯，互有出入。余按：《神农本经》枳实条内称"主大风在皮肤中，如麻豆苦痒，除寒热结，止痢，长肌肉，利五脏，益气轻身，安胃气，止溏泄，明目"，尽是枳壳之功，皆当摘入枳壳条。后来别见主疗，如通利关节，劳气，咳嗽，背膊闷倦，散瘤结，胸胁痰滞，逐水，消胀满，大肠风，止痛之类，皆附益之，只为枳壳条。旧枳实条内称"除胸胁痰癖，逐停水，破结实，消胀满、心下急、痞痛、逆气"，皆是枳实之功，宜存于本条，别有主疗，亦附益之可也。如此，二条始分，各见所主，不至甚相乱。

地菘，即天名精也。世人既不识天名精，又妄认地菘为火𦿗，《本草》又出鹤虱一条，都成纷乱。余按：地菘即天名精，盖其叶似菘，又似名精名精即蔓精也，故有二名。鹤虱即其实也。世间有单服火𦿗法，乃是服地菘耳，不当用火𦿗火𦿗，《本草》名稀𦿗，即是猪膏苗，后人不识，亦重复出之。

栾有二种。树生，其实可作数珠者，谓之木栾，即《本草》栾花是也；丛生，可为杖棰者，谓之牡栾，又名黄荆，即《本草》牡荆是也。此两种之外，唐人《补本草》① 又有栾荆一条，遂与二栾相乱。栾花出《神农正经》，牡荆见于《前汉·郊祀志》，从来甚久。栾荆特出唐人新附，自是一物，非古人所谓栾荆也。

杜若，即今之高良姜，后人不识，又别出高良姜条。如赤

---

① 补本草：当指唐代陈藏器《本草拾遗》。宋代韩彦直《橘录》云："陈藏器《补本草》谓，橘之类有朱橘、乳橘、塌橘、山橘、黄淡子。"

箭再出天麻条，天名精再出地菘条，灯笼草再出苦耽条，如此之类极多。或因主疗不同。盖古人所书主疗，皆多未尽，后人用久，渐见其功，主疗浸广，诸药例皆如此，岂独杜若也。后人又取高良姜中小者为杜若，正如用天麻、芦头为赤箭也。又有用北地山姜为杜若者。杜若，古人以为香草。北地山姜，何尝有香？高良姜花成穗，芳华可爱。土人用盐梅汁淹①以为菹②，南人亦谓之山姜花，又曰豆蔻花。《本草图经》云："杜若苗，似山姜，花黄赤，子赤色，大如棘子，中似豆蔻，出峡山、岭南北。"正是高良姜，其子乃红蔻也。骚人比之兰芷，然药品中名实错乱者至多，人人自主一说，亦莫能坚决。不患多记，以广异同。

钩吻，《本草》一名野葛，主疗甚多。注释者多端，或云可入药用，或云有大毒，食之杀人。余尝闻诸闽友云，土人以野葛毒人及自杀，或误食者，但半叶许，入口即死。以流水服之，毒尤速，往往投杯已卒矣。经官司勘鞫③者极多，灼然如此。余又闻闽友曾完取一株观之，其草蔓生，如葛；其藤色赤，节粗，似鹤膝；叶圆，有尖，如杏叶，而光厚似柿叶，三叶为一枝，如绿豆之类，叶生节间，皆相对；花黄细，戢戢然④一如茴香花，生于节叶之间。《酉阳杂俎》言"花似栀子，稍大"，谬说也。根皮亦赤，闽人呼为吻莽，亦谓之野葛；岭南人谓之胡蔓，俗谓断肠草。此草人间至毒之物，不入药用，恐《本草》所出，别是一物，非此钩吻也。余见《千金》《外台》药方中

---

① 淹：通"腌"。
② 菹（zū 租）：酸菜，腌菜。
③ 鞫（jū 居）：审问。
④ 戢（jí 及）戢然：密集貌。

时有用野葛者，特宜仔细，不可取其名而误用。正如侯夷鱼①
与鲀鱼②同谓之河豚，不可不审也。

世传化州橘红，乃仙人罗辨种于石龙腹上，共九株，各相
去数武，以近龙井略偏一株为最。井在州署大堂左廊③下，龙
口相近者次之，城内又次之，城外则臭味迥殊矣。广西江树玉
著《橘红辨》，谓橘小皮薄，柚大皮厚，橘熟由青转黄，柚熟透
才转黄。余友陈君闲尝坐卧树下，细验其枝叶香味，明明柚也，
而混呼之曰橘，且饰其皮曰红，实好奇之过云。

《图经》《本草》，人家最不可缺。医者处方，则便可知药
性；饮食果菜，则便可知避忌。然其间有常用之药，而载以异
名，卒难寻究。鄱郡官书，有《本草异名》一篇，尽取诸药他
名登载，似觉繁冗。今摘常用者书于此，以备博知。荆芥曰
"假苏"；香附子曰"莎草根"；金铃子曰"练实"；诃子曰"诃
黎勒"，花谢欲结子，为风吹堕者曰"随风子"，嘉禾散所用者
是也，今医家只以"紧实小诃子"代之；山药曰"薯蓣"，一
名"玉延"，简斋尝作《玉延赋》；苍耳曰"菓耳实④"；马蔺
花曰"蠡实"；仙灵脾曰"淫羊藿"；牛蒡子曰"恶实"；茴香
曰"蘹香子⑤"；破故纸曰"补骨脂"；乳香曰"薰陆香"；柏
子仁曰"柏实"；凌霄花曰"紫葳"；余甘子曰"巷摩勒"；菱
角曰"芰⑥"；萝卜曰"莱菔"。以上药名间亦有医者所未尽知。

吾国本草每以药根之在土中者，上段则上升，下段则下降。

---

① 侯夷鱼：又称胡夷鱼，河豚的异名。
② 鲀（huī 灰）鱼：即蒲鱼。
③ 廊：原作"廓"，据《两般秋雨庵随笔》及文义改。
④ 菓（xǐ 洗）实：即苍耳子。
⑤ 蘹（huái 怀）香子：即茴香。
⑥ 芰（jì 继）：菱角的古称。

药之为枝者达四肢，为皮者达皮肤，为心、为干者内行脏腑。轻者上入心肺，重者下入肝肾。中空者发表，内实者攻里。枯燥者入气分，润泽者入血气。殊不知药品本有其固有之性，不能以草木之部分轻重色泽，以与人身之部分内外气血强配合也。

吾国药品可以仿造西药者甚伙，如熟地内含铁质，可以制补血药；莱菔内含奇阿斯泰材①，可以制健胃药；麻黄含基类盐，可提其精制利尿药；柳枝功能沉降体温，可合酸类制解热药；扁桃杏仁含有青酸②，可以制祛痰镇咳药；百部内含盐基，可以制解呼吸困难咳嗽药；缬草含挥发油及缬草酸，可以制镇痉挛；斑蝥内含羯答利斯③，可以代芫青；芦荟内含阿过茵④，巴豆内含巴豆油及利其之酸酵⑤素，此类可以制下药；瓜蒂内含亚尔加鲁乙度⑥，可以制吐药；茵陈蒿含有苦味素，可以制疗黄疸、水肿药；昆布、海藻、海带内含沃度⑦，可以制海碘为变质药；鹿茸含有安母尼亚⑧，阿胶可代蛋白质之半，人参含有糖质，龙胆、黄连功能健胃，此类可以制补药。斯特概举之者。吾国医士苟有人留心于化学，将中药能辨别其某药含某质，某质与某质相合则成某药，或造药粉、药水、药酒、药丸，改良泡制，斯诚挽回利权，扩张生计，安知不可与东西各国相提而并论耶！

---

① 奇阿斯泰材：据读音，疑为莱菔中所含糖化酵素（diastase）。
② 青酸：即苦杏仁酸。
③ 羯答利斯：即斑蝥素。
④ 阿过茵：即蒽醌类化合物。
⑤ 酸（fā 发）酵：即发酵。
⑥ 亚尔加鲁乙度：来自日语アルカロイド的英译，英文为 alkaloid，即生物碱。
⑦ 沃度：即碘酸盐。
⑧ 安母尼亚：来自日语アンモニア的英译，英文为 ammonia，即氨。

高邮孙君孚①曰：硫黄，神仙药也，每岁夏至三伏日，必饵百粒，去脏腑中秽滞，有验焉。然余窃有疑焉。硫黄与钟乳皆生于石，阳气溶液凝结而就。石，阴也，至阳发于地，相薄而不和，故聚而为大热之药。硫黄伏于石下，泉源所发则蒸为汤池，其沸可以烹饪，是宜服之杀人。粉以为剂，老幼可服，得火者多发为背疽。若钟乳，生岩穴，流如马湩②，结如鹅管，虚圆空中，若不足畏者，然不待火，研以玉槌，七昼夜不息，而其性躁怒不解，甚于硫黄。昔夏文庄服药粥，有小史食其余，流血而殂，盖用此二药也。硫黄，信有验，殆不可多服。若陆生韭叶，柔脆可菹③，则名为草钟乳。水产之荚，其甘滑可食，则名为水硫黄。岂二物亦性之暖欤？不然，徒盗其名也。

东方、南方所用细辛，皆杜衡也，又谓之马蹄香也。黄白，拳局而脆，干则作团，非细辛也。细辛出华山，极细而直，深紫色，味极辛，嚼之习习如椒，其辛更甚于椒。故《本草》云："细辛，水渍令直。"是以杜衡伪为之也。襄汉阳间又有一种细辛，极细而直，色黄白，乃是鬼督邮④，亦非细辛也。

益母草处处有之。郭璞《尔雅》注谓"方茎白花，花生节间，节节生花，实似鸡冠"。诗《中谷有蓷》⑤下集传亦云白花。按《本草》，益母一名夏枯（与夏枯草名同实异），一名臭郁，一名茺蔚。考此草生于秋际，叶大如钱，面有细毛，微有臭味（故有臭郁之名），隆冬不凋，至春始发，茎极丛郁（故

---

① 孙君孚：即孙升，著《谈圃》。
② 湩（dòng 动）：乳汁。
③ 菹（zū 租）：剁成肉酱，切碎。
④ 鬼督邮：徐长卿的别名。
⑤ 中谷有蓷（tuī 推）：即《王风·中谷有蓷》，出自《诗经》。

有茺蔚之名），高阜地高七八寸，卑湿地高尺余，方茎白花，至立夏必枯（故有夏枯之名）。诗所谓暵①，其干矣也。李时珍《本草纲目》浪谓白花、紫花一类二种，其说甚谬。今药肆所用皆紫花，高七八尺，冬不盘根，伏雨后始生，与夏枯草之名不符，乃马鞭草，非益母也。但可用之以浴疮疥，不堪内服。鱼目混珠，不得不辨。

日本和田启十郎②云，西医之可取者固不少，中医之可存者又实多。今举中西药物之比较，亦实有可寻之端绪，兹不惮词费而略陈之。

一曰发汗药。中医之发汗药有三，一曰热性发汗药，如仲景麻黄汤、青龙汤，洁古九味羌活汤之用麻黄、桂枝、羌活治伤寒病者是也；二曰凉性发汗药，如《肘后》葱豉汤，《局方》升麻葛根汤，节庵柴葛解肌汤之用豆豉、柴胡、葛根、升麻等治温热病者是也；三曰温补性发汗药，如景岳大温中饮、节庵再造散、东垣麻黄人参芍药汤，以人参、熟地与麻黄、羌活并用，治内伤病而兼伤寒者是也（【彬蔚按】近世译本医书称人参为无用之品，其说不确）。而求诸西药，则仅有耶仆兰自、加蜜列③花、接骨木花、阿斯必林④诸品，以视中医之灿然大备虚实兼赅者有间矣。

二曰退热药。中医之退热药有五，一以发汗药退热者，如麻黄、羌活、豆豉、柴胡、葛根之类治伤寒温病者是也；二以下药退热者，如仲景承气汤用大黄、芒硝治热病之蒸蒸发热，

---

① 暵（hàn 旱）：干枯。
② 和田启十郎：日本明治时代"汉方复兴之先驱"，著有《医界之铁椎》。
③ 加蜜列：来自 kamille 的音译，即洋甘菊。
④ 阿斯必林：即阿司匹林。

心烦谵语者是也；三以利尿药退热者，如叶天士用防己、蚕沙、木通、薏仁治尿毒性发热病者是也；四以养津液药退热者，如缪仲醇、葛可久用地黄（【彬蔚按】中国之地黄与西医所用之毛地黄，其作用大相悬殊）、麦冬、丹皮、地骨、青蒿、鸭汁治痨病之发热者是也；五以降火解毒药退热者，如仲景葛根芩连汤、竹叶石膏汤，刘河间黄连解毒汤、三黄石膏汤之用黄连、石膏、黄芩、知母等药之治热病谵语，烦躁不安，渴饮水者是也（【彬蔚按】《内科新说》《西药略释》等书均言石膏为无用之品，其实不确，凡吾中医已实验多年矣）。而求之西药，则仅有阿斯必林、安知必林①、安知歇貌林②、盐酸规尼涅③（【彬蔚按】盐酸规尼涅为杀菌止疟之专品，本不当列于退热药之内，今姑从西医之例）、撒里斯尔酸及撒里矢尔酸④曹达而已，以视中医之因病施治面面俱到者又有间矣。

卷
五

一四九

三曰下药。中医之下药有四，一曰下痰饮之药，如仲景十枣汤、陈无择控涎丹之用甘遂、大戟、芫花等，治沉痼之痰饮病是也；二曰热性下药，如仲景三物白散，《千金方》备急丸、紫圆等之用巴豆治寒积冷结，胸腹胀痛诸病者是也；三曰凉性下药，如仲景大小承气汤、《局方》凉膈散之用大黄、芒硝治热病者是也；四曰下瘀血之药，如仲景桃仁承气汤、下瘀血汤之用大黄、水蛭、虻虫、桃仁治各种瘀血病者是也。而求诸西药则亦有大黄、巴豆、芒硝及泻叶、甘汞⑤、蓖麻子油、加尔尔

① 安知必林：即安替比林。
② 安知歇貌林：即乙酰苯胺，俗称"退热冰"。
③ 盐酸规尼涅：即金鸡纳霜。
④ 撒里斯尔酸及撒里矢尔酸：即水杨酸。
⑤ 甘汞：无机化合物，成分是氯化亚汞，白色粉末。医药上用作泻剂和肠道消毒剂。通称轻粉。

斯泉盐等类，顾不分寒热，且并无下瘀血、下痰饮之明文，不能比中医之精密矣。

四曰强壮药。中医之强壮药亦有数种，一回阳生热之药，如仲景四逆汤，《局方》保元汤、金液丹之用附子、肉桂、干姜、硫黄，治阳虚肢冷及亡阳欲脱诸病者是也（【彬蔚按】今之略阅新医书者，皆痛斥中医阴阳虚实之理为荒谬绝伦，罪大恶极，不知此乃天地间之至理，人与万物皆非热不能生活。欧洲博物学家亦谓万物皆各有其本热，其理极精。中国医书之所称为阳气者，即指人身固有之热，而言西人称日光为阳光，亦以日光中有热耳。故冬令严寒，全无衣食则冻死者，亦以身中热不能敌空气之寒，反为所夺也。此理极明容，当取西人发明之热学、力学，以畅明吾中医之至理焉）；二扶元气生津液之药，如仲景四逆加人参汤，东垣补中益气汤，丹溪人参膏，《局方》参附汤、独参汤、四君子汤之用人参、黄芪、白术治气虚诸病及汗出不止，喘息痰涌，元气欲脱者是也；三补脑髓生精血之药，如仲景复脉汤、《千金》钟乳石散、景岳两仪膏、《治法汇》集灵膏、申铁瓮琼玉膏、补肺白及散、《局方》龟鹿二仙膏之用地黄、阿胶、钟乳、熟地、枸杞、鹿角胶治亡血失精，脑髓空虚及劳损病之肺叶损坏者是也。而求诸西药，则仅有还元铁、鱼肝油、膵液素①诸品，甚且以治疟之鸡纳，消食之黄连、橙皮、龙胆草等为补药矣，岂不谬哉！

综此数端，则中药之用岂惟不在西药之下，且可补其未备焉？纵有血清注射法及全身麻醉、局所麻醉等药为中国所无者，然中医亦有针灸、围药及蒸熨、薄贴，暨各种普通救急之丸剂、

---

① 膵液素：即胰岛素。

锭剂（如耆婆万病丸、紫金锭、蟾酥锭、苏合香丸、辟瘟丹痧药之类）与各种外治之法（【彬蔚按】前清同治时，钱塘吴尚先专用外治法治病，不独外科病用之，而内科病亦用之，当时功效甚著。后吴氏裒①其毕生之经验，著为一书，名曰《理瀹骈文》。全书乃骈体文一篇，而以病名、药名、方名嵌入其中，复加注释，以说明其药味理论用法。此书久已刊行，诚中国医界之别开生面者），则其应用岂不足与之并峙哉？余谓西人发明之药，有足以补中药之不逮者，则可而谓中药皆不如西药？是则童稚之言，非吾侪医学家所能首肯者也。

初采之药殊不美观，药肆必浸洗漂刷，以求其悦目，以图形式上优胜，增高价值也。不知一经浸洗，药力必减，如市上之附子，经水漂洗十余次，焙之使干。试问刨薄如纸，复经漂洗，其性格尚存耶？医家用附子犹以三分、二分为量，宁不误人性命乎？按：附子仲景所用必一枚（约一两），必生用，必火炮以去其毒性。若四逆辈而用此漂洗附子，服之不但不能回阳，且有姜无附反促其死耳。

凡粗恶之药品，以火焦之，难以辨认，如乳香、没药，树皮沙土混入居半，以净者功力更殊。若焦黑之后，优劣不分，用之必无效验，且经火焦，其油性走失，徒存黑炭而已。更有所谓焦山栀、焦山楂、焦神曲等（按：山栀，清药也，以火焦之，其性变寒而为热，诚可哀也），不知创自何时何人医家，亦相因习用，误人不少。

余不解蜀产之郁金，江浙等处医药界均称为广郁金，粤产及温产者反名为川郁金，未知讹于何时代。闻长江以上则名称

---

① 裒（póu 掊）：聚集。

甚正，虽蜀粤所产其性质相同，然今值改良时代，万不能听其错误，凡我同志宜起而纠正之。

时医治痰结气喘，多用猴枣。神昏不寐，惊痫狂越诸症，多用狗宝。而自来《本草》并未载及，亦医药上之一缺点也。猴枣或谓生在腹内，若牛之有黄。然或谓即猴之两颊，猴时时以舌舔之，其精液盖在于此；或谓即猴之前掌，时舔以舌，得其精气，以之治病，故能有效；或谓猴被人射在肩上，血出痛甚，猴以舌舔之，其精液与血互相凝结，割而取之，是谓猴枣。诸说纷纷，未知孰是。又狗宝，相传谓生在腹内，若牛黄，然亦未知是否。又有海风藤者，时医多用以治风疾者是也。考此物，《本草》亦未载，《纲目》只载清风藤而无海风藤，究二物之性功不甚相远，惟种类不同耳。方今为医药竞争时代，凡常用之药品为从前本草书失载者，考核增补，亦吾医药界应尽之天职也。

世传补助奇僻之品，有所谓山獭者，不知出于何时，谓以少许磨酒，饮之立验。然本草医方皆所不载，止见《桂海虞衡志》云"出宜州溪峒①"。峒人云，獭性淫毒，山中有此物，凡牝兽悉避去。獭无偶，抱木而枯。峒獠②尤贵重之，能解箭毒，中箭者研其骨少许，敷之立效。一枚值金一两，或得杀死者，功稍劣，抱木枯死者，土人自稀得之。然今方术之士，售伪以愚世者，类以鼠璞③、猴胎为之，虽杀死者亦未之见也。

今之所云沙苑蒺藜，即古之白蒺藜；今之所云白蒺藜，乃

---

① 溪峒：我国西南地区某些少数民族如苗族、侗族、壮族等聚居地的统称。

② 獠：本谓夜间打猎，泛指猎民。

③ 鼠璞：未腊制的鼠。

古之刺蒺藜也。今之所云木通，即古之通草；今之所云通草，乃古之通脱木也。今之所云广木香，即古之青木香；今之所云青木香，乃古之马兜铃也。岐黄家用药，岂得泥古而不从今耶？

杏仁润肺利气，宜汤浸去皮尖，麸炒黄。若治风寒病，则宜连皮尖生用，取其发散也。今人概去皮尖，殆未达此意耳。

竹笿从“竹”，而俗或从“草”作“茹”；青葙子从“草”，而俗或从“竹”作“箱”，皆误。

所言甘草，非国老之药者，乃南方藤名也。其丛似蔷薇而无刺，其叶似夜合而黄细，其花浅紫而蕊黄，其实亦居甲中。以枝叶俱甜，故谓之甘草藤，土人异呼为草而已。出在潮阳，而南漳亦有，故备载之。

《本草》以辰砂为上，宜砂次之。今宜山人云，出砂处与湖北犬牙山北为辰砂，南为宜砂。地脉不殊，无甚分别。宜砂老者白色，有墙壁如镜，生白石床上，可入炼，势敌辰砂。《本草图经》乃云宜砂出土石间，非白石床所生，即是未识宜砂也。别有一种色红质嫩者，名土坑砂，乃是出土石间者，不甚耐火。邕州亦有砂大者数十百两，作块，黑暗少墙壁，嚼之紫黛，不堪入药，彼人惟以烧取水银。《图经》又云：融州亦有砂。今融州元无砂，“邕”“融”声相近，盖误云。

扶栘即白杨也。本草有白杨，又有扶栘。扶栘一条，本出陈藏器《本草》。盖藏器不知扶栘便是白杨，乃重出之。扶栘亦谓之蒲栘，《诗疏》曰：白杨，蒲栘是也。至今越中人谓白杨，只谓之蒲栘。藏器又引《诗》云：棠棣之华，偏其反而。又引郑注云：棠棣，棣也，亦名栘杨。此又误也。《论语》乃引逸诗“棠棣之华，偏其反而”，此自是小木，比郁李稍大，此非蒲栘也，蒲栘乃乔木耳。木只有常棣，即《小雅》所谓“棠棣之华，鄂不韡韡"①者。唐棣，即《论语》所谓"唐棣之华，偏其反而"者。常棣，今人谓之郁李。《豳诗》云：六月食郁及薁，注云：郁，棣属，即白桵也。以其似棣，故曰棣属。又谓之车下李，又谓之唐棣。薁，即郁李也。郁、薁同音，注谓之蘡薁②，盖其实似蘡。蘡，即含桃③也。《晋宫阁铭》曰：华林园中有车下李三百一十四株，薁李一株。车下李，即郁也，唐棣也，白桵也；薁李即郁李也，薁也，常棣也，与蒲桵全无交涉。《本草》续添：郁李，一名车下李。此亦误也。《晋宫阁铭》引华林园所种车下李与薁李自是二物，常棣字或作棠棣，亦误耳。

豆有红而圆长，其首乌者，举世呼为相思子，非也，乃甘草子也。相思子即红豆之异名也，其木斜，斫④之则有纹。其树大株而白，枝叶似槐，其花与皂荚花无殊，其子若扁豆，处于甲中，通身皆红。李善云，其实亦如珊瑚是也。

---

①　棠棣之华鄂不韡韡（wěi 尾）：高大的棠棣树鲜花盛开时节，花萼、花蒂是那样的灿烂鲜明。鄂，通"萼"。韡韡，鲜明茂盛的样子。

②　蘡薁（yīng yù 婴郁）：葡萄科葡萄属落叶藤本植物。

③　含桃：樱桃的别称。

④　斫（zhuó 卓）：用刀斧砍。

卷 六

医界轶闻

唐高宗苦风眩，目不能视，召侍医秦鸣鹤诊之。秦曰：风毒上攻，若刺头出少血，愈矣。太后自帘中怒曰：此可斩也。天子头上，岂是出血处耶！鸣鹤叩头请命。上曰：医人议病，不加罪。且朕头重闷，殆不能忍，出血未必不佳，朕意决矣。命刺之。鸣鹤刺百会穴及脑户出血。上曰：吾眼明矣。言未毕，太后自帘中顶礼以谢之曰：此天赐我师也。

唐许胤宗治太后病风不能言，口噤而脉沉，事急矣，非大补不可也。若用有形之汤药，缓不及事。乃以防风、黄芪煎汤数斛，置于床下，汤气熏蒸，满室如雾，使口鼻俱受之，其夕便得语。此非智者通神之法不能挽也。盖人之口通乎地，鼻通乎天，口以养阴，鼻以养阳。天主清，故鼻不受有形而受无形；地主浊，故口受有形而兼乎无形也。

施教，字子承，五岁丧父，研精儒学，久不遇，乃就世业诊切，若有神遇。其治专用人参取效。子病寒，首用参剂至三钱，三日而愈。人问故，教曰：百病从虚入，风寒暑湿何日不损，耳目口鼻何处不损，因其损，补之气，实则病去矣。故一切以人参为主，他药为佐。然他人效之，不能如教百不一失也。求治者毋问贵贱贫富，皆济之，好施予乐周人急，士大夫时相过，从不独以医也。

宋会之，杭州人，元时名医也。其治水蛊法，以干丝瓜一枚，去皮剪碎，入巴豆十四粒同炒，以巴豆黄为度，去巴豆，

卷
六

一五五

用丝瓜炒陈仓米，如丝瓜之多少，米黄色，去丝瓜，研之为末，和清水为丸，桐子大，每服百丸即愈。其言曰：巴豆，逐水者也；丝瓜，象人脉络也，去而不用，借其气以引之也；米，投胃气也。见《无颜录》。焦澹园先生常①欲集古杂记中诸药方为一书，惜未成，只《笔乘》中载有数十条耳。

明张冲虚者，吴县人，善医，多奇效。有道人以竹筒就灶炊火，误吸蜈蚣入腹，痛不可忍，延张治之。张命碎生鸡子数枚，取其白倾碗中，令服之。良久，痛稍定，索生油与咽下，须臾大吐，鸡子与蜈蚣缠束而下。盖二物气类相制，入腹则合而为一也，人服其得医意云。

韩神医，洪峒人。初业医，不甚精。元末避兵，入岳阳山中，遇一老僧，传示方药，遂以医名山西。遥见人之颜色，即知祸福生死，时刻不爽。其孙肃，生三岁，误吞一钉，家人皆惶恐。神医视之曰：此子决不死，然必待三年，钉乃得出。人莫有信者，遂定时日书壁间以俟。肃果不死，但每作腹痛，必绝而复苏，久渐黄羸骨瘦。及期旦起，戒家人曰：儿疾将瘳，势必大作，虽绝勿惧。宜先具一铜盆，煮少粥饮以伺之。既而果至时腹大痛，一叫而绝，良久吐铜盆中，钉出，锐尽刓②，又复绝，至午时始苏。岁余获安，即忠定公父也，寿至七十一而卒。又神医女嫁庞氏，尝为人送亲，路经神医门，神医遥见之，大惊曰：女死矣。急遣人谕令归家，其夜忽心痛而死。

洞庭叶翁，冬月遘疾，几殆，群医咸以痰火治之。王时勉医生后至，独云中暑也，众皆掩口。时勉曰：诸君莫哂，定是

---

① 常：通"尝"。曾经。
② 刓（wán玩）：磨损。

初寒服夏藏晒衣，偶触其热气耳。问翁果然，投以香薷饮而愈。

孙贞，字恒心，博综轩岐书，遇异人授针诀。有贵官左手不仁，已一纪余。贞针治之，宿疾尽去。乃集属吏谓之曰：此医殆神授也，好方术。卒倾其赀。

盛御医寅，字启东，吴江人，少从隐士王宾学医，永乐中以解饷赴京。时上患二肢痹弱，侍医以痿证治之，累年不效。或以寅荐，召至，待命阙下，即传寅入便殿，指上脉，叩头曰：此风湿也。上大然之，曰：吾逐胡出塞，动至经年，为阴寒所侵至此。吾谓是湿耳，诸医皆误，汝言是也。药进立效，遂授官。后事仁、宣两朝，皆被眷遇，宣宗尤爱之。他日，寅晨入御药房，忽头痛昏眩欲绝，群医束手，莫知何疾。特有草泽医人请见，投药一服，遂愈。上奇之，召问所用何方，对曰：寅空心入药室，卒中诸药之毒。能和诸药者，甘草也。臣用是煎汤以进耳，非有他术。上诘寅，果未晨餐而入，乃厚劳其人云。

乡人顾谦淳吉，弘治二年五月得伤寒疾，延医杜祥疗治，七日转加瞀眩。夜梦一老人曰：尔为杜生所误，不速更医，死矣。谦请所更者，曰：荡门刘宗序甚佳。惊寤，亟迎之，服其药，疾稍稍减。方夜分起食粥，举首见金冠绿袍者一人，踞坐梁上，室中悬药葫芦数百，呼谦名曰：子知我乎？我天医也。为谦具说其致病之故，言皆有理，又授以数百言，曰：子能行此，可为名医，善记之，勿忘也。语讫而隐，自是顿瘳，而苦耳聩。至冬月，往谒医士凌汉章求针治。汉章为针两耳，移时而愈，曰：子尝为天医敷药乎？谦惊问所自知，汉章曰：大凡天医治疾，敷药耳中，药入而气闭，故聩也。谦乃具言所见，曰：先生神人也，独所授要言，茫然不记一字，至今恨之。汉章，湖州人，针术通神，其详当别有志。

《夷坚志》载：赵三翁名进，字从先，得孙思邈要术，为人嘘呼按摩，疾痛立愈。保义郎顿公苦冷疾，赵询其病源，时方盛暑，俾就屋开三天窗，于日光下射处，使顿仰卧，揉艾遍铺腹上约十数斤，移时日光热透脐腹，不可忍。俄而腹中雷鸣下泄，口鼻间皆浓艾气，乃止。明日复为之，如是一月，疾良已，仍令满百二十日，自后宿疴如洗，壮健似少年时。赵曰：此孙真人秘诀也。世人但知灼艾，而不知点穴，又不审虚实，徒受痛楚，耗损气力。日者，太阳真火。艾既遍腹，徐徐照射，入腹之功极大。五六七月为上，若秋冬间，当以厚艾铺腹，蒙以绵衣，熨斗盛灰，火慢熨之，以闻浓艾气为度，亦其次也。

王鹗翔，字心一，国子生，少习医，贯串于《灵》《素》《难经》诸书，以意为变化而不泥于古，所投无不效。贫者资以药饵而不索酬。同时有徐涵，字兆京，为疡医，甚危险莫能治者，涵立起之。

高秉钧，字锦庭，性抗直，工医，求治者应手辄愈。贫不索酬，兼资以药饵。著有《心得集》，孙尔准（谥文靖）为之序。

杜有功，字昇侯，诸生。父元美，善医，有功得其传。虽奇险症，应手辄愈，而不责报，贫人尤德之，呼曰医仙。

沈文渊，字绎明，少多病，习医以自治，继遂能活人。邑大疫，当事征之，所投即起。性最慈祥，凡鳏寡及婢仆乳媪延之，立往，曰：此辈求医最难，不可缓也。

许叶熊，字太占，精医术，能以金针开瞽，与殷耀奎齐名。稍后有高梅，字云白，著《尝药本草》八卷。

王彦伯，天性善医，尤别脉断人死生寿夭，百不差一。裴尚书胄有子，忽暴病，众医束手。或识彦伯，遽迎使视之。诊脉良久，曰：都无疾。乃煮散数味，入口而愈。裴问其状，彦伯曰：中无腮鲤鱼毒也，其子实因鲙得病。裴初不信，因鲙鲤鱼无腮者，令左右食之，其疾悉同，始大惊异焉。

某医洞庭山人也，行业于其乡，擅内外科，技极精，性甚贪，往诊必索重资。如所欲，投以药无不立效。因此人神其术而畏其贪，非危难重症不往。而某医转因愈危难症多，名益噪，至远近无不知者。洞庭人之操航业者，其船谓之纲船，盖其初本渔船也。有某纲船驾长患腹疾，时作时止。初尚微，不甚介意，然每次加剧，至三年后，病大作，痛几死。诸医莫明其故，俱束手。不得已，具重金诣某医，某诊之，授以药，一服而痛止，病若失。然自后每春必发，发必具金求药，如是数年，习以为常，他医莫能治。一年，驾长至，适某医为邻邑某富室请去，非旦夕间即能回，而驾长又病亟苦，久待。某医之妻素知其方，因裹药一剂授之，使去。越数日，某医归，其妻告之曰：前日某来求药，病甚急，妾已与之矣。某医骇然，曰：置砒乎？妻曰：然。问：何砒？曰：白砒。问：几许？曰：一钱耳。某医跌足，曰：嘻！为汝误矣。其妻惶然，曰：杀人乎？曰：非也，杀虫耳。其妻曰：何谓？某医曰：彼之症因误食蜈蚣子所致耳，余每次以红砒三分，药之而已，非杀之也。今汝与以白砒一钱，虫尽死，不再来矣。驾长果服药后腹大泻，下小蜈蚣及蜈蚣子无数，病遂不复作。

【彬蔚按】此事系友人沈君为余述之。沈君，洞庭山人，述其乡事甚确。余忆往年有龙某者，所记金山寺医僧事，与此颇有相似之点。爰濡笔记之，惜忘其名耳。然金山寺僧所治之虫，何以只可药一次，第二次即不受，而某医所治之虫，何以可屡次药之，余实不敏，敢质之精于医理者。

苏城徐秉楠，青浦何书田，皆精于岐黄，名重一时。时金闻刘氏饶于财，而仅有一子，春患伤寒，势已危。群医束手，遂以重金延二人。徐至，诊视久之，曰：伤寒为百病长，死生系于数日之内，苟识病不真，用药不当，则变异立见。古有"七七不服药"之说，非谓伤寒不可服药，谓药之不可轻试也。若见之未审，宁不用药，岂可妄投以速其殆。故医者必先辨六经之形症，切其脉理，察其病情，究其病之所在，而后施治。如太阳阳明，表证也，宜汗之；少阳则半表半里，宜和解之；太阴邪入于里，少阴入里尤深，均宜下之。若手足厥冷，自汗亡阳者，又宜温之。至厥阴病，则寒邪固结，非投大热之剂不能除。此等症势虽危，但能对病用药，始终无误，不难治也。今诊少君之证为两感伤寒。两感者，如太阳受之，即与少阴俱病，以一脏一腑同受其邪，表证里证，一齐举发，两邪相迫，阴阳皆病。救表则里益炽，救里则表益急，譬之外寇方张而生内乱，未有不覆其国者。察其形症，变在旦夕，虽和缓复生，能措手乎？言未已，阍人①报何先生至，徐退入夹室。何入诊之，曰：冬伤于寒，而春病温，盖寒必从势化。今身反不热，而脉形潜伏，此热邪深陷，势将内闭矣。顷按脉时，曾于沉伏中求之，左手尺寸得弦，右则微缓。见症耳聋，胁痛，寒热若有若无，兼之中满囊缩，时或身冷如冰。夫脉弦而耳聋胁痛者，病在少阳，盖脉循于胁、络于耳也。中满囊缩，右脉微缓者，病在厥阴，盖脉循阴器而络于肝也。邪入阴分既深，故身冷如冰耳。辨其形症，是少阳、厥阴俱病也。古人治少阳证，谓用承气下之，反陷太阳之邪；麻黄汗之，更助里热之势。故立大柴胡汤一方，解表攻里，两得其宜。今齿枯舌短，阴液已竭，

---

① 阍（hūn 昏）人：看门人。

若投柴胡、承气解表峻下之剂，则更劫其阴，是速其殂也。若以厥阴论治，而进桂、附等回阳之品，是抱薪救火耳；若用石膏、黄连苦寒之药，非惟不能拨动其邪，正助其冰搁之势。然医家必于绝处求生，方切脉时两手虽奄奄欲绝，而阳明胃脉一线尚存。因思得一线之脉，即有一线之机。反复研求，惟有轻可去实一法，以轻清之品，或可宣其肺气，冀得津液来复。神志略清，可再图别策。勉拟一方，服之于寅卯之交，有微汗，则可望生机，否则势无及矣。是时，徐犹坐室中，使仆往探，索方观之，乃大笑曰：是方能愈是病耶？果然可将我招牌去，终身不谈医道矣！言为何仆窃闻，达于主。何谓刘曰：闻徐先生亦在此，甚善。今晚虽不相见，明日立方必与共，千万为我留。何舟泊河沿，遂下宿。徐欲辞归，刘苦留之。服药后，至四鼓，果得汗，形色略安。天未明，何至复诊，喜形于色，曰：尺脉已起，可望生矣。但必留徐先生，余为郎君疗此病，徐若去，余亦去耳。刘唯唯。徐悉病有转机，无以自容，急欲辞归。刘曰：何曾有言，先生去，彼必不留，儿命悬于先生，惟先生怜之，虽日费千金，亦不吝。徐闻，知前言之失，默然无语。何一日登岸数次，不数日，病者已起坐进粥，乃谓刘曰：今病已愈，我将返棹，徐先生已屈留多日，谅亦欲归。但前有招牌一说，或余便道往取，或彼自行送来，乞代一询。徐遂丐刘周旋，刘设席相劝，至为屈膝，始得解。何归，适侄某亦患伤寒，病剧，举家皇皇。何诊之，形症与刘似，曰：易耳。遂以前法进一剂，不应，再进而气绝矣。何爽然曰："今日始知死生在命，非药之功、医之能也。"因函致徐，自陈其事，而请罪焉。由是闭门谢客，不言医者数年。

桐乡张梦卢，学博千里，医名隆赫。道光间应闽浙总督，吾邑孙文靖公之聘至闽。时公患水胀已剧，犹笃信草泽医，服攻水之药，自谓可痊。张乃详论病情，反复数千言，劝其止药。私谓其僚属曰：元气已竭，难延至旬日矣。越七日，果卒。其论大略云：专科以草药为丸、为醴①，峻剂逐水，或从两足滂溢，或从大肠直泻，所用之药虽秘不肯泄，然投剂少而见效速，其猛利可知。夫用药犹用兵，攻守之法，参伍错综，必主于有利而无弊。从未有病经两年，发已数次，不辨病之浅深，体之虚实，只以峻下一法为可屡投而屡效者。盖此症之起，初因饮啖，兼人胃强脾弱，继则忧劳过度，气竭肝伤，流之壅由乎源之塞。若再守饮食之厉禁，进暴戾之劫剂，不啻剿寇用兵而无节制，则兵反为寇。济师无饷而专驱迫，则民尽为仇。公何忍以千金之躯，轻共孤注之掷耶？彼草泽无知，守一己之师传，图侥幸于万一，以治藜藿②劳形之法，概施诸君民倚赖之身，效则国之福，不效则虽食其肉，犹可逭③乎？此余之所痛心疾首，而进停药之说也。语殊切直，特录之以告世之溺惑于庸医者。张有谒孙宫保句云：身思报国仔肩重，病为忧民措手难。见所刊《闽游草》中。

某甲家小康，而数遭讼事耗其财，郁结成疾，殆将不起。有丐踵门，自言能医，延之入视，已不食三日矣，气垂欲绝，而腹中尚咻咻动。丐曰：是中有物，非吾所能治，当请吾师来。以二十日为期，其家人曰：旦夕不能保，可再旬乎？丐出药授之曰：服此可待矣。服之，果如熟寐者然，虽不食，竟不死。越二十日，一僧来，曰丐所荐也。入视病者，于钵中出一丸药，

---

① 醴：本谓甜酒，此处指汤剂。
② 藜藿：指粗劣的饭菜。
③ 逭（huàn 换）：逃避。

用铁丝系之，纳疾者喉间，频牵曳之，复以手摩其腹。良久，病者口吻微动，僧摩腹盖亟，仍牵曳其铁丝。忽突然掣出，即有一物随药而出。遽投诸地，乃一小蛇也。僧以药少许糁之，蛇化为水，病良已。人问蛇何自生，僧曰："怨毒之气所结也。老僧不惟治病，且消其怨气，毋令与所讼者来生，再冤孽纠缠也。"其家厚酬之，不受而去。此僧此丐，殆仙佛化身欤？

某岁之夏，上海船户某妇产后两乳下垂，长过小腹，形细如牛筋，疼痛异常，即就近延新到之王医士（名其年者）诊视，言：此症名为乳悬。即用川芎、当归两味各数斤烧烟熏之，当愈，并言某外科集中记载甚详，特世不经见耳。如法治之，果然痛止，乳亦缩上如旧。

□□福寺有痴僧不知何许人，佯狂傲慢，冬夏一衲，垢腻不易，谐语多奇，中自言能治疾。尝治一人，方开八仙桌两张，太史椅八把。病家计穷，乃以方字煎汤进，病良已。姜太夫人年老多病，群医束手。公子听珂计竭，乃延痴僧至，则先索食饱啖殆尽，复索水濯足已，始入室诊脉，方用门神眼睛一双。仆人乃乘夜以刀划取小家所贴门神眼睛，煎汤以进，病亦遂瘥。神仙三昧，匪夷所思，此不可于寻常医理中求之。余传其轶事，辄欣然景仰其为人。

《南史》范云初患伤寒。时陈武帝有九锡①之命，恐不得预庆事，召徐文伯诊视，问曰：可便得愈乎？文伯曰：速愈非难，但恐三年后不复起耳。云曰：朝问道，夕死可矣，况期年？文伯乃以桃枝布地，以炭灸之，令云坐其上，顷刻汗出至足，翌

---

① 九锡：天子赐给诸侯、大臣等有殊勋者的九种器用之物，是皇家最高礼遇的表示。

日而愈。云喜甚，越两载而果不起。许学士曰：伤寒为正发汗之病，急取其汗，尚不免夭人天年，况不顾表里，不待时日，不应汗而误汗者乎？书此以为戒。

苏武子云：熊谦夫善医，常言世医者诊脉，类以腕骨为准：当腕骨者曰关脉，前曰尺脉，后曰寸脉。虽千百医率是也，抑余尝考：从鱼际至高骨一寸曰寸，既曰关，既曰尺也。间尺脉一指曰肾之余，准此察疾病，审强弱，验生死，视权衡于物也。谦夫，南昌人，东坛熊氏之族。

江西曾某名医也，著医书行世，所载多妙旨。时有某达官女，年正及笄，于夏月夜深移步后园，方伸手探折花枝，忽觉麻木，手不下垂，请医诊治皆不见效。后访知曾某，延请至署。曾详审致病之由，逾三日，请于某官曰：已得治法，但须择一内室，将窗户紧闭，使无穴隙，只容令媛与余共处一室，袒裼①对坐。别有良策，未可预言。某官不得已，苦劝其女，勉强从命。于是曾某同女在室内注目凝视，使女满面赤红，羞急无地，怒气勃发。逾时手尚未见动，曾某即逼近女身，欲撤取下衣。女乃狂叫一声，而手已下垂矣。某官推门而入，见女即两手相握，喜不自胜，因向曾某曰：病已见愈，但未审施治之法从何悟得，抑殆有神术耶？曾曰：此亦究出病源耳。令媛生长深闺，幽闲自适，月夜深坐，纯阴凝结。四肢属肝，非激其肝气勃发，何以有效？此岂草木之性、针灸之方所得而施耶。某官赞佩不已。

凌汉章，湖州人，少学针灸。三杀人，乃弃其针于水中，针皆上浮水面。汉章曰：天命我矣。拜而受之，遂精研其术，

---

① 袒裼（tǎn xī 毯西）：脱去上衣，裸露肢体。

名动天下。尝至常熟，偶寓东海汤礼家。早起，闻其邻徐叔元家哭甚哀。往问之，乃其子妇以产难死。叔元以为不祥，将舁出付火葬。汉章急止之，命其夫发棺，揣胸前尚微温，出针下数穴。良久子下，妇得生。又一跛翁扶杖过之，自言少多疮疡，有庸医误折针膝中。今杖行二十年，莫能愈。汉章为从肩臂上针三四穴，折针从患处突出，弃杖再拜而去。今其第十五世裔孙禹声并长公子梦夔等在青浦行道，亦已二十余年矣。

绍兴间王继先，号王医师，驰名一时。族叔祖宫教，时赴富①沙倅，素识其人。适邂逅近旅舍，小酌以慰劳之，因求察脉。王忽愀然曰：某受知既久，不敢不告。脉证颇异，所谓脉病人不病者，其应当在十日之内，宜亟反辙辕，尚可及也。因泣以别。时宫教康强无疾，疑其为妄。然素信其术，于是即日回辕。仅至家数日而卒，亦可谓异矣。

尝闻陈体仁端明云，绍熙间有医邢氏，精艺绝异。时韩平原知阁门事，将出使，俾之诊脉。曰：脉和平无可言，所可忧者夫人耳。知阁回轺②日，恐未必可相见也。韩妻本无疾，怪其妄谈不伦，然私忧之。洎出疆甫数月，而其妻卒。又朱丞相胜非，子妇偶小疾，命视之。邢曰：小疾耳，不药亦愈，然自是不宜孕，孕必死。其家以为狂诞。后一岁，朱妇得男，其家方有抱孙之喜。未弥月，而妇疾作。急召之，坚不肯来，曰：去岁已尝言之，势无可疗之理。越宿而妇果殂。余谓古今名医多矣，未有察夫脉而知妻死、未孕而知产亡者。呜呼，神矣哉！

---

① 富：《齐东野语》作"长"。
② 轺（yáo 摇）：古代一种轻便马车。

近世江西有善医，号严三点者，以三指点间，知六脉之受病。世以为奇，以此得名。余按：诊脉之法，必均调自己之息，而后可以候他人之息。凡四十五动为一息，或过或不及，皆为病脉，故有二败、三迟、四平、六数、七极、八脱、九死之法。然则察脉固不可以仓猝得之，而况三点指之间哉？此余未敢以为然者，或谓其别有观形察色之术，姑假此以神术，初不在脉也。

狄梁公性闲医药，尤妙针术。显庆中，应制入关，路由华州，见有巨碑，大字云：能疗此儿，酬绢千匹。即就观之，有富室儿，年可十四五，卧牌下，鼻端生赘，大如拳石，根蒂缀鼻，触之酸痛刻骨。于是两眼为赘所绳，目睛翻白，痛楚危极，顷刻将绝。恻然久之，乃曰：吾能为也。公因令扶起，即于脑后下针寸许，询病者曰：针气已达病处乎？病人颔之，公遽出针，而疣赘应手而落，双目如初，曾无病痛。其父母且泣且拜，则以缣①物奉焉。公笑曰：吾哀尔病之危逼，吾盖急病行志耳，吾非鬻伎②者也。不顾而去。

王节斋素工医，抚蜀时患虫病。访知青城山有隐者能治，招之不来，乃躬造之一宿。隐者脉之云：此虫病也。问何以致此，乃诘其尝所服药。云：素服补阴丸。曰：是矣。其虫乃龟板所致。龟，久生之物，惟败板入药不得已。用生解者，须酥炙极透，应手如粉者良。少坚得人之生气，其生气复续，乃为虫耳。此非药饵所治，余谓龟板良药，制法一乖，取祸如此。以节斋之善医尚有此失，医可轻言哉？

---

① 缣（jiān 尖）：双丝的细绢。
② 鬻（yù 玉）伎：出卖技术，以技艺谋生。

初虞世，字和甫，以医名天下。元符中皇子邓王生月余，得病疾，危甚，群医束手。虞世独以为必无可虑，不三日王薨。信乎医之难也。

《史记·扁鹊传》云：扁鹊，姓秦，名越人。少时遇长桑君，得神术，视病能见五脏癥结，特以诊脉为名耳。尝过齐，齐桓侯客之，入朝见曰：君有疾在腠理，不治将深。桓侯曰：寡人无疾。桓侯谓左右曰：医之好利也，欲以不疾者为功。后五日扁鹊复见，曰：君有疾在血脉。桓侯曰：寡人无疾。后五日扁鹊复见，曰：君有疾在肠胃。又后五日，扁鹊望见桓侯而退走，曰：疾居腠理，汤熨之所及也；在血脉，针石之所及也；在肠胃，酒醪可及。今在骨髓，虽司命无奈之何。后五日桓侯遂死。余谓大病多起于不测，后患者实由于养成。君子御疾，防其微而杜其渐。良医用方，培其本而疏其原。不信吾言，曷不取桓侯为鉴。隆崇西法又岂知扁鹊之神。

葛可久，国初名医，有奇验。一人患腹疼，延葛治。葛视之，谓其家曰：腹有肉龟，俟熟睡吾针之，勿令患者知，知则龟藏矣。患者问故，家人诳曰：医云寒气凝结，多饮酿酒自散耳。患者喜，引觞剧饮，沉酣而卧。家人亟报葛，葛诊其脉，以针刺其腹。患者惊寤，畀以药。须臾有物下，俨如龟形，厥首有穴，盖针所中也，病遂愈。又一邻妇娠将娩，气上逆，痛不能忍，就葛治。葛见之，遽以掌击案，厉声大叱。妇惊，产一子。葛慰曰：向见尔色青气逆，是腹中儿上攻，少缓不可救矣，猝然被惊，故即产也。其神验如此。

张廷老，名珙，唐安江原人。年七十余，步趋拜起健甚，自言夙兴必拜数十。老人气血多滞，拜则肢体屈伸，气血流畅，可终身无手足之疾。

苏城之东某富翁，群雌粥粥①，中年举一雄，喜甚。儿甫周晬②，忽终日啼哭，滴乳不食。举家忧惶，急延多医商治，且云但求儿愈，不吝厚酬。群医筹商立方，药不下咽，束手无策，次第散去。中有某医，即俗所谓走方郎中者，素专儿科，术甚精。再四缔视指纹，知儿固无病，窃希厚酬，独留不去，而辗转思维，卒不喻其啼哭不乳之故。偶游后园，见一妇在荷池旁洗濯儿衣，蓬头悲泣。问其故，答曰：妾一家老幼不下十口，皆赖妾在此乳儿，得不冻馁。今见儿疾不治，一家断难存活，那得不哭？医闻是乳母，心忽有悟，乃曰：我医也，视儿实无疾，但不喻其啼哭之故。汝若知之，可悉告我，我当设法治之。若是，则汝家可温饱，我亦得厚酬矣。未审汝知之否？乳母闻之，遽投地，稽颡③悄语曰：先生必秘，勿告翁，妾乃敢言。医曰：诺。乃曰：前日抱儿戏池畔，儿掬石上生螺纳口中，妾急以指掬之，已骾喉际，从此啼哭，滴乳不食。此致病之由惟妾一人知之，先生慎勿多言，未识过可治否？医抚掌笑曰：得之矣。以好言慰乳母，并誓不泄言。乳母叩谢而去，医即见翁，笑贺曰：连日为郎君故，几忘寝食，顷思得一良法，疾可立效，但不知郎君愈后所谓厚酬者几许耳？翁喜儿疾可治，拈髯笑曰：小儿果愈，请以五百金为先生寿可乎？医笑请益之，翁曰：倍之何如？医点首曰：可矣。乃嘱翁速购肥鸭数只，绳

---

① 群雌粥粥：原形容鸟儿相和而鸣。后形容在场妇女众多，声音嘈杂。这里指家中生女众多。

② 晬（zuì 最）：婴儿周岁。

③ 稽颡（qǐ sǎng 起嗓）：古代一种跪拜礼，屈膝下拜，以额触地，表示极度的虔诚。

系其足而倒悬之，以盎承鸭嘴所流瀺沫①若干，用铫②频挹③注儿口中。不几时，儿啼哭顿止，且以手索乳哺矣。翁顾而狂喜，卒以千金酬某医。

傅征君山，字青主，一字公之他，太原人，精医。有同乡某，客都中，忽患头痛，经多医无效。闻太医院某公为国手，断人生死不爽，特造请诊视。公按脉毕，命之曰：此一月症也，可速归料理后事，迟无及矣。某闻怏怏归寓，急治任兼程旋里。会征君入都，遇诸途，问某归意，以疾告，曰：太医院某公，今国手，盍请治之？某叹曰：仆此归，正遵谋公命也。乃具告所言。征君骇，曰：果尔奈何？我试为汝诊之。按脉良久，叹曰：某公真国手也，其言不谬。某固知征君技不在某公下，泫然泣曰：诚如君言，某真无生望矣。然君久著和缓名，竟不能生死人而肉白骨乎？言罢，泪数行下。征君沉思久之，谓曰：汝疾万无生理，今思得一法，愈则不任功，不愈亦不任过，汝如法试之何如？某大喜求方，征君曰：汝速归，急遣人遍觅健少所戴旧毡帽十余枚，煎浓汤滤成膏，旦夕服之，当有效。万一幸愈，可速至都中谒某公，当云何也。某谢诺而别，归家如法治之，疾果瘳，寻至都中见征君，喜慰异常。趋往谒某公，公见某至，瞿然曰：君犹无恙耶？某具以征君所治之法告知，公叹曰：傅君神医，吾不及也。吾初诊汝疾，系脑髓亏耗，按古方惟生人脑可疗，顾万不能致，则疾亦别无治法。今傅君以健少旧毡帽代之，真神医也。若非傅君，汝白骨寒矣，谓非鄙人所误耶！然则医虽小道，学之不精，直以人命为儿戏，吾尚

---

① 瀺（chán 谗）沫：唾液。
② 铫（diào 掉）：煮开水熬东西用的器具。
③ 挹（yì 亦）：舀，把液体盛出来。

敢业此哉？公送某出，即乞休谢客，终身不复谈医。

闽诸生李中梓，字士材，有文名，并精医理，名重一时。时金坛王肯堂宇泰亦精岐黄术，年八十，患脾泄。群医咸以年高体衰，辄投滋补，病愈加剧，乃延李诊视。诊毕，语王曰：公体肥多痰，愈补则愈滞，当用迅利药荡涤之，能勿疑乎？王曰：当世知医惟我二人，君定方，我服药，又何疑？遂用巴豆霜下痰涎数升，疾顿愈。鲁藩某病寒，时方盛暑，寝门重闭，床施毡帷，悬貂裘，身覆貂被三重，而犹呼冷。李往诊之曰：此伏热也。古有冷水灌顶法，今姑变通用之。乃以石膏三斤浓煎，作三次服，一服去貂裘，再服去貂帐，三服而尽去外围，体蒸蒸流汗，遂呼进粥，病若失矣。其医之神效类如此，特素自矜贵，非富贵不能致也。余谓是非见之甚真不可否，则不几以人命为尝试乎。

白下姚越甫，以子瘵，悼之过甚，忽得疾，两目失明。士材诊之曰：此传尸也。与以药，下虫如小鼠者三枚，两头尖者数枚，始平复。鞠上舍，抑郁蒸热如焚，日呓语，言户外事如见，诊曰：肝脉沉，此名离魂，盖魄弱而魂不能藏，遂飞扬而上越。当急救肺金之燥，则魂归不难耳。投剂即瘥。按：《尤西堂医书》序云，先生上公车者七，中副车者二，乃知先生固儒而医者也。

乔重禧《柿泽堂文集》补云：上海诸生乔镇，字孟安，以医名。偶步郭外，见舁殡者有血自棺缝流出，询知为贫妇，产三日不下，毙而甫殡。镇曰：可活也。夫至，大喜，就树下启棺。镇出药灌妇口，团艾灸其脐，儿嘤然下，视之男也，妇亦旋苏。时人神之，镇以下世为名医。其族有名节者，字西墅。节子鼎，字中立，皆征为太医院供奉。世居邑城绣溪桥西，制药济人，无不治者。人号所居为药局弄。今犹仍是称云。

徐锦，字悦生，上海人，隐于医，与莫秉清相友善。莫有戚病瘰，延他医，针左肩即闷绝，针亦不能出，莫令速延锦。锦取针，针其右肩，遂拔左针，取右针，病若失。又有一针绝奇人，或暴亡，有未了事须自言者，取针某穴即苏。俟言毕，抽针而绝。临没检以授其徒曰：我死，慎勿针。及没，仓猝忘戒，急取针之，竟不苏。后试他人亦无验没。后有邻妇噉鸡卵过饱，越日病，医药罔效，其夫梦亡。父邀锦来视，曰：宜煎淡豆豉服之。如法而愈。锦无子妻，老每至困乏，必有叩门赠钱米者，谓徐先生尝愈我病也，亦能诗所著，颇传诵一时云。

双林凌氏世传神针，治风疾尤验。海宁查悔余于壬辰癸巳间客京师，忽患左手麻木，邀凌沧侯治之。自肩臂至手背按穴道，凡用七针，应时立愈。今五年矣，遂不复发。偶阅吴草庐《赠祈真观道士邓自然》序，称其专科医风，能愈数十年不愈之证，而不言其用针。岂元时此术尚未传耶？吴草庐又云：燥金生寒水，寒水生风水，风木生君火，君火生湿土，湿土生相火，相火生燥金，十六年循环并无间断。

临海许秀山，布衣，精于医，为人诊病不计酬金。闻说传人秘方，试之皆效，附录之以济世。治头风用头风膏，药入草乌末少许贴之。治牙痛用北细辛五钱，薄荷五钱，樟脑一钱五分。置铜锅中，上覆小碗，纸糊泥封勿通气，缓火熏之，令药气上升至小碗，取涂痛处。治刀伤久烂，用生糯米，于清明前一日一换水，浸至谷雨日，晒干，研末敷之。治火烧伤，方鸡子煮熟去白取黄，猪油去膜，二味等分，捣匀抹之。

京师有医者不知何许人，标其技曰：专疗断舌，非断舌不医也。世固无断舌者，或劝易其业。曰：各自信，不可以不知者给世也。三十年无一人至，寒饿于室不能出。亲戚邻里共笑之，戒子弟勿效其医断舌也。某显者戏妇人，妇人啮其舌断，医者莫知所以治法。妇人之夫持舌且讼之左右，举医断舌者视之，曰：非吾谁能治者。拂以药，舌长如昔，以万金归。于是亲戚邻里共骇之，责子弟效其医断舌也。

郭骏声九折臂而成医，尤神治痘，不循古方，独出新意，得回生诀。许甘南先生幼时出痘，尊君与郭厚，往邀之。曰：是不可为。然君只此子，我何忍坐视？君能买人参三斤乎？曰：能。能觅肥猪三头各重百斤者乎？曰：能。遂取猪油，将参打烂，与面调和，周身包裹，令置地穴中。隔日成黑色，面中皆细虫，洗濯其体，痘即现出。又竹竿汇王氏子六月染痘疾，挺卧如尸。郭谓急治尚得十半，但不宜居华厦。环视麗廔①绮窗不中用，后至窨②酒所，蚊声如雷，卑泄昏弗见掌。令铺稻草，抱儿眠其上，扃③锁便出。日旰④闻泣声，开户视之，蚊嘬儿体无丝毫空。曰：借蚊叮毒去。然后施为，后果痊。又邻儿不幸短命，郭谓进视，揲荒⑤爪幕⑥，探其气断矣，按其脉无矣，扪其胸冷如冰矣。捻至足，曰：未殙⑦也。其家破涕为笑，问何如？曰：多捣甘蔗、荸荠汁灌之。灌至半盏，有一滴下咽，复灌之，三日而霍然起。是其外孙婿范公星聚所谈。

---

① 麗廔（lí lóu 离楼）：雕饰美丽明亮的窗户。

② 窨（yìn 印）：指地下室，地窖。

③ 扃（jiōng 同）：上闩，关门。

④ 日旰（gàn 干）：天色晚。

⑤ 揲（shé 舌）荒：触动膏肓。揲，持，触动。荒，通"肓"，即膏肓。

⑥ 爪幕：指用手指按治内膜。爪，通"抓"，用手指梳理。幕，通"膜"，指横膈膜。

⑦ 殙（hūn 昏）：未立名而死。

何氏业医，应天谗星上，世如中台，嗣宗铁山，诸公皆声闻。江左近元长能继其业。有金山人就诊，骤曰："尔溺于水乎？"与方去。已而其乡人来询之，霍然矣，因问："某疾，先生何自知之？"元长曰："望其色黑，切甚脉湛，非溺而何？"嘉兴沈某妻久病，医者咸云癥。元长曰："非癥也，妊也，可勿药。"时沈无恙，乘便亦请视，按之曰："尔胃气绝，我无《肘后方》也。"去即暴亡，妻果产子。城中徐顾两姓同舟就治，顾极郎当，徐只微嗽无病状，乃谓徐不治，顾可旬尽愈。未半月，语皆应。崇明何氏子患咯血，既与方，翌日复来，易衣入稠人中，已忘之矣，及出方与前无少异。其处方好参错古今，不专一家。所著《治病要言》四卷，《医案》二十四卷，嗣君其炜藏之。

青浦有两医士，一外科陈学山，一即内科何元长也，皆负重望。何以豪富自喜，陈则俭约，治生产两兀相得。丙寅秋，何染疮疾，疽发于颈，邀陈治。陈已抱病，先邀何切脉，而复视何疮。既何自谓家人曰：陈公疾不可为矣。陈出亦曰：疮难副①痤。至九月，而何即世未半年，陈亦不禄。

奇症纪略

松郡集大成刻字铺某甲，其子约十二三岁，无端得一奇症，每逢小便后觉尿梗中有一小核，自下上升，其痛非常，汗出淋漓，竟有求死不得之苦。便前一无痛楚，小便清而且长，若无病者。然每逢发剧时，玉茎作痒，其痛尤烈。遍请名医调治，服药罔效。伊子即就诊于西医，使用黄牛阳物，以重醋煎食，

---

① 副（pì 辟）：剖开，裂开。

食后果无恙。岂知仅愈三日，其痛依然如旧。嗣逢路过江湖卖药者，请伊诊治。渠云：向有此症，但识者少耳。使食白边万年青根（【彬蔚按】其根不能多食，多食将来亡精），捣烂蒸熟，佐以陈酒，每服须根二三钱，食至三次果愈，诚奇症也。

苏州娄门外太平桥农人某，于六月间车水灌田，偶饮田沟清水解渴，觉有微物咽下，初不在意。数日后腹中微痛，有物蠕动，渐至喉间，因而大渴，日饮茶水二三斗不解。时或有物突出，喉间审视之，小蛇首也，口眼毕具，骇甚。就医，药之不效，逐渐憔悴，待毙而已。此症盖因误吞蛇种而致也。余曾检阅方书，有华先师所治一症，亦与此相类。有食生菜者，适蜈蚣在叶上，误食之，腹内遂生蜈蚣。治以鸡一只煎熬，用五香调治，气极芬馥，乘病人熟睡时置其口旁，蜈蚣闻香味出食，立即捉住。后用药以补其气血，清其蟠踞之毒，十剂而愈。云：凡虫入腹，多居于上焦，非药力所能杀者，盖药入喉即至于胃，虫在胃口之上，何由而伤之？今用香物以引其外出，亦事理之当然欤。志之以备同志研究。

又苏州某姓饮水食蛇，时时痛渴。余细思此物，并非蛇也。其名曰蛭，饮水之时尚微小，月余渐大，一名曰蚳，又名曰黄，又一名曰蜞。此物在肚中系食人之肝肠血，使人痛不可忍，必用田中干泥一小块，死小鱼三四个捣碎，用猪脂搅匀，又用巴豆一粒去壳研烂，入泥为丸，如黄豆大。用田中冷水吞下，丸止可用三粒或五粒。须臾，大小蛭皆泻出矣。

又附两方：

（一）陈年旱烟筒内膏，置罐内焙干，川贝母一钱五分（去心，研），水飞雄黄二钱，香白芷三钱，再用铁刀二把沾水对磨，即以铁水和为丸，如梧子大。开水送下，分两次服，服完即愈。陈旱烟筒即四五年者亦可。

（一）雄黄调水冷服，数次即愈。

粤东有一驻防老妇，一日患腹疾，延西医剖之，以小弓绷其皮，使不能合。乃拨出其肠，见中有一段挛曲如结者，以剪断其两头，复以药线缝合，仍置故处，随将创处敷平。不数日，饮食起居如故，怪而问之曰：尔何深信此医，听其所为不之惧？妇曰：我十五六岁时即得疾，遇西医以此法治之后，屡发屡割亦屡愈，曾无所苦，今已十余次矣，何惧？为此种奇疾，真所罕闻也。又扬州有人时患喉痛，百医不效。有医者为用熨斗炽炭烙其舌始愈，后疾屡作，非此不能愈。最后复患是疾，而前医不可得，遂死。此病此医均可谓双绝。

常郡西门内旱科坊某姓妇，自往年患臌胀病数载于兹，百药罔效，因至苏州某医院诊治。讵该医生使解剖术时，曾在妇腹中取出虾蟆一只，重约数斤，当即浸以酒精，交伊带回。而妇之宿疾亦从此霍然而愈，可谓奇矣。

相传黄山毕公服温肭脐①，初颇有验，久之得沙淋疾，沙皆作犬形，头尾略具。又传润州某公，补剂中多用败龟板，垂十年颇健。晚患蛊膈②，乃谒白飞霞。飞霞诊视良久曰：此瘕也，公岂饵龟板药耶？今满腹皆龟，吾药能逐之。其骨节腠理者，非吾药所能也。乃与赤丸数粒，服之，下龟如栗大者升余，得稍宽，不数月死。易箦③时验小遗，悉有细虫，仿佛龟形物，得气而传，如此可畏哉。

上海西门外宁康里施姓老翁，体素孱弱，乃于往岁得一怪

---

① 温肭脐：即"膃肭脐"，海狗肾。
② 蛊膈：腹胀不思饮食。
③ 易箦（zé 责）：更换床席，指人将死之时。箦，指竹编床席。

病。每当此病发作时，则头目昏晕，四肢乏力，虽药石交投，终觉无效。惟只须食白糖一匙，则此症立即平复，且精神更倍振作。闻此翁今年已六十有余，仍有此症。曾请中西医生诊治，均莫知其故。余于丁巳秋得之友人传闻，因述其事，以供医家研究。

汪讱庵《本草备要》① 云：唐时有人膊上生疮如人面，能饮酒食肉，并不苦楚。投以诸药悉受之，惟贝母则疮颦眉，乃多投之，旋得愈。又有腹言者，口中作何语，腹必效而言之。问治于医，医曰：此应声虫寄生腹中故耳，古无遗方，曷取《神农本草》逐条读之。病者如其言读诸方，腹皆应，至雷丸一味，则腹无声，乃取雷丸服之，果瘳。

内务大臣世伯轩氏，身体素强壮，但性喜食鲍鱼，每餐必具。一日忽得怪病，满身奇痒不能稍忍，以手搔之则皮孔中即有小黑虫出，蠕蠕如蛆动，且背上发现黑斑甚多。曾请西医疗治，据云系中鲍鱼毒云。

《居易录》载奇疾两事云：浙有士人，一手指忽痛，指甲间生珊瑚，高二寸许，气成海市，有人物、城郭、楼台。医皆不识何症，或以为火也，投以大黄而愈。此与穆桂阳吏部晚年额上皮肉肿起，晶莹中有一人骑驴往来，终日不少休，同一怪症。即扁鹊未必知也。

杭城板儿巷徐姓少妇，上月间忽患一奇症，于小便出屎，大便出溺，腹中疼痛非常。遍请名医，莫知其症也，施治无效。后为汤子章医生诊治得安，其法系用随从亲人将煎药一碗，身躯及背病人，之后各不见面，用两手反捧与饮其药下肚，令病

___

① 本草备要：原作"本草撮要"，据文义改。

人俯首而卧，腰间围裹棉巾一条，列数小时，溺由小便出，屎从大便出矣，其病即愈。其症果奇，其治法尤奇，想理学家必有识其功用也。

杭城三圣巷口某宅一幼童，年方六岁，偶以破铜钮含之于口，误吞腹中。始亦无他恙，而形体日渐黄瘦。间二年于四月十九日，童忽距跃三百，呼号之声震动户外，旋见二鳖啮脐出，童辗转匍匐死。其母因其黄瘦之时未经调治，悔恨不已，询之医生，医曰：若论此病，虽扁鹊不能治。何也？盖蛊蚀内伤，各有其脉。此病若云蛊蚀，则并非吞虫之故。若云内伤，则又非五脏受伤与血虚之证。除非当初吞钮时捣荸荠汁数斤服之，方能消磨。若血既贯注于敝钮之内而复得，肺金之气与铜钱气凝化为雏鳖，则虽有医国手不能奏功也。

仁和塘栖镇人姚晋卿，少时延江姓者教之读。江亦年少，颇谨饬①，终日坐书室中。忽一日觉体中痛楚，俄而增剧，宛转床褥，呼父唤母，达旦不休。姚氏乃以舟送之归。江既归，遂卧床不起。每夜静息灯，黑暗如漆，尚能下床于房中行走，稍露灯光，便不能动。若白昼，则虽四面用布幕遮阑，亦止能僵卧，稍求辗转而不得矣。如是数年，便溺皆在床中，然饮食如故，体貌丰腴，如无病者。其父江兰圃，固知医，百计治之不瘳。后穷于术，且意亦倦，不复为处方而服药。既久，一日不服药，则如饥之思食、渴之思饮。乃听其自为计，每日随意买药数味服之，虽无效，亦无损也。忽一日，启户竟出，行动如常。计自得病至此，已及十年矣。一旦霍然而愈，不知是日所服之药，适中病邪耶，抑或冤孽牵缠，至此解脱也？使段成

---

① 谨饬（chì斥）：谨慎。

式见之，当采入《奇病录》矣。

闽省某西药院兼赠医药。传闻有某氏妇胸旁发生毒疮，异常痛苦。到院求治，医生谓疮内发生毒竹，长约数寸，即如法施治，将小竹一根拔出，长四寸余，身略有苔痕。现存院内任人参观，妇疮亦痊愈。

彭雪琴先生微时曾馆于麻总兵家。麻乃广东人，其母年八十外，忽得奇疾，疾作时辄失所在，家人遍索之不得，往往得之屋上。或数岁一发，或一岁数发。先生馆其家时，尝亲见之，其母高坐屋巅，笑语诸人曰：来来，此间甚乐！家人百计招之不肯下，其子梯而上，始从之下。然其下也，必其子扶掖之，跁跒①而行，屋瓦皆碎，不知其何以上也。既下而问之，亦不能自言。医者均莫说其病原。然其母虽得此奇症，年至九十五六乃终，亦无他异。

民国三年，云南大理府忽发现一极奇症。初起时患者觉鼻孔中无故生蛊，蛊形颇似马蝗，粘贴鼻喉之间，痛痒难耐，欲吐不出，欲咽不下。未几则蛊深入头部，即不能救药而死。先是仅一农民忽染此症，医者以为饮水误食马蝗所致，未疑为奇症之发生也。久之，日渐传染，遂至蔓延城中，患者甚众，死者已多。诸医束手，不知此症之由来。后有将死体考验者，其法以药末吹入鼻中，使蛊爬出，犹能蠕蠕然动云。

余耳闻有袁祥冈，其人者在星洲大坡客栈中司理簿书。往年患瘅②烧症，神似昏迷，急送至西人医院。西医诊治，口中呕出屎甚臭。西医言从来未见此症，谅系肠胃腐坏，剖腹视之，

---

① 跁跒（bà qiǎ 坝卡）：徘徊。
② 瘅（dān 单）：热症。

见肠胃已朽矣。剖毕,病者尚能言,问病可救否。西医答以肠胃已腐,难以救治。又后一点钟方死,足见瘅烧一症,热气熏蒸,腐人肠胃,当速治之,切勿迁延。但屎在肠胃中,何能逆行由口而出?余本非识图之马,实不解其理由矣。

余友蒋君,震泽人,为余述生平患一奇症,与女人交合,平常出阳之际全无精液,但出气而已,气出后阳物即痿,痿后则出黄水数点。此盖因年少时女色过度,三十岁左右始得此症,迄今十余年。中西医调治何止百数,皆不见效。娶三妻不育,至今乏嗣。余曾劝服参茸大补元气,并生津壮阳诸品,亦无效验。又常手淫以试验之,觉出气之时微有温暖之气喷出,问之女人亦然。此等证候,非亲见者断不相信。然身又无病,脉同常人,已无精液,何阳物尚能坚挺,足见有气无精不能生育。殆与西人精虫与卵结合而成胎之说相符耳。

苏州齐门外临甸寺有僧,年二十余,患蛊疾,五年不瘥而死。僧少而貌姿美,性又淳谨。其师痛惜之,厚加殡送。及至半途,忽爆响一声,僧腹裂,中有一胞。胞破,出一人,长数寸,面目肢体眉发无不毕具,美须蔚然垂腹,观者骇异。其师亲为医者陆度说。

往年十二月中,余闻友人述巴黎文监司有一妇人,入巴黎医院求治。妇所患之疾奇妙不可思议,当安静时通身毛发作淡黄色,时或发怒则毛发森竖,皆变为褐色,怒气退则仍还淡黄色。诸医生见此奇疾,莫不讶异,久之未得若何之疗法也。

乌程姚庄顾文虎,累业簪绂①,习享丰郁。忽一日促家人

---

① 簪绂(fú 扶):冠簪和缨带。古代官员服饰,用以喻显贵。

持竹批,解裤受杖二十。后习为故,常间用稍轻,辄加苛责,或反以杖杖之,必重下乃呼快心。如是数年,渐觉疼痛而止。医者闻之曰:过嗜辛辣发物,则热毒内讧,因成奇痒,适打散不至上攻,否则疽发背而死矣。富贵人当炯鉴也。

美国仙士省有西人名列打者,性质聪慧,胸怀磊落。从学某大学堂,教师甚器重之。数年前忽得一症,为历古医理所未详。诸医生不能究治,莫可如何,惟束手待其毙而已。其症初起,但觉手足肢节不仁,循而致于疯瘫,倒卧床下。既而服药,则转觉灵动可以坐起。此时爱之者无不为之色然而喜,以为厥疾渐瘳矣。不数日又觉其手指足指渐次变为死木,举动不遂,痛痒不知。辨之则血肉之体竟成灰质,由左指而起,俄而及掌及臂,且及半身。以刀刮之,则灰垂垂落而入,则精神如昔。自是日中,除戚友到慰问,外有各医生欲博识其症者及好奇者,皆络绎往视,几于户限为穿。病者每见人至,必详为谈论,较无病者尤劳。初时臂尚可动,且以其指书桌上作字书,则居然灰痕也。后其左足已死,有某医为之一敲而脱,如泥塑者。然经五六年之久,右足亦如左足状,人尚不能死,谈论愈觉风生。诸医虽常诊视留意考察,率莫明其病由,或但谓其所食之物多有灰质,渐积而聚于筋节中,故血凝而变此症等语。然皆以意测度之辞,殊非确论,此所以为奇病也。

江湾某绅之女,年及笄矣,绰约多能,不苟言笑。某年春忽膺奇疾,卧床者三月,消瘦不堪,而腹渐膨脝①矣。延医诊治,医者皆曰喜脉也。绅大惭,属妻问女,女泣不可仰,谓其母曰:儿粗知文字,安肯为此不肖事?愿剖腹以自明。母心痛

---

① 膨脝(hēng 亨):腹部膨大貌。

如锥，于是复延医服药。然所服之药皆为堕胎而发，而其腹痛犹膨脝不止也。一日有江湖行医者，某绅延之入，详告以状。医者莞尔曰：尚能治之，且不需药石。速为吾杀一鸡，脱其毛，剖腹而去其脏。命婢持鸡腹开处，密覆女公主阴上。及半小时后，医者窥鸡腹中，蠕蠕者皆蜈蚣也。再易一鸡，如法行之，不三四鸡后，而腹已平伏，其病若失。绅誉其技，医伸眉而答曰：为医者贵知理，知理而治病，如伸指拾螺介，有何难治？总之，此种奇胎因感毒虫之精气而得。人问：何以得感毒虫之精气？余曰：此甚易解，因妇女龌龊之衣为毒虫沾精其上，无意服之，即感其毒。其理甚明，惜医者不悟也。

中医治病，往往有神妙莫测者。去夏吾乡有农家子，年仅十七，忽患蛇缠腰间，焮痛赤溃，脓毒淋漓。时客其外家，遍求名医不获愈。于是日渐憔瘦，势转困矣。忽有客自闽中来者过其门，见其状而询之，曰：此非专恃药石之力所可愈者，必用神咒斩除之，内服药剂方得断根。某知其能医是疾也，哀之，客允为施治，择暗室，用稻草一茎，遍量某之腰股肢节，喃喃作咒语。至炊许，即拔剑斩草为数十茎，并于囊中，出药令服。另以陈年毛炕筎①烧灰，研细涂之，不旬日结痂而愈。此事虽近荒诞，然亦可助留心医学者之研究焉。

余杭西门俞禧林，前月臀部特生一毒，形似生姜，肿痛异常，有十七孔，时流鲜血。延中西医士疗治，日益加剧。适杭友胡延美过访，言名毛虫毒，势虽危险，治之甚易。嘱以桐油调石灰围敷，上盖火腿皮，不一星期脓尽毒愈。怪病奇药，诚令人不可思议也。

---

① 毛炕筎（qiū 秋）：一种竹子。

气痛之自然治疗

凡有气痛、气胀及一切气血不和、筋骨酸痛诸病者，可将全身放软，如颈部、手足、胸腰等处，当作无骨之状随意摇摆舒放，但不可丝毫用力。此法随时随地，或坐或立，均可行之，当立见效验。有张夫人者，胸间结一气块十余年矣，服中西药均不见效。后遇一终南山高僧授以此法，行之一月即全愈。

又凡气痛等病，多因烦恼忧郁，或思虑过度，或感生离伤死而得者，虽行此法而病根不除，犹之釜底加薪。是宜于行此法时，最好心中一念不生，即立可见效。其或不能立臻此境者，则默想"万念皆空"四字，或"阿弥陀佛"四字。但宜心平气和，则气血自然舒泰，一切烦恼伤感均可斩除，釜底抽薪，来源自绝，病无不愈者矣。

茯苓方

崖蜜①出于滇中，民间因崖累石为窝以招蜂，蜂聚酿蜜甚白。或传余茯苓方，谓用崖蜜三斗，入云茯苓三十斤蒸，捣三万杵，服之眼能夜视发神光。茯苓出老松林中，掘地得之，有二三十斤者。近来林稀茯苓少大，不过六七斤。或谓茯苓无取其大，以带核桃纹者为佳。自前清康熙时，云茯苓之名始重，而出货亦渐少。后则江浙诸山亦知种苓，其法断巨松以药涂其节，埋之土中，引其汁流而结茯苓。是知茯苓由松始出，故古名松腴也。又阅《本草》以琥珀入木部，谓松化菟丝，下有茯苓转成琥珀。向以为琥珀从"玉"旁，当为玉类，不意由茯苓

---

① 崖蜜：山崖间野蜂所酿的蜜。又称石蜜、岩蜜。

所代。古人谓开卷有益，于此良信。

甘谷

《风俗通》载南阳甘谷在郦县，谷水甘美。云其山有大菊花，水从山上流下，得其滋液。谷中三十余家，不复穿井，悉饮此水，上寿者百二三十，中百余，下七八十。菊花轻身益气，令人坚强故也。司空王畅、太尉刘宽多患头风目眩。袁隗为南阳太守，闻有此事，令郦县月送水二十斛。诸公饮食用之，悉得瘳。

按摩博士

按摩博士掌按摩生，以消息导引之法，除人八疾：一风，二寒，三暑，四湿，五饥，六饱，七劳，八逸。凡人肢节腑脏积而疾生，导而宣之，使内疾不留，外邪不入。若损伤折跌者，以法正之。

中国神医

河南省议会前次惨剧，枪弹存身内者甚多，迭延西医施治，均不见效。忽得岛州中医高德生君来省医治，立刻将弹取出。闻施治时用大针三个，红线一条，白骨簪一根，其外清水一桶，并所配妙药若干分。当下手时先念佛一道，弹即随声跃出。按该医生往年在郑州与某经理去弹一颗，即系此法。一时中医西医咸称不如，此法大约为祝由科遗派，然亦可谓之神医矣。

疟邪不专在少阳说

古今言治疟者类皆专责少阳，余窃疑之。伤寒邪在少阳，必见口苦，耳聋，胁痛。疟疾惟寒热往来与少阳伤寒不异，耳聋等症无闻焉。且少阳汗下皆禁，若疟之汗出不透者，必用表药发之。遇有实积，硝黄攻下亦可。不应病发少阳，治法犯少阳禁忌也。西医治疟专治胃，且必以除痰为大纲。中国旧传亦谓"无痰不成疟"，故截疟以常山为最神，惟祛痰之力猛也。少阳清虚之府，有何地可以容痰乎？或谓仲景言"疟脉自弦"，弦故少阳脉也，不知《素问》论疟生于风，风脉宜弦。且疟有伏痰，痰症亦见弦脉也，然则小柴胡可不用乎？则又不然。寒热往来，柴胡为解肌主药，况疟不专在少阳，而治法必自少阳始。盖疾为蓄积之邪，邪所在，痰即聚之。今世截疟膏药必贴于第二脊椎，每获神效。余友程君，十余年来背有停痰，虽暑觉冷。癸丑秋病疟淹久①，因用极大膏药，发时以极大热度贴之，时手足已觉寒冷，惟背受热气熏蒸，痰渐散而疟乃止。经此一番试验，知治疟必重祛痰，而痰之伏大率在背，汤药惟入肠胃，求其直达病所也甚难。惟少阳脉行身之侧，故《内经》曰"少阳为枢"，欲引药力至背，非转其枢不为功。陈修园疟疾诗云："人说能和半表里，谁知功在转其枢。"此真善道小柴胡之功用者。惜论疟仍专主少阳，未克②力翻前案耳。

缪松心四制半夏丸方论

痰饮伏于肺胃之间，每造天气寒暖，不时挟风挟痰，乘外因而起，其中必有澼囊③，非崇土不能填科④臼，非辛温不能散

---

① 淹久：长久。

② 克：能够。

③ 澼（pì 辟）囊：中医病证名。凡胃中阳气盛则不倾，若胃阳虚则必侧垂，水饮因乘之，名曰澼囊。

④ 科：通"窠"。

肺邪，治在太阴阳明。余造四制半夏丸以去沉痼之痰，方中立法颇为严密，久服必建奇功此方脾气躁结者尤宜，若脾泄者，当用神术等丸，肥人服此更妙。

每半夏一斤，初次磨，水浸七日，逐日换水。用矾末十四两，一日用沸汤泡漉，晒干磨末。次用老生姜四斤，捣自然汁拌，晒干。次用苏子二两（炒，研），生白芥子二两（炒，研），桂枝、橘红各一两煎浓汁拌，晒干。次用竹沥拌，晒干听用。於术一斤（米泔水浸蒸晒，土炒），黄芪四两（蜜炙）同煎膏以补脾阳。

霞天膏：黄牛肉十斤煎膏，以补脾阴。

用二膏合半夏末为丸，每日临卧时服一二钱。

【彬蔚按】痰饮一症，其来也渐，其势也缓。而受病之由杂，盘踞之日深，如蜂房之易入难出，如皮囊之坚而难破，而其终也酿成不可救者多多矣。余内子秦霞云罗，忽于壬子年患气息喘促，每当寅卯之交必气塞痰壅，不克安枕。医生谓是痰饮，先后投以葶苈大枣汤、小青龙汤、控涎丹、十枣丸、半硫丸等剂，旋愈旋发，如是者三年有余。至乙卯夏，病大作，咳逆气喘，汗出不止。经同邑王君子柳、丁君康平诊治得以就痊，然根犹未除也。余于丙辰旅沪，得交毗陵陆稼轩先生，尝与论痰饮之治法，并告以内子之病状。陆君云：痰饮内服缪制半夏曲并霞天膏，兼用外治之法。于是令渠①每晚按摩一次，自胸上推下，又在少腹上自右而转左，均百二十回。日日如此，刻已行之年余，病减四五。虽于平日调养适宜，亦未始不感陆君之德也。

① 渠："他"的方言。

论风湿症

风湿之症有缓急之分，有缓急故有轻重，而病之现象亦各有不同。凡发急症者，初则发热，继则头痛，因之周身骨节均痛，未几汗涔涔出，现象大都如是。此症初起，每沉沉思卧，精神懒惰，疲倦异常。有时骨节非特痛楚，而且红肿，舌作芒刺，有干燥之状，渐变白苔，发热时日自十日至数十日不等。虽病愈者一处之骨节适，而他处之骨节复痛。或有时发于心部，世人心病往往胎①于风湿一症，多不胜举。俗云"咳嗽带喘"，正所谓因此病兼及他病者是也。风湿之病，发一次后辄易再发，虽属微生物为患，而不能传人。盖此症之微生物尚未寻得确据也。此病与喉病及伤风痒病之类相似，试推原其病根，大半起于喉病伤风。故病喉与伤风者当小心谨慎，立时诊治刻不容缓，以免积久成风湿之症。凡无此病者，诚宜防患为先，而防之之道则在于常用之衣服饮食务取洁净为贵。秽衣恶食乃此病之媒介，衣服饮食无不合宜，斯可免伤风种种之累。闲暇之时，宜于静养体操运动等事，皆宜注意。研究伤风触寒，不可忽视偶有感冒，即当早治，迟则不济。世谓药度有缘人，固已即饮食之间亦莫不然，往往有于甲口味相合，而在乙则不宜者。酸咸浓淡，非必尽人同嗜，总宜体贴一己之口腹。如何其注意饮食者，正恐以饮食不合，病端斯兆也，故得以两言蔽之，曰防风湿之病，当先防喉病与伤风，尤宜注重于饮食。

论时疫（瘰螺痧症）

今者疫气盛行，谅以少阳相火司天，厥阴风木在泉，乃木

---

① 胎：养育，孕育。引申为发源。

火当年。大寒之后四十五日为风木行令，又四十五日为君火行令，又四十五日为相火行令，则是春夏之交，一派火热用事。人在氤氲之中，相感其气，即名为疫。亦有受寒饮冷而为寒疫者，但热者多而寒者少矣。治之之法则桂苓甘露饮、三石汤、地浆水、行军散、红灵丹、紫雪丹之类是也。其所以四肢厥冷者，以火盛于内，隔阴于外也。气血不行，自然螺瘪，非芳开不可。譬如平人热汤澡浴，手浸水中，螺不致瘪。惟浸入冷水，少久则指螺往往而瘪。以热水通行，寒水闭滞，则是螺瘪一层皆因闭塞不行，营卫皆阻，所以非开不可。寒热之辨舌之红与淡也，苔之黄与白也，泻出之臭秽甚与不甚也，呕出之酸浊与否也胃中有热，则味变酸浊。王孟英先生《霍乱论》两本可师可法。

治疫与避疫方法

查近时喉痧本从前烂喉痧症，道光年间亦曾大盛。叶先生高足邵君所著《四时病机》中已详述其治法，不外银翘败毒，豆豉、薄荷解郁，因其受病之原实由热郁营中不能透达，驯致①酿成毒疠，蔓延全体，所以喉痛与红痧并时而发也。但仅患喉症不发红痧者，即属喉痹、喉风以及乳蛾之类，即不可为喉痧耳。喉症中最重者莫如喉风，喉风中若因传染而得，或感受不正之疠气而发，此皆有毒气混入血分（即西书所谓毒微生虫），此喉症为害最速者也。然其施治之法在中医常用犀角、羚羊等大清之药，而叶氏则主以金汁、银花重解其毒。余按：用金汁解毒最有深意。现在西医有用血清射入皮肤杀此毒虫，云

---

① 驯致：逐渐导致。

是最捷之法。但考血清，系将微菌置料瓶，瓶有稠质借以滋养，俾便蕃植①。此后即将稠质滤净，用针射入马身。厥后，再将马血流出，血冷而凝，面上自血胶中泌出之黄水即为血清。此物奇毒，故能杀微生毒虫。惟金汁系是粪清，其埋于土中，非五六年不成，而取出时并无纤毫细虫。其能杀人身中之微生毒虫，似亦可以为据。此固余之臆测，不作为凭。但古人既以金汁为解毒专药，谅必有实验存乎其中，决非近时泛言医理者可比。又按：治效之喉风重症，悉从解毒为主，解郁佐之，无不应手。至于避疫之法，考之中书，以雄黄搐鼻为最佳。盖雄黄亦是解毒杀虫之良药，故吹药中亦以此为专品。而西书则以清洁饮食，广通空气为避疫之良法。余以中西医理融而贯之，其解毒杀虫实无二致，惟避疫以清洁为主，则是西法较精。再于时症之际，凡属食饮杯盘以及盛秽之器，最不可与病者相通，此至要至紧也。

此戊申年答故友李干卿君所作也。彬蔚检查中西医书及近时染病情状与治效之方，略举其要，以效一得之。愚惟希大雅指教，俾匡不逮实幸。

论鼠疫之原因

故友李干卿君，系沪上鼠疫盛行，传染即死，其苛烈有百倍于虎列拉②者。并以鄙人为识途之马，远辱③垂询，且惭且感。余按：鼠疫大抵由地气湿毒熏蒸所致，鼠先受其疫而死，非疫之由于鼠也。考亚洲向无鼠症，其始实发于印度，蔓延香

---

① 蕃植：繁殖。
② 虎列拉：亦作"虎力拉"，是由霍乱弧菌所致的烈性肠道传染病。
③ 远辱：敬称他人从远方来临。

港，而至闽、广，渐及江南。湿毒所至，疫即随之，犹痛疡之于身，蕴于内者必发于外，百骸①四肢而无定所同一理也。又按：鼠疫之症，身上必生结核，无结核即非鼠疫之症。但患处或肿或溃，最忌开刀。此症由感湿毒而发，朝不及夕，危在顷刻，故治法重在服药，全非外科可比，惟以搽无名肿毒之药水搽之亦可。设病愈而结核不消或溃决，不妨缓缓敷治，自然平复。切勿先治结核，急其所缓而反缓其所急，最为要事。其次则不可不注重公私卫生法，凡庭除②内外及宅榜隙地、卧榻下、爨间③等处，务必扫除清洁，卑湿之处宜洒以石灰乳（石灰一分，水十分之混合物）。洞辟室内窗牖，畅通空气及日光，衣服卧具必日一曝，鼠族、跳蚤、臭虫等必尽力设法捕杀之。手足皮肤有炸裂成小创时，必完全治疗之。预防感冒，慎起居、节饮食、勤沐浴，不时更换衣服，勿过劳身体。剧场、茶肆等多人聚集之区不宜时常出入，勿食不消化之物，膳品必待煮透而后食。诸如此类皆有预防之效者也。鄙人学识弇陋④，愧无以仰答清问，倘续有所见，容当随时上陈以备采择，质诸高明以为然否。

论小儿腹痛症之各异

小儿腹痛为寻常恒有之症。《金鉴》载其症有四，如寒痛、食痛、虫痛、停食感寒痛是也，须随证施治。寒则温中，食则消滞，虫则安虫，停食感寒则消散。调治合宜，其痛自除矣。余按：腹痛原因更当考。《素问·举痛论》分别寒热之因，邪客

---

① 骸：原作"骇"，当字形之误。
② 庭除：庭院。
③ 爨（cuàn窜）间：厨房。爨，烧火做饭。
④ 弇（yǎn眼）陋：见识浅薄。

于脉里脉外之异，及客于肠胃之间、卫脉之下，各有形症可考，脉象可求。当知人身卫气之行一交，每月下旬则卫气入脊，内注于伏冲之脉，故腹痛及下痢之症恒发于月之下弦之际。有由月郭空而人之卫气亦空虚，故邪气得以深入五脏也。或嗜食生冷水果，致腹痛下痢，尿白爪青，口不渴，认定寒证确切无疑者，固宜理中汤以甘温祛邪为正治也。如腹痛不便，脉形沉迟，口不渴者，亦属寒症，宜小建中汤主之。若腹痛积年不止，百药不效者，当有寒积结滞或虫痛，另再申论之。

时值夏令，百病丛生。猥荷师范先生询以治小儿腹痛之症，当用何种药品为宜。但彬蔚学少根柢，识多荒谬，频年衣奔食走，自惭非分，一切病原未易缕晰，兹又不敢率尔献丑，致贻辽豕之识，谨就管见所及略述一二。恐未适当，惟希高明正之。

论伏暑症（伏暑症秋来最多，虽有良医，难求速效，故论之）

伏暑症者，夏时受暑邪伏于内，至秋而发作也。盖暑病固有旋受旋发者，惟感受种种暑热为风寒所遏，潜伏于中而不即出，且传播于三焦，待时而动，斯伏暑之症成矣。此证秋时最多，初秋发者轻，深秋发者重。海宁王孟英曰：伏邪病自里出表，重者初起即舌绛咽干，医者急宜大清其阴分伏邪，而后厚腻黄浊之苔渐出。且有邪伏深沉，不能一时外出，虽治之得法，而苔退舌淡之后逾一二日舌复干绛，苔复黄燥者，此正如剥焦柚茧，层出不穷。余谓此真阅历有得之谈也。吴鞠通曰：伏暑、湿温，证本一源。湿温症头痛恶寒，舌白不渴，脉弦细而濡，午后身热，状若阴虚，病难速已。又某氏论云：暑湿之伤，其缓者于秋，于伏气之候。其候也，或有微寒，或但发热，热时脘痞气窒，渴闷烦冤。每至午后则甚，入暮更剧热，至天明得汗则诸恙稍缓，日日如是。必两三候外日减，一日方得全解。倘元气不支或调理非法，不治者甚多。是病比之伤寒，其势觉缓，比之疟疾，寒热又不分明。然变幻与伤寒无异，其愈期反觉缠绵。余谓以上二说核之近时临证所见，往往合拍，然则综而考之，是病之情形其大概从可识矣。至论治法，见证治证，理无一定。惟既非伤寒，自当从三焦立方，或曰须见开上焦肺气，气化则湿化，湿化则热亦化。故初起时即宜泄其外卫，渗其内湿，汗孔既启，湿邪有宣达之机，蕴结既开，燥火得升降之路泪乎。湿邪既解，燥火上腾，然后用辛凉清剂以清之。余谓此亦一法，质诸有道以为然否。

涎痰

《说文》云：涎是口中水。《正字通》云：痰是胸中水。大凡人有恐惧心即流汗，有悲哀心即流泪，有贪欲心即流涎，从可知涎者水也，是涎由口中出。《难经》云：肺脉有病则咳嗽，因寒邪伏于肺俞，痰窝结于肺膜，有时受寒气则稀为饮，有时受热气则稠而为痰，是痰由胸中出也。又小儿脾胃有寒而口中流涎，肺俞有寒而胸中生痰。《厥阴篇》：干呕吐涎沫。修园云：是阴极生寒，故只吐涎沫而无痰饮。

利痢

《内经》有飧泄、便溏、瘕泄、洞泄、肠澼等文，而无"利痢"二字。《伤寒》《金匮》有"下利"而无"痢"字。各方书另辟"痢疾"为一门，有"痢"而无"利"。喻西昌以冬月伤寒为利，夏秋暑湿热为痢，颇为近之。王荆公解"利"字作"通"字训，由此则因虚因滑而下者为之利，因实因瘀及天时疠气或由传染而为纯单性之下者为之痧，如此区别未知当否。

论《白喉抉微忌表》之误会

《抉微》一书托诸乩仙论白喉，极言发表之害，养阴之功，世人颇深信之，守此不变，获效者故多，贻误者亦不少。既曰忌表，则非表邪。可知既曰养阴，则系阴虚。亦可知既系阴虚，则是本病非标病，何以又互相传染，且有化痧疹者？是不可不辨也。论中谓肺之烁、胃之蒸、肠之寒，劈空而来，既不参之以脉，又不别之以证，何以见而云然？是标是本，属虚属实，均未详细发明，岂可含糊论治？究竟喉之白因何而起，肺因何而烁，胃因何而蒸，肠因何而寒。外因耶？六淫之邪指何气？内因耶？五志之火指何脏？用镇，用润，用消，用导，凭何见证以断，均未论及。即以肺烁、胃蒸、肠寒而论，亦系无根之假火。养阴一法未足尽之，既曰肠寒，则上层之石膏、犀角，下层之大黄、青麟丸，岂肠寒之所能受，又自相矛盾矣。

要知白喉为温病中之一症耳，温为热邪，最善伤阴，阴虚之人感之尤易。温病有汗，无庸再汗，汗多则津液耗而热愈炽。甲乙两医未识温病之原委，误以治风寒之法及专门治喉之方疗之，所以鼻塞音哑变成不治之危象。《抉微》以养阴清肺救失，则可谓白喉纯属阴虚，绝无表邪，则不可矫枉过正，流弊益多，所谓因噎而废食也。且温热受自口鼻，非伤寒感自肌肤也。温热分三焦，以太阴为表；伤寒分六经，以太阳为表。温热之表与伤寒之表大相径庭，不责其以伤寒之法误治温热，但一味忌表，是知其一不知其二也。且表字与汗字不同，岂可误解？表自表，汗自汗，安能混同立说。六淫之邪自外而至，皆曰表邪，有宜发汗者，有不宜发汗者，有汗不得再发汗。经有明训，若风湿有汗，湿温多汗，暑温大汗。忌发汗则有之，忌达表则未之闻也。盖邪之自外而至者，犹贼之自大门而入也，理应驱之，仍使从大门而出。若不开大门，坚守相持，既久则贼无出路，未有不铤而走险，伤及主人，突围而出者。大抵温邪多伤阴虚之人，《抉微》所论养阴清肺固是良法，惟忌表则颇有语病，是不可不为之辨正。

㕮咀考 <small>（㕮音府，咀音沮）</small>

㕮咀两字，《说文》：㕮，嚼也。咀，含味也。㕮咀原属尝味之义，而诸书以药之粗剂为㕮咀。苏氏谓：㕮咀，商量斟酌之也。李杲云：古无刀，以口咬碎，今如麻豆大。诸说纷纷，卒无一是。

考㕮咀，自《灵枢》始，其《寿夭刚柔篇》诸药熨方用醇酒二十斤，蜀椒一升，干姜一斤，桂心一斤，凡四种皆㕮咀。其曰：㕮咀者，以酒可微饮，椒姜桂可微嚼也。《伤寒论》桂枝方，药注生姜曰切（刀切片也），大枣曰擘（指破开也），桂枝曰去皮（枝者，干也，即今之薄桂如指大者，刮去粗皮，取其气味，再皮中之肉），甘草曰炙（火烘焦也）。举一桂枝汤为诸方法，故其先注切、擘、去皮、炙等，而后云五味㕮咀，可知先碎药而后尝味，文即明矣，又何须臆说乎？且神农尝百草而著《本草经》（李时珍《本草纲目》云：《本经》者，皆神农传授之药性），仲景述经方㕮咀而后煮，仲景之㕮咀即神农之尝味。先圣后圣，其意则同。寇氏所为㕮咀有含味之意是已。况天生草木，古今无二，产非道地，气味难齐，采取失时，力有厚薄，不遵制法（水制法：洗、渍、浸、蒸、煮、去沫；火制法：泡、烧、熬、炙、炒、煨），药性必更。一切参差，时所常有。今值中外通商，更有外洋之药，形虽同而性味悬殊，尤宜叹咀。唐宋以后，叹咀误解，其法失传，而用药常多误事。余因有所憾焉，故及作《叹咀考》云。

金鸡纳霜之研究

中医治寒热证，大概以热连不解为重，间断为轻，转疟而未准正疟者不作疟治（恐误治反剧，如引邪入少阳之类，此即中医学之细到处）。相其虚实，或泄卫透营，或存阴清化，无不即愈。既转正疟，则虽和解劫痰，诸方用之适当，奏效甚速。盖中医治疟分阴别阳，洞表彻里，固大有把握，绰有余裕，虽未必如石虔之闻名立愈，要皆不亚扁鹊之着手成春矣。

近有发明金鸡纳霜者，系秘鲁国产，治正疟之捷径也。夫中国古时有信石①治疟之说，以性太激烈，反有误事，故不通行。西人用金鸡纳霜治疟则通行之，然信石与金鸡纳霜同主治疟，而性之激烈亦不相远，则金鸡纳霜有无砒性关系，又多一疑窦。虽金鸡纳霜确无砒性，未可知也，特原料来自外洋，且经售不一，砒性或绝无仅有，亦未可知。试举往日余亲见服金鸡纳霜者，约略言之。有张某见金鸡纳霜仿单独载有益，不载有害（外国药仿单大都如是，非中国药书上之利弊一一注明。岂知一为营业性质，一为考究性质，然而终多信一纸夸张为可概也），心甚爱之，并以为补剂上品，讵料连服多时，满口腐烂。叶君疟疾，服之热益甚，失血颇多。李姓妇亦因疟服焉，遂咳血。陈氏幼孩寒热将转疟，未准正疟，早投之，热不退，乃多服之，以致寒热久羁，大便色黑，痰带红丝。以是论之，果有无砒

---

① 信石：砒石的别称。制剧毒药砒毒霜的原料，以产于信州（即今江西上饶县一带）而得名。亦借称砒霜。

性关系欤？此其中诚不得不研究焉。虽然服之而当，诚简且捷矣，服之不当，则无论有无砒性，往往反致增剧，或寒热止而复作，此何故哉？夫金鸡纳霜西药也，西药多以服后之效果为断，寒热之性勿论也，虚实之证亦勿论也，求其能疗病而已。吾人若不辨明金鸡纳霜之性质，不分别体质之强弱，一概混治，则中医和解劫痰诸方将亦谓退热良品，无事三折肱九折臂矣，奚可哉。

原痧

《诗疏》谓江南有射工①，一名短弧，含沙射人。《病源》卷二十四分其种类为射工、沙虱、溪毒三者。其中人状皆如伤寒，有恶寒体热，四肢拘急，头痛骨悁，张口欠伸等候。《本草纲目》四十二溪毒、射工毒、沙虱毒三者相近，俱似伤寒，故有挑沙、刮沙之法。其腹痛闷乱，须臾杀人者，谓之搅肠沙。据引诸说，则"痧"本作"沙"，即指射工所含者言也。其沙着人肉，则或挑或刮以出之，证治相符，的有明征。后人踵用其法，不能灼知是否为射工病，但见恶寒发热状如伤寒者即用之，于是治痧之法，遂混入治暑中。所以误者，以射工毒亦盛行于夏故尔。然夏月人气自虚，倘非沙毒而用刮挑，则邪气被却不得出，有因而增病者矣，诊者审之。至沙加"疒"旁作痧，而近医遂云感触痧秽乃天地间另一种气。此所谓不得其说，从而为之辞也。

原胎

胞宫血气之生，源有灵机，故有化机，不可有一物入留其中，有之则血气随物而裹，即令经闭腹大，谓之胎也。第其入

---

① 射工：古代中国神话传说中的一种毒虫，又名蜮。

留之物，有内外之别。由内入留者，本气所结，故无所成；由外入留者，他气所感，故有所成。二者皆于经行初净得之，有所成者，必如其所感。当经行后，感男子之精，即成为人；感虫蛇异物之精，即成为虫蛇异物。至其生时，皆有可验。此自外入留者二也。其自内入留者四：一为气，多怒之妇，当其经行胞净，气乘虚入，则血与气结，令人经闭腹大，方书谓之气胎，治之下其气而消。一为液，多痰之妇，当其经行胞净，痰乘虚入，则血与痰结，令人经闭腹大，方书谓之痰胎，治之下其痰而消。一为水，《灵枢》谓之石瘕，与气液二胎同法，治之下其水而消。一为血，当经行时，或因举重，或因犯房事，致经事不卒，血瘀胞宫，亦令人经闭腹大，绝似真胎，治之下其血而消。以上四者，系妇人本气所结，法与感异，而与积聚同。细考《病源》八瘕及魏之琇《续案》，自知其故。

《病源》又有鬼胎，云是精魅入脏所致。然鬼交多在梦寐，非真有施泄，焉得似胎？若精物意在吸取人精，令人瘵死，亦非有所施泄，焉得似胎？以今俗称痰胎为鬼胎推之，疑《病源》所云鬼者，亦对人言之耳。但须分别此五者，方能各尽其法，如概予以统同之号，即概施以安镇之药，多不效也。嗟乎！医学不明，难免闺门不白之冤，仁者可不究诸！

救时论（为轻易攻表者戒）

《生气通天论》曰：阳之汗，以天地之雨名之。又曰：汗为心液。吴鞠通《汗论》以阳气为橐籥①，以阴精为材料，诚为

---

① 橐籥（tuó yuè 驼月）：古代冶炼鼓风用具的外壳装置。又泛指这种用具，如今之风箱。

不磨之论。然则欲发表汗者，必审其中六淫之何邪，辨气血之偏虚，然后因时而制宜之。庶得一当，奈何例用十余种发表之药，曾不细审而漫为投乎。

夫风寒之气清，其伤人也，必由皮毛而入太阳，主一身之外廓，故太阳之证先见。然风性鼓荡松浮，只用解肌之法，不可使如水淋漓。惟寒性凝敛，郁遏卫阳，不得外达，必须麻黄重剂以泄之，阳气一伸，邪随汗解，是发表不远热之法。《伤寒论》中尤偏重于寒，而详慎于风，读者宜如何领会其微旨？若暑湿之气浊，由口鼻而入，既不外达于皮毛，何发表之足云？虽麻黄加术汤、麻黄杏仁薏苡甘草汤，湿病非无表法，要皆湿中人身之经络。经络在脏腑之外，所云发热深黄，筋骨烦疼，无往非湿着之象。开鬼门以泄湿，而必加术与杏、薏，已与风寒之表法迥异。苟已内合于脾胃，总以利小便为第一义。暑即烈日之气，仲景以"暍"名之，白虎为正治之方。治暑之用香薷饮，必内蕴暑热，而外为新凉所遏，特假香薷之辛温达表，俾暑亦随汗而解。燥火二气，汗在禁例。火就燥，燥之复气为火。表药皆轻扬鼓煽之性，火得风而愈焰，反为病邪树帜矣。是故正发汗之法，除伤寒寒伤营外，即有从权治表，或表里兼治之证。非审慎至者①，不敢妄投。然此犹第论六淫之邪也，至人身阴阳之偏胜，气血之偏亏，临证尤当加意。伤寒发汗，阳虚之体，尚有汗漏不止，及振振僻地之变。仲景多方回护，有桂枝附子真武汤之救法，未暇殚述。温暑证而患于肝肾阴虚之辈，甫投表散，勾引肝风，痉厥立至，甚矣哉！发表之不可不慎也。张景岳云：气虚于中，不能达表，非补其气，肌能解

---

① 者：原作"再"，据民国期刊《中医杂志》第七期《论汗法》改。

乎？血虚于里，不能化液，非补其血，汗能生乎？又有火盛而水涸于经者，譬如干锅赤烈，润自何来？但加以水则郁蒸，沛然而气化四达。故曰：或发表，或微解，或温散，或凉散，或补中托里，而为不散之散，或补阴助阳，而为云蒸雨化之散。景岳于"发表"一门，独能得其精奥。尤在泾采入《读书记》，其心折可知。每见时下名家，一遇发热不退之症，初不问其何因，概谓感冒风寒，投剂无非豆豉、荆芥、柴胡、前胡、牛蒡、苏叶、藿香等类，甚且杂以消导，幸中而愈，贪为己功，不幸而病入已深，杂药乱投，不死不休，病者无怨，医者不悟。呜呼，惨已！或曰：肌理疏豁之人，常常出汗，身反安静者，何也？不知汗之生原有二：一出于充肤热肉之血，过取其汗，恐血液伤而阳气脱，此表汗也；一出于阳明胃腑，虽如水淋漓，亦无害，此水液之汗也。故湿重者汗多，湿亦从汗孔而宣泄。张隐庵《侣山堂类辨》，曾论及之，彼讲求表汗者，肯因俚言而三思否。

吾乡医学不振，时病往往轻易攻表，误人性命等于鸿毛，可为太息。夫病之发也，如抽蕉剥茧；药之用也，宜引弦合节。不揣冒昧，特草是篇，尚望高明之士正其谬误，阐明医理，谋同胞之健康，免群伦之夭札，此吾所昕夕①祷祀者也。

内科用外治之法，可直抵患处，而毛管血管复有吸取药味之能力，其所以不效者，则因不审寒热、虚实、表里、阴阳，含混而用也。况外治即无大效，亦断无大害，不过皮毛受其伤，而与脏腑受伤者有别。兹约举八则，愿吾同人勿视为无足重轻之治法可耳。

一曰凡卒然昏倒，不省人事，要分闭脱二证。有中风、中

---

① 昕夕：朝暮，谓终日。

暑、中气、中痰之别，可用搐鼻法，如通关散、红灵丹之类，以开其窍，更随证用药。若体虚卒倒，大汗淋漓，则宜独参汤或回阳汤灌之，或用鞋底烧热以熨腹之上下，或取灶心土炒热熨脐下关元、气海，以温暖取气，不宜用搐鼻药以耗散真气。此虚实之辨也。

二曰疝气偏坠。外肾肿大，多是寒证，可用吴茱萸、乳香、没药研末，和姜汁烧酒敷脐下，并擦患处，另用枳壳煎水洗之。又方用姜捣碎，上铺艾，用火点之，俟火将过，乘热连火捣碎，放菜叶上托肾囊。初甚冷，后甚热，遍身出汗即愈。又法湿疝，阴丸作痛，炒灶心土，和川椒拌匀，绢袋夹肾囊下，冷则换去，即愈。若系湿热，诸药不效，则用大黄、黄连、麝香研末，和醋敷肾囊，其肿即退。随证用药，不可朦混。此寒热之别也，余俱仿此。

三曰痢疾噤口，用川朴、苍术、甘草、陈皮为末，用布包之铺脐下，熨斗盛火，一日熨四五次，每熨毕，将药置病人枕下，以受药气，即能饮食，痢亦暂止矣。或用巴豆三粒，黄蜡三钱，捣成膏，贴脐上，可治痢疾。若系噤口，必加麝香，用布帕缚定，药性方不走去，极有经验。

四曰风湿流注，胸腹肿胀，可用天麻、白附、羌活、僵蚕、乳香、没药研末，搽患处。若两足肿痛痿痹，更用防风、荆芥、翻白草、地榆、青藤、麻黄、苍耳草、苍术、威灵仙煎浓汤，先熏后洗，汗出即愈。其气血虚弱变为肿胀，当另用治法，又凡色感①及缩阳，皆可用老姜捣碎，和热酒铺脐下，使热气熏

---

① 色感：即夹色伤寒。因风寒袭体进入脏腑后与伴侣交合所致，亦或性交时不慎风邪直袭肾脏而发。症见高烧、昏迷不醒，或渐感寒热、昏昏欲睡。病后精神萎靡不振，脸红目倦，六脉沉微欲绝，不思饮食。

蒸，汗出即愈。

五曰牙痛难忍。无论风火虫痛，用花椒、艾叶、马蜂窝、白蒺藜、荆芥、白芷、细辛、葱头用醋煎，口含良久、漱而吐之，不可吞食。又友人传一方，取大黑土蜂者，放玻璃内，每只和三四粒粗盐，时时摇之，俟蜂死质干。凡遇喉风危急，双蛾用两只，单蛾用一只，并玻璃内盐水数点，用滚水泡小半碗漱喉，但不可吞下，云屡试神效。

六曰孕妇临盆血晕，用铁器火烧红，焠醋中，取烟熏鼻即醒。凡跌打损伤，冲血昏厥，亦同此法，可保无虞。又凡鼻血不止，或交合后小便暴下血不止，急取冷水对面喷之即止。

七曰产后肠出不收，用枳壳煎汤，浸良久即愈，脱肛症亦可用此法。至若子宫不收，用荆芥穗、藿香叶、臭椿皮煎汤熏洗即收。凡难产，用蓖麻三粒、巴豆四粒捣碎，加麝香二分，贴产门交骨上，即产下死胎，亦妙。若胞衣不下，用蓖麻十四粒，敷足心；产后肠出，即敷囟门。愈后当即洗去，迟恐误事。

八曰凡刮痧、痴①痧手术并推拿法、按摩法，皆能使气血流行，经络舒畅，当面见功。又南洋有痧症，名猪毛痧，或身发瘴烧，或腹痛异常。取雄鸡宰割，将布帕包湿鸡毛，遍身擦之，后搓面作团擦身上，猪毛粘面而去，数次即愈。

纯阳正气丸

专治四时不正之气，中暑中恶，阴寒湿浊，霍乱转筋，绞肠腹痛，胸膈满闷，呕吐泻痢及时行疫疠，山岚瘴气，水土不服，靡不神效。此何鲁峰先生传自山左，屡试不爽，真神方也。

---

① 痴（chān 搀）：皮肤脱屑。

广藿香、紫苏叶、生茅术、生於术、白茯苓、姜半夏、广陈皮、上官桂、公丁香、青木香以上各一两，降真香五钱。

上药共研细末，水泛为丸，如粟米大，外加红灵丹一两为衣，开水送服五分，小儿减半，症重酌加。孕妇忌服。

绍兴骆医士保安曰：人在气交中触受霉菌毒，最易致病，且必传染，方用藿香、苏叶以逐其秽，姜夏、陈皮以和其中，二术、白苓所以运脾利湿，三香、官桂所以舒气逐寒，尤妙。在衣以红灵丹，取走窜而解毒。丸名正气，获纯粹之全功，盖以阳和之品，正其不正，则养气长而炭气消，尚何传变之有哉。

鸦片烟

自鸦片烟入中国而受其害者日甚，于是戒烟之方亦日出，然效否固不可知也。有人传一方，止用紫皮木棉之茎，连根掘出，洗去其泥，用清水煎成浓汁，以之代茶，数日后便觉烟味大变，久之但闻其臭，不闻其香。三月之后，自厌弃之，不戒自觉矣。盖棉花午开子落，莺粟花子开午落，物性相反，故能相制，似亦有理，姑识于此，以广其传。

中西药性论

西医合信氏诋中药为淡薄无用，且谓五气、五味、五色入胃即化，各走五脏之说尽属空言。是说也，盖不知中药之功用，妄加诋毁又何足怪。夫中药自神农尝百草，一日而遇七十毒，之后著为《本经》，垂训后世，成效昭著。厥后陶弘景之《别录》，晋唐以来代有所增，自有明及清而大备。虽牛溲①、马

---

① 牛溲：指车前草。

勃、猴结①、羊哀②，莫不一一搜罗载于各家本草之中，其中泛而不切者，固不能免，而效验彰彰者，实难更仆数也。若概诋为无用，未免厚诬。夫西药以霸功取效，大都以金石、铜铁、铅汞、硝强、硫强、碱矾、石粉等类制成药粉、药水，名之曰钾养、铜养、铅养、绿养、轻养、淡养以及汗药、吐药、泻药，大半又以大黄、巴豆、蓖麻、鸦片为之。气刚性烈，一味攻病，置元气于不问，取效速而取祸亦速，当见病者痛苦，释后精神忽离，无故而自毙者甚多。此中亦有定数，非笔舌所能争也。

夫霸功之药，中国岂少？《内经》所谓毒药攻邪，即张子和"汗、吐、下"三法也。中医知子和之法而不敢轻用，非畏葸③也，为顾惜元气也。然有胆识者间尝用之，而病家又执本草，以相绳某药毒、某药刚、某药伤气、某药伤阴，种种怀疑，多方诘难。设强用之，必遭谤毁，坐令智者灰心，巧者避谤，酿出一种不寒不热、不攻不补之方，养痈贻害，病久不愈，转就西医孤注一掷。夫西药之猛之烈，十倍于中药，徒以形式精良，无从考其性质。病家甘心服之而不疑，即病不起，亦无从归咎。西医者，若五金、硝硫、铅汞、大黄、巴豆之类，中国本草未尝不载其功用，以其毒而猛，故用之者罕，从不敢轻于一试，为顾惜元气，慎重生命也。且中西异禀，强弱不同，即合信氏亦尝有言中土本草所载药性淡薄者多，偶然误投，其害犹缓。若番药各有功力，用之得当，取效甚速，苟或误施，关系匪轻。又言华人血不足者居多，西人血常有余，无先用收敛之理。各国人体质不同，治法亦因之小异，不可不知。足见中西医体质

---

① 猴结：雌猴月经及分娩时所排出之血、胎盘的凝结物。
② 羊哀：中药材名，羊的胃结石。
③ 畏葸（xǐ 喜）：害怕，畏惧。

互异，西医亦知其未尽合宜，而谆谆垂诫。奈何华人之无识者反一盲引众盲，至死而不悟，良可叹也。

甘澜水说

仲景作甘烂水，取水二斗置盆内，以勺扬之，俟水上有五六千颗珠子相逐，即取，为利水之用。古注谓取其轻清流动，固自有说因当其时，尚未知有空气之故。今观黎君伯概《诗注》所云，水压空气，生出白点，理甚精细。盖气在水中，破水而出，其泡良久方散，泡散则气散也。仲景用以治病，殆取空气最足乎，抑空气和水有化合之妙乎。西人空气说，每百容积内养气①二十一分，淡气②七十九分，每百分之重量内养气二十三分，淡气七十七分，皆含有炭气③、轻气④少许。此淡、轻、炭、养合成空气之元素，确有可凭也。余友黄君常将利水之药煮好，照法用勺扬之，俟珠子多时即取以饮，病者颇有效验。余谓若先做好甘澜水，然后和药煮之，则空气散尽矣。鄙见如是，未知然否。

论妇人双胎、三胎之原因

余考妇人双胎、三胎，又曰骈胎、品胎。旧说谓男子精气有余，岐而分之为二、为三，女子之血亦分而摄之，因受气于两岐之间也。疑似之说，未敢深信。夫妇人之妊娠，乃男子精虫与女子之卵珠融合，而起化合之作用也。其成胎之时，往往

---

① 养气：氧气。
② 淡气：氮气。
③ 炭气：二氧化碳。
④ 轻气：氢气。

在月经过后，是则月经与双胎、三胎有密接之关系焉。盖妇人受孕之机能在生殖器，而生殖器之内部有卵巢、输卵管、子宫、膣①四者。

卵巢 卵巢者椭圆形，位置于子宫之后，中有卵珠，大小无数，每行经后则必成熟一颗（间亦有二颗、三颗者），由输卵管输送于子宫。

输卵管 输卵管一名喇叭管，言其状似喇叭也，为输送卵珠之作用。卵珠在经后发育成熟，时由此管而输送于子宫。

子宫 子宫之位置在膀胱、直肠之间，下端通于膣之底。平时收缩，微露裂隙，受妊后遂渐膨大。

膣 膣为管状，一名生殖口，下通阴门，扩张性甚强，平时皱襞不张。

处女时有膜护之，名曰处女膜，受男子生殖器之刺激，其膜破而膣管扩张。

以上四者为女子生殖之大要，又为妊娠作用之机能。由是双胎、品胎不在于男子之精，而在于妇人之卵珠。妇人当行经后，卵巢内之卵珠由输卵管输送于子宫，与男子之精虫融合，即为胎儿之原因，故双胎、三胎之原因即在二卵珠与三卵珠输送子宫内之作用也。据法医士之报告，谓双胎平均统计八十九之分娩中一次，品胎平均统计七千九百十次之分娩中一次。但有同月经排出之卵珠而先后受胎，故分同经期妊娠、异经期妊娠。同经期妊娠者即排出之卵珠或二或三，同时与男子之精融合成也；异经期妊娠者乃一卵珠，既与精虫相合，而他卵珠与下次交接之精融合。故双胎、三胎之产出儿往往有大小之差异

---

① 膣（zhì 至）：阴道的旧称。

也。鄙人学浅识微，于生育上无实地之经验，兹就浏览所及，于理想上试言一二，质诸博雅君子，未知以雍之，言为然否。

男女不胎之暗疾

孟子曰：不孝有三，无后为大。余尝研究男女种种之秘病，其所以不生育之故，各有十端。男子一曰精寒，二曰气衰，三曰精少，四曰痰多，五曰相火盛，六曰气郁，七曰年高体丰，八曰色欲伤，九曰阳事不举，十曰体肥多湿。女子一曰子宫寒，二曰脾胃虚寒，三曰带脉急，四曰肝气撑，五曰体肥不孕，六曰体瘦不孕，七曰任督病，八曰骨蒸，九曰肝火旺，十曰气血虚。然男女各有十种不生之弊，皆可对症服药调治，无子化为有子。设或服药年余而仍不效者，必犯此五不男、五不女之病。五不男者，天阳痿不用，古云天宦、犍阳物阉去，寺人是也、漏精寒不固，常自遗泄、怯举而不强，见敌不兴、变体兼男女二形，值男即女，值女即男是也。五不女者，骡交骨如环，能孕难产、纹窍小，即石女也、鼓无窍如鼓、角有物如角、脉一生经水不调，终身无经。然终身不行经，亦有孕者是也。但此十种百万中诚难得一者。鄙人于此尝为世人抱憾，欲存补救之心，除非精制各种灵验药品，切脉施治不可。然药本较钜，制炼匪易，力挽造化深望后之君子焉。世苟有起而匡余之不逮者，余愿馨香以祝之，铸金以事之。

异胎

妊娠脉见异象者，其胎必异。山涛徐公为名医何古心先生弟子，好学深思，独得医门心法。尝诊一孕妇，左脉三部弦劲而疾，两手脉如出两人，而眠食如常，别无他症。断其确为异胎，与以下药，腹痛如绞，产下一胞，破之则一小蛇蜿蜒盘曲于内。余时年少莫解，所以及读方书，始悟其理。盖女子经来，例用马布，洗濯未净，而又未敢公然晒诸日阳，一系怕羞，二惧亵神藏于幽僻阴暗之所。蛇类喜腥，行过遗精其上，及下次经来用布，蛇精得人气之涵嘘，深入血室，遂成异胎。在不知医理者以为荒诞，而不知确有其事，确有其理也。

畏恶反辨

张隐菴曰：药之相须、相使、相恶、相反，出北齐徐之才《药对》，非上古之论也。余考《伤寒》《金匮》《千金》诸方，相畏、相反者多并用。有云：相畏者，如将之畏帅，勇往直前，不敢退却。相反者，彼此相忌，能各立其功。圆机之士又何必胶执于时习之固陋乎？

卷　七

说汗

人体中不洁之物须续续排出，然后吾人之健康得以保全，此实为生理学上一定不易之理也。人体之排泄机关有四，一曰大肠，二曰膀胱，三曰肺，四曰汗核。四者之中，以汗核为最不显著。殊不知此最不显著之排泄机关，每日所排出之水素计有十八英两之巨，固体物质则计有三百格兰①，碳氧素则计有四百格兰，合之共得一磅六七两之重，亦可惊矣。

人体出汗终朝，夜无停止，但吾人多不之觉，则以随出随散成蒸汽，故肉眼不能辨之耳。然以高度气候或他种地位之影响，所出汗量可以随时增加，蒸发不及，遂成汗珠。但人体所出之汗，无论其显著与否，总量则与膀胱之所排出、肺部之所吸出者实相等也。

汗为水素、碳酸及脂肪质所组成，换言之，即为血中之水之成分也。其排泄而出，也先由微血管通至汗核，然后再由汗核分泌，以达于皮肤之上面，散成蒸气，倏忽不见矣。人体之汗出机关较之他种生理作用，实较简单。所谓汗核者，纯为一种盘曲管子，其周围则皆为密网之微血管与之相通，联其与皮肤上面则亦有细管相通，以便输出汗水至其出口处，则即为吾人所称之汗毛孔也。汗核与输出管之长度极短，直不可以量计。汗核直径则自十二份之一英寸至一百二十五份之一英寸不等云。

---

① 格兰：公制重量单位，今译作"克"。

汗毛孔者周布全身，极为繁伙，但其分布之数殊不整齐。如吾人手掌之汗毛孔则最繁亦最大，每一英方寸其数自二千七百三十六个至三千五百二十八个不等，至手背则每一英方寸约得汗毛孔一千五百个，额上则得一千二百五十八个，颊上则仅得五百四十八个。但其数之多寡与人肢体之大小自然亦有关系，帷此则计算所得之平均数，大概皆不甚悬殊云。由此计之，吾人全体所有之汗毛孔共可得二百四十万个，再准确的言之，即得二百三十八万一千个也。夫以汗毛孔如此之繁伙，则每日吾人平均排出汗量共得一磅零七份之五，自非可怪之事矣。由此推计，每人每年所排出之平均汗量可得六百二十五磅。徜寿命能延至八十岁，则一生所出汗量将达五万磅，即有二十五万吨之巨。倘是人重量为一百五十磅，则其毕世所有汗量较重量约高至三百三十三倍，诚可惊矣！

人体中所有之毒质须续续排泄而出，既如上述。故吾人对于此四种排泄机关务须为同等之保护，然后健全，乃得长保。至其保护之法，则请略为述之。如对于肺部，则宜深呼吸以加增肺量。对于大肠，则宜多食易消化之物，以滋润之。对于肾部，则宜多饮清水，以滤涤体中之浊气焉。至对于汗核，则宜勤于沐浴，俾周身之汗毛孔勿致阻塞，而使汗水无发泄余地，为吾人病云。

中医邪气说

中医研究病原以邪气立说，称邪气者对于正气而言也，谓人在气交之中，禀气而生，亦禀气而死。凡生理病理与物质作用之理相进者，莫非气化使然。特人身元真之气曰正气，侵侮之气曰邪气；中和之气曰正气，偏胜之气曰邪气。天食人以五气，地食人以五味。其能培人身固有之气，增生活之机能者，亦曰正气；其异乎人身固有之气，而不合乎生活之机能，亦曰邪气。正气清轻，邪气则重浊；正气无形，邪气则多有机体，亦有无机体者。故无论风气、寒气、暑气、湿气、燥气、热气，以及人体或各种动物从呼吸器、消化器、泌尿器所排泄者，与疾病时所排出者，或街巷沟渠各种有机体腐败时所排出者之浊气、秽气、毒气、败气、瘴气、疫气等种种不正之气，皆得以邪气目之。不宁唯是，即水也，食也，痰也，瘀也，精也，汗也，虫也，七情也，经络留着也，脏腑偏胜者也，凡足以阻碍生理致成疾病者，亦得以邪气目之。

中西生理学之比较

经云："心者，君主之官，神明出焉。"神明者，神妙灵明之所由生也，即知觉之谓也。西医则曰知觉出于脑，是则为西医之短处矣。何则？夫脑者，精神藏聚之所也，非精神之出处也。脑房如电池，脑筋如电线。其生电之机，另有一种也，其机即心是已。试观用心过度之人，其心必怔忡作跳，健忘随之；大惊大恐，心中忽然大跳；又如劳心极度，必患心气痛；百务交集，其心必烦而不眠。此四者，可为知觉属心之铁证。脑与脑筋，但为其传神而已矣。《内经》又曰："心主血。"西医曰心脏为血液循环之总器，中西之论理固同也。经曰："脾胃者，仓廪之官，五味出焉。"西医亦曰脺液、胃液能消化食物。《内经》曰："肺主气。"西医亦曰肺纳空气，司呼吸。经曰："肾主液。"西医亦曰肾为秘溺器。经曰："肝藏血。"西医亦曰肝能分泌血中之胆汁。经曰："小肠者，受盛之官，化物出焉。"西医亦曰食物入肠，化为糜粥。经曰："膀胱为州都之官，津液藏焉。"西医亦曰膀胱为排尿器。凡此数端，西医所说学理，无不与经文吻合，但经文有"肾藏志""脾藏意""心藏神""肺藏魄""肝藏魂""肝主怒""肺主悲""心主喜""脾主欲""肾主恐"，更有六经气血循环之时刻。男以气为主，女以血为主；男为坎阳，女为离阴（说见一期天真论）。阳时左鼻气通，阴时右鼻气通，为西医学说之所无彼此相较，可见生理学之中长而西短矣。

人体五脏说

人生全体象太极，负阳抱阴象两仪。头身足象三才，心肝脾肺肾象五行。肺心居上，脾居中，肝肾居下，其序符乾一、兑二、离三、震四、巽五、坎六、艮七、坤八之位次，象八卦。八卦土居后，五脏土居中。居中以统四，犹居后以统前也。居上为阳分则尊，尊者逸；居下为阴分则卑，卑者劳；居中则亦尊亦卑，亦逸亦劳。是以肺居上而不用；心为君主无时不用，而实不自用；脾司意想，肝司谋虑，肾司技巧，三者则无时而不用，有君臣之义焉。心肺阴阳，主施肝肾阴阳，主受脾统阴统阳，不施不受。故肝受肺腑之气以有胆，胆代肺金以司断，是以决断则用胆。肾受心君之气以有命门，命门代心火以司动，是以摄吸呼召则用命门，有夫妇、父子之情焉。又肝为阴之阳，故肝胆分而其体犹合。肾为阴之阴，故左水右火判而体为二。心肺脾则一而不分，是又阴阳奇偶之别欤。鼻者，肺窍也，而知心之臭；舌者，心窍也，而知脾之味；耳者，肾窍也，而知肺之声；目自知肝色，脾若无知焉，其理安在？《难经》谓："辛金生子，故声入肾窍，丁火生酉，故臭入肺窍。"信如此言，则乙木生午，舌当辨色；癸水生卯，目当出液。今推之于舌于目则不然，非的论也。余谓五脏相连，近者受气。肺近心，故鼻知臭；心近脾，故舌知味；脾居中统四，不局一行；近肝而克于肝，克者不受，还色于肝，故目知色；肾下极则反上，上通于肺，故耳知声；肾液无所受，附齿寄脾，故出口也。《蠡海录》谓："阳金死子而阴金生，故耳知声；阳火死酉而阴火生，故鼻知臭。"于舌知味处不能通，亦非的论云。

胎脉

杭兵燹①前有名医。一日，将军某公召至署。入内室，一女子卧帐中，出手请诊。医视之曰："胎脉也。"见床侧，一婢以小指见示。医以为是妾，因署方出，见将军，拱手曰："恭喜恭喜，必产麟儿。"将军默然，令稍坐，久之出，曰："君言良，是当奉百金为赠。"医骇问。故曰："君言吾女有娠，刻刮视果然，故以是为赠；否则，当以君头偿也！"医惊悸无措，不能出声，归。病月余，始愈。

治瘴

炎方土脉疏，地气外泄。人为常燠②所熯③，肤理不密。两疏相感，草木之气通焉。上脘郁闷虚烦，下体凝冷，吐之不得，下之不可，用药最难。但宜温中固下，升降阴阳，及灸中脘、气海、三里，或灸大指及第五指，皆能止热，试之立验。如用大柴胡汤及麻黄金沸草散、青龙汤，是胶柱鼓瑟也，鲜不败矣。

---

① 兵燹（xiǎn 显）：战火焚毁破坏。
② 燠（yù 遇）：暖；热。
③ 熯（hàn 汗）：干燥；烘烤。

大黄为西北部日用品

《西域闻见录》云：温都斯坦①，西域回国之大者也，视大黄为至宝，以黄金数十倍兑换之。盖其地一切疾病、疮疡，得大黄即愈，百不失一。贵客来，及大筵宴，皆以大黄代茶。若经年不服大黄，则必死。故虽贫苦小回，亦必有一半两大黄囊系胸前，舌舐而鼻嗅之。又《朔方备乘》云：俄罗斯新都在彼得罗堡，滨海多鱼。旧都往莫斯科洼，五谷较少，惟鱼是食，须大黄以解鱼毒。其东偏锡伯利诸部，本觕而粗，旧坏风俗，多同蒙古，不食五谷，惟嗜牛羊酥乳，脏腑火盛，亦必须大黄以荡涤之。盖西北部人素嗜肉食，是以体质壮盛，所服药品以泻为补，宜其以大黄为日用之至宝也。

上古之外科器具

外科一道发明已久。美国《科学报》将古时所用器具用法及近来新发现之上古所用器具披露详尽，谓埃及古人传下之针所以缝疮伤，钳与弯形刀所以割骨。昔在白皮龙地方发现上古割器一种，系耶稣降生前二千年物当中。亚细亚脱落特国灭亡时，曾有人搜出外科用具不少，如尖义针刀等，当时各外科医士均用此等器治受伤者。近在德国沙勃山涧中觅出罗马战争时所用之外科器具一大宗最奇者，内有验口镜一面，足见上古人已知用折光法照口以验喉管矣。

疫疠与伤寒之异同

天以阴阳五行化生万物，人以阴阳五行配合一身，是以天

---

① 坦：原作"垣"，据文义改。

为一大天，人为一小天之说明矣。窃维疫疬流行，本燠寒之愆忒①，疮痍立起，赖调理之得宜。泰东西诸国于卫生之种种要素，尽心研究防范之方法，严而又严，故疫疬与伤寒之异同亦不可不明。

盖疫疬，时行病也，类于伤寒，春夏秋三时俱有发生，夏秋尤甚。总之盛夏伤寒之证，即藏疫疬，一人受之为伤寒，一方传遍即为疫疬，以春夏间湿热暑三气交蒸故也。盖春主厥阴肝木，秋主阳明燥金，冬主太阳寒水，各行其政。惟春分后秋分前，少阴君火、少阳相火、太阴湿土三气分行其事。天本热也，益以日之暑；日本烈也，益以地之湿，三气交动，时分时合。其分也，风动于中，胜湿解蒸，人不觉其苦。天之湿气下，地之湿气上，人在气交中无可避。故病之繁且苛者，惟夏令为最，以无形之热，蒸动有形之湿，即无病人感之亦为患，况时疫之流行乎？伤寒不传染，疫疬则传染他人；伤寒邪从毛窍入，疫疬邪从口鼻入；伤寒初起治宜发表，疫疬初起治宜疏利，此皆其异焉者也。而亦有其同焉者，皆能传于胃腑，故有用承气导邪而出之之治法也。至于疫疬与伤寒异同处，更有当辨者。伤寒必有感冒之因，恶风，恶寒，身热，头痛，无汗，脉浮紧为伤寒；有汗，脉浮数为伤风。若疫疬，无感冒之因，始觉凛凛然，但热不恶寒。虽饥饱，劳役，焦思，怒郁皆能触发其邪，然无所触而自发者居其多数。

是以疫疬有发于内者，更有见于外者，兹列其名于下：一曰大头瘟，一曰揸头瘟（又名蛤蟆瘟及鸬鹚瘟），一曰瓜瓢瘟，一曰杨梅瘟，一曰疙瘩瘟，一曰绞肠瘟，一曰软脚瘟等症。其

---

① 愆忒（qiān tè 迁特）：过失，差错。

名各异，治亦不同。设或疫疠逐渐发生，不可不先事防范。未病前预饮芳香正气药品，则邪不能入，此为上也。邪既入，则以逐秽为第一义，勿使潜滋蔓延可耳。

痨症防免及其治疗之法

痨症者何？系肺之瘵也。瘵系传染性之症，此症何以成？成于痨虫。痨虫者，一种极微细之植物机体，非用最精显微镜殊不易见。天气暑热时潮湿处，有一种绿色之霉，其形略似痨虫，惟较大耳。如无此种痨虫，我人即不致有肺痨。无此病种，此症即不致于发生。犹之田中不布谷种，则不能得米也。故余得而断言曰：无痨虫斯，无痨症。

肺痨一症，乃世界疾病中之最酷烈者，俗呼之为"大白瘟"。瘟诚以痨虫之能杀人，较枪弹尤烈。世界人类之死于最剧烈之战阵中者，其数犹不及死于痨虫之多。即如上海一隅，每年死于痨症者何止千余人，而全中国每年为此丧生者约达二百万，统计全世界死于是症者七人有一。时疫与霍乱，较之痨症，犹属细事也。然而往者，我人于此症未尝十分注意，何也？因视为常事故也。惟其视以为常，此症遂必不能免。及至晚近始查知此种病原及痨虫之动作后，乃逐渐进步而知其预防法及治疗法。至于今日，我人始深知肺痨一症实系可防免，可治疗焉。

消减痨症

十年以来，天花一症已绝迹于英、德、法、美等国。而痨症虽较天花为烈，于五十年中，余深望其于此数，国内亦能绝迹也。除天花较之除痨症为易，我国当先除去天花为入手办法。欲除天花，诸君当各种牛痘，并使小孩亦种之，至十二岁更当复种如是，则天花除绝。诸君若有意为此，实属极易。

我人何由而得痨症乎？曰自他人传染而来耳。痨虫之传播，大概由病者之鼻中或喉间散布而出。此虫一入肺部，而痨症以成，盖虫侵肺部，肺即腐烂，而由嗽时吐出。凡有肺痨之人，其口涎中含有无数之细菌，最为危险。患肺痨者，咳嗽、喷嚏或言语时，其病菌即由其口涎之微滴中传播于他人，此即痨症最普通之传染法也。盖病菌由病者口中出，借他人呼吸之力而入其肺中，于是其人亦患肺痨。

患痨症者，涕唾时当用痰盂、纸片或手帕，否则涕唾满地，干时即杂入飞尘，随处飘扬，其中病菌即借以传播。盖痨虫之为物，在干燥之处极不易死，若在暗室中，则更易生活。

肺痨犹植物也，欲其胚种之发生，必有相宜之地土而后可。吾人如布谷种于干地，其种即不易发生。故欲得米，当先下种于合宜之地土，痨症亦然。如其种子种于康健者之肺部，即难发育而成痨症之收获。

痨瘵病者，可称文化之发生物也。凡人如日间常在空气中，至晚又露宿户外，则万不能致痨症。旷野兽类从未见有痨症，是其明证。如将兽闭诸笼中，则因之而有肺痨，即成为最普通之病症矣。故吾人弃乡野而居城市，实有患痨症之险。若居处黑暗，房屋狭窄，人群嘈杂，则其险更甚。试看在田中作工者，必不患痨，而痨者必在工厂或店铺中执业者。总之，人烟稠密之区，痨症之流行亦最盛。

如何防备免得痨症

（一）起居行动须依正理。

（二）安歇须早，睡眠须足，切勿消耗精神。

（三）勿饮酒。

（四）天气无论若何寒冷，卧房之窗终须半开。如畏寒气，可多用被褥。

（五）勿与多人同室而睡。

（六）更不可与患痨者同睡。

（七）勿与患痨者同室办事。

（八）如患咳嗽而身量减轻，则须延医调治。

肺痨须聘良医，始可对证发药。因痨症初发时情况各有不同，有逐渐而来者，有猝然而至者，有数星期即致命者，有经数年而尚生存者，其大概必有下述之证候发现。

痨症之诊断

（一）乏力。

（二）身体减轻。

（三）咳嗽。

（四）多痰，痰中常带血丝。

（五）气急。

如遇咳嗽经月不止，而精力逐渐衰弱，及至晚又有寒热，则必肺痨无疑。

痨症如能及早诊断，察出则治疗较易。如患咳嗽未得速愈，不可不即延医诊治。

如医生言实系痨症，则须从医者之言而调养，又须注意下列诸端。

如患痨症应何调食

（一）痰唾以器盛之，然后以火焚之，或煮于沸水内。除寻常痰盂外，尚有特制之纸囊或手帕可用，唾时如无痰盂等在旁，则或向火炉内或向水沟中唾之亦可。

（二）咳嗽或喷嚏时，宜以布或纸一方掩于口鼻间，后乃以火焚之或以水煮之。

（三）咳嗽时，不可向他人之面。

（四）身居户外，愈久愈妙。

（五）在户外篷帐内睡眠。

（六）如必须在户内睡眠，则窗户当半开。

（七）日间室中当使空气流通。

（八）独睡。

（九）睡时不可蒙首被中。

（十）多食最佳之食品。中国膳品不宜于患痨之人，盖米豆、菜蔬等类太多故也。此等食品于胃强者食之固无妨，乃往往有因食太多而致胃弱症者。患痨者宜少食米麦、果蔬，而多食鸡蛋、牛乳，如能消化则腐干、豆浆等亦良佳。市上专售之药品，切不可服。

（十一）所用之盆、箸、手巾等不可与他人同用。

（十二）须完全休息。若晚间有寒热，则须睡于户外空气内。

（十三）勿失望。痨症如尚未如膏肓，则尚可治疗。初病者，大半能痊愈，而病久能复原者，间或有之。

（十四）房屋与身躯皆宜洁净。

（十五）室中宜令空气及阳光透入。阳光可于半小时内将痨虫杀死，故阳光为杀虫最良之药品。

（十六）不可居于黑暗及潮湿之室中。

（十七）洒扫房屋时，不可使尘埃飞扬空气中，应先洒以水，然后用湿布或布帚抹去之。

（十八）将以上诸事教导他人，并尽力襄助，使肺痨不致传布。

肺痨无药饵可治，万一能治，即曰休息，曰美食，曰清气，曰阳光是也。

以上所述预防及疗治肺痨之法，只为个人计，若为公众计，则当有下述诸项。

（一）遇有肺痨发现，当及早报告于公立医院。

（二）向公众人演述此问题。

（三）设立痨虫研究所，致患痨者可延医请教等事。

（四）设立初级病院，初等痨者可就症。

（五）设立高级病院，患痨已久者可就症。

（六）下流社会中如有痨症，则可使深明此病者，至其家中指导一切。

（七）如一家之中家长患痨，则当资助其家属。

（八）当为患痨获痊者，谋合宜之职业。

至肺痨之病院当设在清净之乡间，其作用在乎训导患痨者，使自知看护之法，俾不致于贻害他人。疗病之法则为休息、美食、清气及阳光，养病之期当以一年或两年不等。然即在院一月，于病者亦大有益。盖一月间，病者已深知治病之原理及一切看护之法也。若在院内患痨而克奏效者，约居多数。

痨虫研究所于预防一方面最关紧要，其目的在乎使有病者可及早察出病原，及至患痨之各户晓论一切防备传染之法，且可分别轻重，将病者送入初级或高级病院。

验痨简法

肺痨初起多不自知，渐见身体瘦削，颜面苍白，夜出冷汗，下午发热，颊现红色，咳嗽咯血，或痰内时混有血液，男则梦遗，女则带下，重者音哑泄泻。验痨之法，西医每用听视，凡肺发浊音是痨，发清音者非痨。余觅得一种验法，极有奇效，兹述之于下。

乳香烧烟，熏病人手背，男左女右，以绸帕盖手掌心，良久有毛掌中出，白者易治，红者难治，黑者不治，无毛者是无痨虫。

上验痨虫法其验如神。余友陆某之妻，初起咯血，后身体渐瘦，冷汗虚热，即以此法验之，见掌中有毛且黑，果不治。又刘某患同样之症，人疑是痨，亦以此法验之，掌中无毛，卒愈。后验某氏有毛尚白，卒亦愈。屡试屡验，较西医听肺之法又简而明矣。

参观肺痨病研究会记

乙卯春三月，上海中国青年会特开肺痨病研究大会于南京路口，将各种痨瘵病实地调查制成种种模型，陈列会场，任人入内观览，乃谋肺痨病知识普及计也。是月二十三日，适逢华人游览之期，余时往参观焉。会场内整齐严肃，有招待员数人随时指引，并赠工部局卫生处史旦莱博士编述《痨症或肺瘵防免及其治疗之法》。其所陈列者约分四类，一标本，二模型，三图说，四照片。

标本最少，仅有剖下之病肺数种贮入酒精瓶中，按病理学谓"患肺痨病，吐粉红沫者，即为肺组织已损坏之证候"。今观此标本组织上点点有形，乃为肺痨病菌所侵蚀，殆即患肺痨病者，吐粉红沫时之肺组织软。

模型有多种，兹择其最要者记之。有一种有一少年偶像着中国衣履，由大门出，即入棺木中，周而复始，循环不已，外有墓数塚，盖示人以肺痨病传染之惨死亡之多也。又有人力运动之模型，盖示人患肺痨病时不可运动，无病时而又不可不运动也。又一模型置良恶人面各一：其良者，下置灯一架，注谓"大放光明"；其恶者，下置一黑灯罩，注谓"黑暗无光"。盖示人以肺痨病者空气须良好，不可秽恶也；食品须油润，不可枯槁也；作事须休息，不可劳苦也；习惯须清洁，不可龌龊也。又有一模型列于会场之正中，悬有一板，中间悬一钟铃，时时作响，注谓"每钟一下，中国因痨病而死者一人"，并注云"此皆可不死之症"，更注"西文云，中国因肺痨病而死者，每点钟死九十七人，每日死二千三百三十五人，每年死二十五万二千三百四十八人"。呜呼！吾国人之厄于肺痨者，亦云惨矣。夫肺痨病，本总名也，有第一期、第二期、第三期之区别。其第一期类皆可救者也，第二期则介乎可救不可救之间，第三期则必死。今之医者，不识第一期、第二期之正当疗法，概以背谬之法治之，妄用药饵，以致本可不死之病而亦致死矣，岂非可惨事哉！

会场中陈列图说甚多，有述肺痨病即吾人之恶仇敌者，有述蝇为肺痨病之媒介者。其最要之一图，先述肺痨之所需，如居室内之日光，森林中之空气，饮食中之牛肉、鸡蛋、牛乳之类；次述肺痨病洁净之方法，如痰宜吐入手巾，所吐之手巾须烧却或煮沸，患肺痨病者须隔离清洁之类；次述肺痨病最易染之媒介，如饮酒、闭窗户、过劳动、居室人多、空气充斥最易为媒介之类；末述传染及结果，谓"中国得肺痨病死者，约七十五万余人"云。其影灯有一片谓"香港患肺痨病者，万人中死二十八人；患鼠疫者，万人中死十六人"。盖示人以肺痨虽慢性传染病，较鼠疫之急性传染病尤可恐也。

陈列照片亦甚多，有城乡空气优劣比较图，有痨病由灰尘传染、呼吸备染图，有一图谓"一年肺痨病等于十五年之萎黄病"。吁！可畏矣。其余有米颇林勇子养病院图、牛约卫生队于阿替斯法之病幕图、牛约卫生队避暑养生所图、孙彼勤之养病大病院图、避暑海滨图、妇女野外养身院图、妇女痨疾初起养身所图、养病于马立克屋顶图。有一图谓"美国于四年中因痨病死者，较南北战事死者尤多"。更有发明肺痨病柯饶伯医学博士之玉照。若是者，盖示人以欧美扑灭肺痨病菌有一日千里之势也。

余参观至此，不禁有所感焉。夫肺痨病，重调摄，不重药饵，因世界无杀肺痨病菌特效之良药。调摄之法，约分四端，一营养疗法，二空气疗法，三日光疗法，四精神疗法。营养疗法者，食物宜用易于消化之品，如鸡蛋、牛乳及新鲜之野菜或鱼肉、兽肉之不多含脂肪者，则滋养而有益。空气疗法者，朝夕呼吸新鲜之空气。日间宜将窗户尽开，晚间亦宜洞开卧房之窗户，使空气流通。日光疗法者，以日光为杀灭结核菌之良药，且能增进皮肤之色素，宜选日光普照之地为患肺痨者之住所。精神疗法者，宜放弃俗累，自寻乐趣，常保其身心中固有之愉快。有因咳嗽咯血而生恐怖心，切宜戒之。嗟乎！吾友自丁仲祜先生译述肺痨病书数种外，鲜有谈肺痨者。上而官绅，既缺地方卫生之知识；下而士庶，其讲体育、重卫生者，复百不获一。而一般医者，又罔知肺病之原因及其调摄之方法，以致肺痨病日蔓延于社会也，岂非可悯之事欤？未知吾国人参观斯会，亦知警惕否耶？因有所感缘，拉杂记之。文字工拙，所弗计也。

医产

西人精于医，而外科尤为中国岐黄家所不及。余戚一少妇，初诞子而胎不得下，宛转床褥近十日。遍延稳婆探视，皆云产骨黏合，万无开理，相顾无计，束手待毙而已。后延西医来，西医所言亦如稳婆，而云有治法，可保无恙。乃命人担两桶沸汤，闭门户，以刀剖之，取骨出，儿随生。初不觉痛楚，至今其妇生数子，悉无他患。西人取其骨，裹以绵绸，命妇藏于床褥，温暖之，取其气相感，恐寒子宫也。嗟乎！使无西医，则其妇死久矣。余因其能夺造化之功，故于产科而约略述之。

经验良方

清礼亲王尝患鼻衄，至流血数斗，竟夕不止。以青黛、紫菀诸物治之，毫无应验。有人送一方，用千瓣石榴花烧灰，以酒调之，塞鼻中，其血立止。屡试果验，因志之。

医生刘子英口传：产妇胞衣不下，如产系男孩，将产妇左腿提起，胞衣即下；如产系女孩，则提产妇右腿。历试屡验，幸勿以滑稽文类视之。

治手疯

常郡徐某久患手疯，两掌皮厚三五分，木强①不可把握。延医费数百金，不效。一日，遇道士，谓曰：而欲愈此疾乎？费三十文钱足矣。因诘之，曰：每日一文，买热豆腐花一碗，两手掬之，凉乃止。徐如所教，三十日而疯疾痊。

治目中痘

管义方言，其子出痘，痘出右目。有人传一神方，用多年鸡埘②下土中白虫，长寸许，断之，得水一滴，点之效。随即诣人家觅取，携十数条归，如所教。明日左目亦出痘，急用虫，

---

① 强：通"僵"，僵硬。
② 鸡埘（shí 时）：指在墙壁上挖洞做成的鸡窝。

而虫已枯死，遍觅不可复得，左目遂盲，幸右目无恙。

空青

浙中蘅芷堂徐氏，眼科世医也，有祖墓在杭州北高峰下。乾隆时，徐固亭先生赴省祭扫，其坟丁张某素业凿山礨石等事，为言：昨偶锄地，于沙土中得山石一圆，形如雀卵，破裂之中有浆汁如膏，不识何物。先生索观，辨为空青，乃携碎石归，研末治目。虽甚剧者，靡不应手而愈，由此盛名亦起。迄今，其曾孙朗洲犹世其业。先生曾有诗咏此事，惜不及忆耳。俗传空青为山胆，山各有之。然考本草，空青生益州山中，弘农、豫章间有之，他山则愈少矣。有白青、绿青诸名目，能化铜铅为赤金，治目之圣药也。腹中浆涸，埋土中七日，汁液重生者真。俗传空青多为蛟龙所攫①，以致人世罕见，此则齐东野人之语也。袁太史简斋《随园诗话》中载，曾于贵人家见一石卵，内外莹彻如水晶，中有浆汁，隐一流动，下蹲一白兔，跃跃欲飞，云是空青，此又别一种类矣。闻徐氏所得者，粗糙如寻常石卵，且偏陂厚笨，并无空明圆滑状，第体轻若纸耳。

习俗医药误用之害

丹砂，一名朱砂，气味甘、寒，无毒，治疮痂，解胎毒，安心神，定魂梦，辟邪怪。初生小儿夜卧不安，涂顶门及心窝、两手足心，甚效。故小儿弥月剃发，多以丹砂涂顶。余曩②寓杭垣，见剃发匠多用银朱，以为价廉而色又红，不知银朱乃水

① 攫（jué 决）：掠夺。
② 曩（nǎng 攮）：以往，从前。

银炼成，气味辛、寒，而有大毒。小儿头顶涂之，致有癣瘰等患。为父母者，所当注意也。

杭垣风俗，凡初生小儿，或三日，或十日，或弥月时，令稳婆艾灸顶上百会穴，相传已久，牢不可破。殊属不解，询其故，谓艾灸头顶易于抚养，并可长生。此俗传无稽之谈也，不知头为诸阳之会，最忌火灸！小儿以娇嫩体质，无罪而罹此灾，尤属可悯，均宜深戒。

小儿回春丹，抱龙、牛黄等丸，皆清热化痰之药，只可治急惊，不可治慢惊。【彬蔚按】慢惊风服之，多致不救。奈何各处药铺仿单上以及方书中皆云"兼治急慢惊风"，笼统一语，实属贻误非浅，良可痛也。余以人生躯命所关，敢将一得敬告四方，不独育儿者须知，即业医者亦当知所惊惕，毋为无形之杀人也可。

赤小豆，一名红豆，气味甘、酸、平，无毒，治水肿，散痈肿，泄疮脓，利脚气，通小便。内治外敷，俱极神效。昔有友人头面肿烂，问余何药可治，余答以用赤小豆研细末，苦参煮汁调敷。过五六日，不效，又来求换他药。余疑其办药未真细，询之，乃误用半红半黑眼鬼豆，即名相思子，非惟无益，而且有毒，令速易之。不数日，果获全愈。

百岁酒

齐礼堂先生慎授一药酒方，谓可治聋，明目，黑发，驻颜。后传诸友人，服之一月，目力顿觉胜前。其方用蜜炙绵芪二两，当归一两二钱，茯神二两，党参一两，麦冬一两，茯苓一两，白术一两，熟地一两二钱，生地一两二钱，肉桂六钱，五味八钱，枣皮一两，川芎一两，龟胶一两，羌活八钱，防风一两，枸杞一两，广皮一两。凡十八味，外加红枣二斤，冰糖二斤，泡高粱烧酒二十斤。煮一炷香时，或埋土中七日更好，随量饮之。齐君云此名"周公百岁酒"，其方得自塞上周翁，自言服此方四十年寿，已逾百岁。翁家三代皆服此酒相承，无七十岁以下人。

福州梁茞林先生章钜至粤西，刊布此方，僚寀①军民服者皆有效，遂名"梁公酒"。有名医熟玩此方，久而憬然曰：水火既济，真是良方！其制胜全在羌活一味，此所谓"小无不入，大无不通"，非神识神手，莫能用此也！自是而日三服，至今已八年。未几，梁公引疾解组②，侨居南浦。有患三年疟者，乞此酒一小瓶饮之，前后凡两人，皆应手霍然。而浦人不甚以为然，至有此言其方者，曰：此十八味，平平无奇，而羌活一味，尤不宜轻服。与粤西名医之言正相反。闻之，殊为齿冷③。余友陆祥云听鼓④省垣⑤，素嗜饮，中年以后已成酒痨，每日啜粥不过一勺，颜色憔悴，骨瘦如柴。医家皆望而却走。适其长子元辰在余寓处，亟录此方与之。祥云素不饮烧酒，不得已，以绍酒代之，日饮数杯，以次递加。半月后眠食渐进，一月后遂复原。客秋，余由锡遄返⑥杭寓，相见则清健较胜十年前，而豪饮如故。据言并未服他药，只常服此酒，日约三斤，已五年矣。夫绍酒之力，固不及烧酒之厚，然服烧酒者日以两计，服绍酒者日以斤计，则其力亦足相敌。故其效并同也。梁公五十余岁

---

① 僚寀（cǎi 采）：同僚。
② 解组：解下印绶，谓辞去官职。
③ 齿冷：耻笑。
④ 听鼓：指官吏赴衙值班，官吏赴缺候补。
⑤ 省垣：省会；省城。
⑥ 遄（chuán 船）返：急速返回。

时，鬓发早白，须亦苍。然自服此酒之后，白发竟为之稍变，惟白须如旧。余细思其理，酒气向上，故于发易见功，而下垂之须，酒力未必能到此。理甚明也！

揩牙方

《云烟过眼录》中有一方云：生地黄、细辛、白芷、皂角各一两（去黑皮），并于入藏瓶，用黄泥封固，以炭火五六个，煅令炭尽，入白僵蚕一分，甘草二钱，合为细末。早晚用揩齿牙，方令坚固，并治蚛血、动摇等患。【彬蔚按】擦牙杂方极多，惟择其经试有验者录之。如川椒、细辛各一两，草乌、荜茇各五分，共研末，以擦欲落之牙，可使复固。又有用枯矾、松香、青盐各等分研末者，亦有效。然均不如支筠葊先生方廉所传一方云：生大黄一两，杜仲五钱，熟石膏八钱，青盐一两，合研为末。值余牙痛颇剧，用此方顿瘥，则真擦牙之第一善方也！又按：世传牙痛方，尚有用细辛、芫花、川椒、小麦各五钱，煎汤漱口者亦效，但不可咽下，或用好烧酒漱口亦可。用桂圆一个（开），入食盐令满，烧透存性，擦之。或用番瓜蒂（焙研），擦之亦效。

固齿仙方

《玉壶清话》载：莲花峰有断碑，读之，乃治齿乌须药歌一首。修制以用，其效响应。歌曰：猪牙皂角及生姜，西国升麻蜀地黄；木律旱莲槐角子，细辛槐叶要相当；青盐等分同烧毁，研末将来使最良；揩齿牢牙须鬓黑，谁知世上有仙方。

物入肺管

《一斑录》云：常昭城中，有巨姓子，甫七八岁，于四月食鲜蚕豆，以最大一粒弄于口，不料气吸而入于肺管，即时委顿发喘，医皆束手。自薄暮至夜半，竟死。其家只此一子，母悲悼不已，未久亦亡。惜其时未有喻其理者，但捉儿两足，使倒悬，则所入之豆一咳即出。本非药可治，何用延医？三十年前，珍门庙有小儿食海蛳，误吸其壳入肺管。又七八年前，有家仆之子十岁，亦吸海蛳壳入肺管，并延至月余日而死，皆不知治法而贻误也。余谓小儿以豆误塞鼻管而不能出，但将此儿两耳与口掩紧，不使通气，乃以笔管吹其无豆鼻孔，则豆必自出，去之甚易矣。

雄黄酒

吾乡每过端午节，家家必饮雄黄烧酒，近始知其非宜也。《一斑录》云：雄黄能解蛇虫诸毒，而其性最烈，用以愈疾多外治；若内服，只可分厘之少，更不可冲烧酒饮之。余友钱某于端午大饮雄黄烧酒，少时，腹痛如服砒信，家众误认为痧，百计治之。有知者云：雄黄性烈，得烧酒而愈烈，饮又太多，是以为患也。急觅解法，而已无及矣。

背疽方

治发背，脑疽，一切恶疮，服瓜蒌方：悬瓜蒌一枚（去皮，用瓜瓢及子），生姜四两，甘草二两（横文者佳，细切，生用），无灰酒一碗，煎及半浓，服之。煎时不犯铜铁。病在上，食后服；病在下，空心服。见《洪氏方》《陈日华方》。中州初约子张户部林卿，其方有加大黄，或木香，或乳香、没药者，大率以瓜蒌、生姜、甘草为主。病疮先疏利，次用瓜蒌药，日以乳香、绿豆粉温下三五钱，防毒气入腹，外以膏药敷之，病者亦无虑矣。太原元裕之好问，年二十一，侍其父官陇城。大安庚子，其父疽发于背。时好问愚幼，平居作举子计，于医药懵然无所知。庸医满前，任其施设，竟用是捐馆①。其后还乡，得此方于家塾，以治他人，遂有百验之效，感念畴昔，惭恨入地。呜呼！为人子者而不知医，其受祸乃如此。故并记之。

《百一方》

宋·陈振孙《直斋书录解题》云：《肘后百一方》三卷，晋葛洪撰，本名《肘后救急方》，率多易得之药。凡八十六首，陶隐居并七首，加二十二首，共为一百一首。取佛书人有四大，一大辄有一百一病之义。《直斋书录解题》又有《是斋百一选方》三十卷，山阴王璆撰百一者，言其选之精也。同以百一名方，而取义不同。至佛书一大有一百一病之说，未得其详，医家亦不能言也。

治疝古方

丁未春，余侨寓杭垣。友人王某有患疝疾者，甚苦。有客教以用荔枝核煎汤服之，遂愈。后以此方授之以他人，殊未见效。一日，余偶翻旧书中夹有一纸条云：辛稼轩，初自北方还朝，忽得癫疝之疾，重坠大如杯。有道人教以服叶珠，即薏苡仁也，法用东方壁土，炒黄色，然后入水煮烂，放沙盆内研成膏。每日用无灰酒调服二钱，即消。沙随先生亦患此症，辛以此方授之，亦一服而愈。按：此一段忘却在何书抄来。后即以此原纸授王某，如法制服，五日而霍然。然古方之有用如此，

---

① 捐馆：指官员的去世。

因泚笔①记之。

圣散子方

《武英殿丛书·苏沈良方·第三卷》载有圣散子方，共二十味，末附识陈无择之言，曰：此药似治寒疫，因东坡作序，天下通行。辛末年，永嘉瘟疫，被害者不可胜数。今录以备疗寒疫用者，宜究审其寒温二疫，无使偏奏也。有清·钱曾《读书敏求记》云：圣散子方一卷，此方不过二十八味，诸病俱可治。东坡得之于眉山人巢谷，惜其方世罕之见，郭五常得之于都宪袁公，为梓行于郧阳。

屠苏酒方

或问屠苏酒之义，记得《七修类稿》中有之。屠苏，本古庵名，当从"广"字头。《广雅》"庵"作"廇瘄"二字。孙思邈特书此二字于己庵。《集韵》云：廇瘄酒，元日饮之，可除瘟气，亦作屠苏。今人因思邈庵中出辟疫之药，遂有"屠绝鬼气，苏醒人魂"之说，可笑也。尝忆得《三因方》上有此药酒，用大黄配以椒、桂。盖孙思邈出庵中之药，与人作酒，因遂名为屠苏酒耳。其方为：大黄、桔梗、白术、肉桂各一两八钱，乌头六钱，菝葜一两二钱（各为末），用袋盛，以十二月晦日日中悬沉井中，令至泥，正月朔旦，出药置酒中，煎数沸，于东向户中饮之。先从少起，多少任意。

一方，加防风一两。

---

① 泚（cǐ此）笔：用笔蘸墨。

折骨伤方

纪文达公云：交河黄后生言，折骨伤者，以开通元宝烧而醋淬，研为末，以酒服下，则铜末自结而为圈，周束折处。曾以一折足鸡试之，果接续如故。及烹此鸡验其骨，铜束宛然。此理之不可解者，铜末不过入肠胃，何以能透膜，自到筋骨间也？惟仓卒间，此钱不易得。后见张鷟①《朝野佥载》曰：定州人崔务坠马折足，医令取铜末，酒服之，遂痊平。后因改葬，视其胫骨折处，铜末束之。然则此本古方，但云铜末，非定用开通元宝钱也。

被殴打伤风方

纪文达公又曰：凡被殴后，以伤风致死者，在保辜②限内，于律不能不拟抵。吕太常含晖尝刊一秘方云：以荆芥、黄蜡、鱼鳔三味鱼鳔炒黄色各五钱，艾叶三片，入无灰酒一碗，重汤煮一炷香，热饮之，汗出立愈。惟百日内不得食鸡肉耳。此一方可活二命，需广布之。

小儿吞铁物方

漳浦蔡文恭尝语人曰：吾校四库书，坐讹字，屡经夺俸，惟二事得校书之力。吾一幼孙，偶误吞铁钉。医家以朴硝等药

---

① 张鷟（zhuó 卓）：字文成，自号浮休子，深州陆泽（今河北省深州市）人，唐朝大臣、小说家。

② 保辜：指中国古代法律根据伤害手段而令加害人在限期内保养受害人康复，并以康复的程度确定加害人罪刑的制度。

攻之不下，日渐尪瘵①。后因校《苏沈良方》，见有小儿吞铁物，方云：剥新炭皮，研为末，调粥与小儿食，其铁自下。依方试之，果炭屑裹铁钉而出。乃知杂书亦有益也。

治喉鹅方

黄霁青曰：族兄秋坪室钱氏，素患喉鹅。喉鹅者，喉间起疱，肿痛甚者，两两胀塞，名为双鹅，勺水不能下咽。治稍稽缓，呼吸气闭，往往致毙。钱所患类是，屡治屡发，恒苦之。秋坪尝自粤东归，于江山舟次闻同舟人有谈奇症及治喉鹅方者，云：断灯草数茎，缠指甲，就火熏灼，俟黄燥，将二物研细，更用火逼壁虱即臭虫十个，一并捣入为末，以银管向所患处吹之，极有神效。因关心而默记焉。及归，钱恙复发，较前尤剧，医者束手。忆及舟次所闻之方，亟依法制治，数吹后，则双疱忽溃，呕吐脓痰碗许，旋即平复，嗣是遂不复发。秋坪叹为神效，真不啻仙方云。余按：指甲灯草本喉症应用之品，至合壁虱为三昧，则古方所未有，不知所述者从何处得来耳。

治痰迷谵语方

李葛峰先生景峰曰：凡谵语者，皆心为痰所摇。应用鲜猪心一具，将辰砂一钱，甘遂二钱合研为末，藏猪心中，外用牛粪煨熟，取出药末，和作两丸。再将猪心煮汁，和丸吞下，即愈。时苏州有人患痰迷病，服此方而愈。李所目击，故转以告余，因记之。

---

① 尪（wāng 汪）瘵：瘦弱。

治积受潮湿四肢不仁方

歌诀云：十大功劳三两重，八棱麻根五钱轻。淫羊藿与千年健，红花当归五加皮。陈皮六味俱三钱，一共八味煎浓汁。配入陈烧四斤足，再加无灰酒十斤。封坛七月随量饮，一月之后见奇功。此方系扬州异人所传，余闻叶笃潭先生服之有效。

止血补伤方

姚伯昂《竹叶亭杂记》云：余姪婿张子畏寅官农部时，赴圆明园画稿。车覆，舆夫为轮所压伤，两肾子俱出，以为无救也。余适在朝房，以语申镜汀前辈，申亟录一方见示，且言昔亲见两舟子持篙相斗，篙刺额角而穿，以此药敷治之而愈。其药止痛止血，且不必避风。余急照方配药，令舆夫敷之，半月而愈。复以治刀箭马踢跌伤，无不验。其方用生白附子十二两，白芷、天麻、生南星、防风、羌活各一两，各研极细末，就破处敷上。伤重者，用黄酒浸服数钱；青肿者，水调敷上。一切破烂，皆可敷之即愈。好善之人，苟能于平时预制，以治斗殴伤，可活两命。价不昂而药易得，亦莫便之阴功也。

补心丹

明人邓苑《一草亭眼科全书》云：合天王补心丹，用人参、元参、丹参、天冬、麦冬各一两，五味子、柏子仁、酸枣仁、远志肉、白茯神、当归身各二两，白桔梗、生地黄各五钱。炼蜜为丸，如弹子大，朱砂为衣，临卧用灯心汤吞服三钱。治心血不足，神志不安。

【彬蔚按】疲倦就枕，神志不安，有似怔忡者，细嚼南枣二三枚即可成睡，余亲验之。

梨能治斑

合肥黄二山明经_{承谷}避寇乱，橐笔①游粤间，亦为亲旧治疾，其医不循常法，多出以意，殆仓公之流亚欤。著有《黄钟图征药性论》，诸书行世，录其《梨性说》，曰：生木者，水也。梨属水，故梨字从利从水。肝窍在目，离为目，故梨音离。离为火，肝为木，火数二，木数三，合而为五，故梨有五用，曰汁，曰滓，曰皮，曰生用，曰熟用，各专一症。庚申秋七月，余友幼子年三岁，出麻，值同居遭丧儿中恶，即时麻收发出，遍身黑斑，自印堂以至地阁，色如烟煤，皮熟如火，气息紧促，手足抽瘛，不省人事。投以通关散不应，与之水尚能下咽，因取梨汁合开水灌之，不舍昼夜。三日始能语，六日目有泪，七日涕出。其母恐儿饥，与以米饮，适父自外入，急止之，然已食半匙矣，因合牙疳散药末，至儿呼口痛，启视之，上牙床已黑，拭药乃止。至第十日儿索梨滓，其母自思汁可饮，滓当不妨与之食。而后告余晓之，曰食之必累儿泻。是晚，儿果大泻不止，仍令开水和梨汁照前服之，凡二日乃愈，十五日病始大退。只梨一味，计用去八十余斤，愈后调养，每日仍用开水和梨汁当茶，过百日乃去。盖斑症本发于胃毒，米能助胃气，故斑症最忌米。风缘肝，木失水，水为骨，牙乃骨之余，故知此症误食米必发牙疳也。梨滓重坠之物，故余知其必泻云。

【彬蔚按】广州地处炎峤，居人恒患热疾，热极则胃败发斑，成不治症。黄君独能精思默虑，以梨一味起此沉疴，洵良

---

① 橐笔：手持橐囊，簪笔于头，随时奉命执笔写作。

医也。其所用梨即惠州淡水所产沙梨，色香味与苏产略同，不及津梨远甚。观此可知良医用药惟其宜，固不在珍品也。录此以告世之患热症者。

外科奇术

宣统己酉春，南通范肯堂先生哲嗣彦矧留学东瀛，寄居旅馆，夜遭火患，由重楼跃下，折一足，延东医，治以铜丝，续其断骨，敷以药，三月未能瘳，足甲渐枯，亟返沪延中医治。或曰有武庠生秦翁者，外科之良也。即倩人持厚币敦聘以来，视腿骨断处，曰宜去铜丝，敷以药，且予饮药方。询知为范先生子，亟返币，约三日后来视。既复来，患足渐知痛痒，曰犹可治，自是每数日一来，视敷药易饮剂以为常，匝月①而足甲复生，三月能扶杖行，半载则弃杖而趋矣。

西医神技

清光绪间，有漕督某之第三公子，擅词翰，惟生而一足微短，蹩躄②蹒跚，不良于行，引为奇憾。屡访名医，均谢无能为役，佥③谓天生缺陷，此恨绵绵矣。后移寓沪上，意谓春申人海之区，或有华元化之流，善断鹤续凫之术，乃物色其人，嗣经黄某谋之，仁济医馆某西人议。既定，招公子至，令卧病床，施以蒙药，公子沉沉酣睡。医者乃除其履袜，衡其短长，纤微毕悉，然后于所跛之足踝间奏刀，砉然④去其肤肉，而垫

---

① 匝月：满一个月。
② 蹩躄（bié bì 别必）：缓行貌。
③ 佥（qiān 千）：全，都。
④ 砉（huā 花）然：形容皮骨相离的声音。

以软木楔，审视再三，乃涂以药汁而缝合之。及醒，若无所苦，惟跗际稍觉麻木耳。医戒以在院安卧若干日，不得行动，及期，稳步如常人矣。余闻此项软木富于弹力性，复用药水浸制，能与肌肉融和，故经久不腐云。

医学士改容妙术

法国自欧战以来，战士死亡枕籍[1]，然医术进步亦随之一日千里，而医容术一科尤为曙光焕发。巴黎洼特陆军医院中，每次医治大都以丧失鼻梁者尤伙。法国医学博士摩尔斯坦氏在该院中称为接雁续凫妙手，其治鼻梁之法系用蒙药晕倒丧鼻之人，以锐刀将其颊部由上至下切开，如马蹄形，使鼻际伤部分离，取筋骨削断成鼻，植于该缝隙间，蒙以嫩皮，敷以灵药，数日后气血充盈，然后丰准无恙焉。余探发明之医形方法约分四十五种，法国波尔多附近复设有诸兰斯之整容病院，凡损伤头面者，入院施治，陆续不绝。该院摩尔博士擅术甚精，人患巨疮，一经医好，俨如天生，绝无痕瘢，法国外科医届洵堪咋舌矣。

论红痧症

近数年间，各埠工厂林立，煤烟熏蒸，以致发现一种急性传染病，曰猩红热，南人为痧，浙人曰瘄[2]，北人曰疹曰丹，是即猩红热之一类，即俗名红痧症是也，传染之速且牵涉咽喉。其初发时则身热，喉间略见白点，是时只须服以疏表之剂，俟

---

① 枕籍：纵横相枕而躺。籍，通"藉"。
② 瘄（cù 促）：疹子。

红痧一发出，再行清热即可痊愈。医者不察或神经错乱，视为喉症，而用凉药，致痧闭不得出，实贻误匪浅。彬蔚愁焉①忧之，爰将红痧症之历史略叙数，则俾未病者知早防避，业医者不致于误治，幸留意焉。

红痧症之历史

此症在一六七六年前皆误以为风痧，自经医家新雪海晤氏苦心研究，始定今名。此症之媒由于一种微虫，大概出于水、空气或食物中，一入人身，遂布满血分，滋生不息，旋游行于病者之气中、汗中、痰中、外肤中，荡入空气，其传染力速而且大。凡患此症者，痊后收拾不净，即数月以后，此虫之能力依然仍足为患。一八八五年英国伦敦此症盛行，经医士开来氏调查知得自牛乳中者。我国素无此症，自庚子联军入都，是岁秋（此症大都发于春末秋初）东三省直隶陡然发现，死者甚伙，想由联军沾染而来。至癸卯新秋，沪上此症盛行，即向所称为红痧症者是也。惟并不牵涉咽喉，孰意近年来患此症者每与咽喉颇有重要之关系，则较癸卯殊多差异之点。此吾同人所最当注意者，倘误以为喉症，则有大谬不然者矣。

平常之红痧症

此症自萌芽而发生，而平复约历两三星期。初发冷旋壮热至百零五六度，肤燥欲裂，脉洪数，咽干而红肿，头颈牵强，恶心，口渴，苔厚，边尖，俱绛而刺，四肢酸楚，头略疼，有时通体奇痒，心神烦乱，夜分间或发狂。两日而痧粒始见，初发于头部胸，后延及面部与全体，先为红色光亮之细粒，细粒

---

① 愁（nì 逆）焉：忧思伤痛的样子。

相缀叠成一片，略似红云，旋变为黑，而肢湾①及颈项最多。七日后热度降，肤更燥，而外层之细皮肤如痂脱下，当时皮肤颇形粗糙，且体温反较常人为低，此为普通之症也。

红痧与咽喉之关系

咽喉之关系有轻重两种，轻者喉部肿而干燥，重者黏痰壅塞，喉核肿烂，不能下咽，眼鼻口内膜均发炎如烧，热度日增，大概得法伦表百零四至八度之高，脉每秒跳百二十五至六十次，溲色红，如肾内别有相关之症，则溲内含有蛋白质。凡红痧至极点时期，其见象有如此者。

剧烈之红痧症

若其较重之症，喉间疼痛十分难受，喉核小，舌胀肿，有时被白膜网住，喉部腐烂，呼出臭气，令人难堪，且累及声管，臭涕塞鼻，苔焦黑，吐泻交作，有时腹痛，因口内毒涎咽入胃肠也。然虽剧烈，尚非不治之症。又有神思困乏或不寐，以致发狂惊痫，脉沉，面色灰，时寒时热，冷汗不止。此毒之已入脑部者也，是谓不治之症。

防避之法

如遇此症，急以消毒药水（各大药房均有）蒸汽或遍洒，以杀病室之毒微虫。人由病室而至他庭者，须先以消毒药水喷其衣服，俾免传沾他人。至幼稚断乎不得使入病室，盖最易传沾也。

红痧神验方

大豆卷六钱　晚蚕沙五钱　鲜桑枝二尺

---

① 湾：通"弯"。

三味共煎服。

【彬蔚按】此方系老医胡葆卿所制。是年胡君亦患此症，先以此方治愈，后有踵门求治者，即书此授之，靡不应手奏效，惟用凉药抑遏者多致不救。西人亦患此症，因冷水沐浴而死者甚众。盖痧贵疏透，一经寒凉隐伏不出也。

霍乱症

霍乱一名急痧，又名时疫，俗名绞肠痧、吊脚痧、瘪螺痧。泰西名曰虎列剌，余直称为霍乱者，冀普通人民能解之也。霍乱一症是湿热郁伤脾土之候，至霍乱转筋，则由脾土逆传肝木矣。其病原起于一种细如芥子之微菌，随物下咽，直达肠管，瞬息间即繁殖于人体全身。设或治之稍缓或治不中窍，未有不垂危至死者。时值夏秋，此症尤伏，或治或不治，余心恻然，用敢拟内外两治法开列于后，此余往岁在江浙时知为万试万验之法也。即或证候稍有变迁不同之处，而治法要不出此范围，并走书求教于留东专修医学诸君，询其治疗及预防之法。惟望同志再行研究，勿视为老生常谈为幸。

霍乱转筋外治最要法

用辣蓼草一二两，捣汁和膏，梁汾酒四五两，湿涂两手腕两腿腕，随涂随用，右手力拍之，见青紫黑泡而止。如无辣蓼草，专用汾酒亦效。切忌针刺火灸，血管被其蹂躏，致有瘀血凝结于中，以致血脉不通，有性命之虞，慎之。

又内治汤药方

上吐下泻，手筋足筋腹筋微有抽痛，速服此方。

制川朴一钱　广陈皮一钱五分　制茅术二钱　猪苓五分　赤苓

三钱 泽泻一钱五分 淡茱萸一钱 炒川连六分 制半夏一钱五分
广藿梗一钱五分 宣木瓜一钱五分 老姜一片

如未转筋，去茱萸、川连、木瓜三味，已转筋者可倍用。切忌饮粥，饮则难治。此方系道光年间武林张镜江名医所定，数十年来活人无算，幸勿轻视。

治疗法

上吐下泻，身体冰冷，精神衰弱之时，速取芥末煎汤，用毛巾蘸汁绞干，围裹腰际，冷时再换。复用米或面粉包入囊中蒸热，暖其四肢。或用芥子末调浓如泥丸状，贴于腹部、心窝等处。经一二小时，身体出汗，气力渐足，小便下通，本病可无危险矣。若患者口渴，可饮以温茶或百合粉。

预防法

每食后，以稀盐酸四五滴混入温汤中，代茶饮之。稀盐酸者，即以四五倍水混合之物也。或时时用薄荷水含漱亦可。水果切忌入口。上餐余菜下餐复食，必须煮熟至摄氏五十度以上。屋内有日光不及之处，须洒石炭酸或散布石灰。

干霍乱

干霍乱心腹绞痛，欲吐不吐，欲泻不泻，俗名绞肠痧，不急救即死。治法宜饮盐汤探吐，外治刺委中穴亦妙。此证王宇泰《证治准绳》谓由脾土郁极不得发，以致火热内扰，阴阳不交。而吴鞠通《温病条辨》谓由伏阴与湿相搏，证有阴而无阳，方用蜀椒、附子、干姜等药。窃谓干霍乱亦如湿霍乱，有寒有热，当审证施治，不得专主热剂。吴氏书阐发治温病之法，辨论详晰，卓然成一家言，惟此论尚局于偏，恐误末学，特指正之。

时行病刍言

今年岁次戊午，为君火司天之年，与人身之君火易于搏激。四五月间，天时阴寒，极为不正，温度常在七十度左右，即叔和所谓夏应热而反凉，非其时而有其气，一岁之中，长幼之病多相视者。

近时发现一种流行病，其症初起，大半头痛微热，四肢寒冷，疲倦嗜卧，筋骨皆疼，或咳呛秽恶，胃不思纳，病遍一方，症状相同，名之曰时行疫气，实即感受戾气是也。此症现象系阴湿之气壅遏卫阳，尽属上焦之病，故用药只须轻淡，如淡豆豉、姜竹茹、薏仁、防己、霜桑叶、赤茯苓、薄荷、蝉衣、荆芥、连翘等剂。如大便溏加豆蔻、山楂，胸闷加藿香、枳壳，口渴加麦冬、花粉，咽痛加玄参、桔梗，均可随症酌用，微汗即解，然又必须少用川朴一味以破戾气所结。吴鞠通曰温疫者，戾气流行多兼秽浊。经谓湿家之为病，一身尽疼，发热；又风湿相搏，一身尽痛；又伤于湿，首如裹是也。余尝考之方书而知，此次流行病之起，实由天时不正，戾气钟人所致。风寒暑湿燥火，天之六气也。山岚瘴气，岭南毒雾，地之浊气也。然天地之间尚有一非风、非寒、非暑、非湿、非燥、非火、非瘴气、非毒雾之不正之气，名曰戾气。人在气交之中，天气通于鼻，地气通于口，一有感触即易致疾，况乎应热不热之戾气与湿盛之时令相值耶？治法宜三分祛风寒，七分清热逐湿，佐以通利之药，无不立效。但气体健实者可免传染，即被染亦轻，余患骨痛，头晕，身微热，并不服药，两日即愈。昔有三人同行，空腹者死，饮酒者病，而饱食者无恙，正所谓正气胜则诸邪难侵，体质亏则百病丛生也。鄙人不文，聊抒管见，爰述其病状及疗治方法如下。

白喉痧解

今世白喉痧盛行，中西医士聚讼纷纭，莫能究其源，死者接踵，余深悯之。余视此症由湿火客于血络，少阴肾火盛，由少阴传，阳明胃火盛，由阳明传。咽喉者乃阳明少阴两经上行之道路，卧与喘亦属该两经症。发于少阴者，其始也寒多热微，喉肿不痛不腐，发之旬日，化为热炎，大便闭为顺，泄为逆，其死也，神志不昧，寒竭而亡。发于阳明者，其始也壮寒壮热，咽喉痛烂，咳嗽红痧，大便闭塞。医者治之往往专顾咽喉，不究病因，贻误非浅。浙平世医朱兰石曾治周子廉一症，其时病者，夜喘不能寐，舌强不清，脉象弦，舌苔灰黑，所幸者大便闭塞。乃急用涤痰清心丸丹，服后安卧两三钟，再进以承气降痰之剂，又安卧七八钟，至次日午后大便畅解，一切若失。子廉之病始发于少阴，而传至阳明，是属顺手，若纯属少阴则难矣。医家有指风药禁用者，此皆泥于一偏也。其始不禁用，化热后大禁用，要知用药当分先后也。闻之子廉之侄年八岁，颇结实，亦患喉痧，为医生治毙，冤哉。

萃仙丸

康熙癸酉十月三日，户部尚书山东王骘奏事上前。上问：卿年岁何矣？骘对曰：臣不敢隐，臣今实年八十。上问：居常用何药饵？对曰：向者科臣陈调元贻臣一方，名萃仙丸，非有奇草异味，而甚能益人。调元服之，八十尚生一子，存年九十六岁。臣亦用之日久，以是幸享余龄，效犬马之报于陛下耳。上命以方进，次日恭缮进呈，上见骘跪起轻捷，顾左右曰：八旬之人，矍铄如此，真福德老翁也。骘出，即敕太医院依方修合。其方用白莲蕊（阴干）四两，川续断（酒炒）三两，韭子（微炒）二两，枸杞子四两，芡实（乳汁拌，蒸）四两，沙苑蒺藜（微炒）四两，菟丝饼二两，覆盆子（酒炒）二两，莲肉（乳汁拌，蒸）三两，怀山药（乳汁拌，蒸）二两，赤何首乌（九蒸九晒）四两，破故纸（酒炒）三两，核桃肉二两，龙骨（水飞）三两，金樱子（去毛）三两，白茯苓（乳汁拌，蒸）二两，黄花鱼鳔（炒成珠）三两，人参二钱。炼蜜丸如梧子，淡盐汤下。武进邹言伦常游其门，闻之王曰：吾自中年以后，所御娈童姹女共六十有八人，而体未尝疲，萃仙丸之力也。余谓此语入邪，不足为训。

消渴

消渴之症，其分为三消，曰高消，曰中消，曰下消。消者，易消之谓也。病者烦渴引饮，故名消渴。消渴二字，略分轻重，然可对举。司马相如常有消渴疾。老杜诗"新亭举目风景切，茂陵著书消渴长"。又"飘零仍百里，消渴已三年"。观其属对，皆是平用，或单举一字亦可。如卢纶诗"相如渴甚貌逾衰"。李义山诗"侍臣最有相如渴"是也。又如《后汉·李通传》：通素有消疾，亦谓消渴也。惟如方秋崖杨梅诗"并与文园消午渴"，作消解其渴意，此是误解。又按：《李通传》"消渴"下太子贤注为消中之疾。丛书言相如消渴即所谓消中，凡此消中之解，亦失偏举。盖消中即中消也，特消疾之一耳，误以消中为消渴则可，乃以消渴为消中则不可。

桑寄生

寄生藤本叶椭圆而厚，其藤遍生细根，附着于大树之上，吸取树液，长大结实，形如莲房，故名木莲。其初生之藤，不论木石，皆能蔓延而上，惟附于桑上者名曰寄生，然必其根生桑上，借桑之津液而长，始能有效。余于丙辰春左手酸痛，晚间尤觉麻木无力，举物殊以为累，治以指迷茯苓丸、桑枝膏，并贴万应膏、百效膏等，均无效，如是者两载。于兹丁巳冬过访余姚胡云卿医生，告以病原，并求治法。胡医云用桑寄生半斤浸酒，佐以木瓜、红花、归身、丝瓜络等剂，每日小饮，当可渐愈。余如法泡制，不一月殊觉舒展，稍可携物，两月以来，果获大效，惟桑寄生一物难得真者。真者下咽必验如神，须托人往乡间觅。向阳河塘老桑树上所产者为佳，否则有治风之名，无治风之实，不堪入药。

梨疗病

湖南士人以谒送过泗州，有通太素脉者，诊之云：公将来得官，然有病不治。士竦然，曰：何病？曰：病疽。士求示药方，脉者反复群书凝想，昼夜竟不得其法。士留五日别去，脉者送之曰：到京访东垣，或有生理。明年士果得第，即谒东垣，时东垣尚未知名，才按指，骇曰：公脉哕数，毒气中脏，将不食新矣。士具告以泗州之语，东垣笑曰：渠知我，且以相试也。亦停思数刻，谓士人：此时梨正熟，君能噉几许？速买率意噉之，旬日后报我。士如言恣噉，复往谒东垣，望见即言：病已减半矣。因问：噉几何，曰：二百。曰：尚未。更旬日，东垣喜曰：今幸无恙，但发疮耳。未三日遍体生疖，亦寻愈，遂出都门。东垣附柬报泗州，泗州北向拜曰：非吾所及，莫谓天下无人也。

论治痢忌用厚朴枳壳

治痢有通因通用之法，故方药攻下者多。痢之原半由湿热，

卷七

攻下固宜，然必审所受何邪，当用何药，如湿甚为热宜芩连，火结血瘀宜大黄。乃市医漫不辨别，辄喜用厚朴枳壳，余不解其用意何居也。二味虽为下药，于破气则系专长，痢疾必别有原因，从未闻病专在气者。痢已伤阴，而复诛伐无过，使气分大受其伤，病人何堪？况患痢夏令为多，人当炎暑，十九气虚，何可再加戕贼？即实见气滞，槟榔宜用，厚朴不宜用；枳实宜用，枳壳不宜用。盖槟榔能通三焦，厚朴仅宽中宫，且其性能厚肠胃，本草已明言之矣。名医如东垣、海藏，皆谓枳实治下，枳壳治上，故导滞丸方必用枳实，舍实用壳，岂以痢为上焦病乎？前人有夏月忌枳之说，亦医家所宜留心也。夫厚朴、枳壳之力虽亚硝黄，误用之其害亦烈，不得已而用之，尚可言也。今以二味为痢门套药者，叩以所攻之为何邪？彼固茫然不识也。且一主上焦，一主中宫，与攻下之皆不符，亦不计及也，以人命为儿戏，岂不悲哉？

老年治法

《素问·五常政大论》：阴精所奉其人寿，阳精所降其人夭。盖以阳能发泄，阴能坚凝。阳固可贵，阴亦未可贱也。《上古天真论》：年半百而动作皆衰。《阴阳应象论》：年四十而阴气自半也，起居衰矣。于此盖知垂暮之年，阴易亏而阳易强，不知何时认作老年多阳虚，老年之药宜补阳，而老人则自此危矣。昔之言老年治法者，宋陈直有《养老奉亲书》，元邹铉①有《寿亲养老新书》，明刘宇有《安老怀幼书》，皆不传于世，未知其意云何。前清大医则惟灵胎徐氏最为善治老人，其言曰：

---

① 铉：原作"铉"，据文义改。

能长年者，必有独盛之处，阳独盛当顾阴，阴独盛当扶阳。然阴盛者十之一二，阳盛者十之八九。阳太盛者，非独补阴，并当清火以保阴。乃世为老人立方，总以补阳为事，热甚者必生风，是召疾也。若偶有外感，尤当使之速愈，老年气血不甚流利，岂堪补住其邪，以与气血为难。故治老人感证，总与壮年一例，或实见虚弱，量为补托则当，就其阴阳之偏胜而损益使平。

试察千年之木，往往无故自焚，阴尽火炎，万物一体，断勿以辛热助亢，阳竭阴气，当耆艾之年而加以焚，如之惨也。灵胎之论悉合经旨，诚能体味其言，并会《内经》阳隔当泻之意，自不致如粗工之败事矣。惟所指老人阳证，如头热耳鸣，面赤目赤，肤燥便燥，其脉洪者，犹人所易见。余更推之，则凡昔肥今瘦，不耐烦劳，手足畏冷，腰脚酸软，筋络拘挛，健忘不寐，口流涎沫，小溲频数，阳痿不举，其脉沉小者，皆阴竭而血不充，热甚而水易沸，阳蓄于内，不达于外。此正人所据以为阳虚者，尤不可不辨也。

张文昌诗："老去相传补益方，以老年而商补法。"鄙意以为惟董文敏所传延寿丹一方最为无弊。延寿丹者，思翁年登耄耋，服此神明不衰，须发白而复黑，精力耗而复强。清梁茞林中丞云：我朝服此方者亦不乏人，咸能臻上寿，享康强，黄发变玄，腰脚转健，真延年却病之仙方也。又云：康熙朝有人珍公，手录是方，字带行草，断为晚年所书，其效尤为可观。元和陆九芝先生自处方剂，虽不全用此方，而取义必本于此。年至七十，须发未见二毛，灯下能书细字，未始非不服阳药之功也。录方如下，并为各药注释焉。

延寿丹方

何首乌七十二两　豨莶草十六两　菟丝子十六两　杜仲八两

牛膝八两　　女贞子八两　　霜桑叶八两　　忍冬藤四两　　生地四两　　桑葚膏一斤　　黑芝麻膏一斤　　金樱子膏一斤　　旱莲草膏一斤

酌加炼熟白蜜，捣丸。

药解附

何首乌，白雄赤雌两藤交互，夜合昼疏，故以开合为功，能治错杂之病。气味苦辛，冬至后采者良。用雌雄各半，米泔水浸三日，竹刀刮去皮，切为片，每一斤取淘净黑大豆二升，柳木甑上蒸之，豆熟取出，去豆晒干，换豆再蒸，如是九次，晒干为末，自第二次至第九次将后八味于未为末前各拌蒸一次尤妙。豆则始终用之。

豨莶草，味苦辛，气燥，采于五月中者佳。感少阳生发之气，凡热淤生湿，腰脚酸软者，此味有专功。温水洗净，九蒸九晒，用酒与蜜洒之，洒宜令匀，晒干捣为末。

菟丝子，味辛平。当春末夏初，丝萦蔓引，其实结于季夏，得金水之气。肾阳不足者，助阳味以化阴；肾阴不足者，助阴味以化阳。米泔水淘净，略晒，拣去稗子，酒浸一昼夜，乘潮研碎，微火焙干，再研极细。

杜仲，辛甘而苦，味厚。功专肾肝，温不助火，以其阳中有阴，故非偏于阳也。竹刀刮去粗皮，每斤用蜜三两涂炙，炙至蜜尽为度。或用青盐水浸一宿，所贵在丝，不可炒枯，新瓦上焙干，为末。

牛膝，味苦，气温。怀庆府产者根极长大而柔润，能引诸药下行。凡四肢乏力者不可缺，以其善达木火于金水中也。亦用青盐拌之，晒干为末。

女贞子，气味甘温，一名冬青实，子色黑者真。凡肾阴虚而有热者宜之。孤阳不生，得阴乃能有子，理之常也。蒸烂摊开，尽一日晒干，研末，放地上得地气。

桑叶，气味苦甘寒，经霜者佳。能以利血之功，获治风之效。下通命门，上合心包，以升阴中之阳，降阳中之阴。微火焙干，研末。

忍冬藤，味甘，气微寒。藤蔓左缠，又名左缠藤，凌冬不凋，昼开夜合，花叶皆佳，而藤尤胜。能透经脉以息风，又通大肠结燥，乙庚相生之义也。照豨莶草法研末。

生地黄，气味甘寒，禀天一之真阴，为和血之上品，故能疗水不济火诸病。此方只宜生地，熟则呆滞矣。温水洗净，加水煮至中心透黑，所贵在汁，不可滤去。

桑葚，气味甘寒，为益阴妙品，故使血气自通。血为水所化，益血遂以行水；风与血同藏，益血即以息风。

胡麻，气平，味甘，一名巨胜，亦曰脂麻。治风先治血，血行风自息，故风药中不可少，又能益气力，耐寒暑。

金樱，味酸涩，气平。涩可治滑，故能治脾泄便溏，寝汗，入夜溲数。

旱莲，色黑入肾，气味甘酸平。折其苗有汁如墨，故名墨汁旱莲。力能益阴，故治便血而通小溲。

黑大豆，亦色黑入肾，肾之谷也。即肆中用以发大豆黄卷者。井花水洗，不可久浸，久则发芽不可用矣。

是丹以赤白首乌七十二两为君，以豨、菟各十六两为臣，佐以杜、牛、女、桑则半之，忍冬、地黄又半之，亦合七十二两，而以桑、麻、樱、莲四膏各一斤为使，水用井华，火用桑柴，并忌铁器，合而成养阴退热之功。法实本于《生气通天论》"阴平阳秘，精神乃治""阳强不能密，阴气乃绝"之大旨，为此方者，真善读《内经》者也。

是方又经苏垣谢善人家刊入《良方集腋》中，并载白门陈逊斋解组归田后。二十余年只服此一方，于壬子年七十五岁时，自八月朔起，至明年癸丑重九登雨花台，先友人而上，非若向之需人扶掖尚且气喘，心甚异之。自言不独向之不①步履者，今且行走如飞，且向已须发全白，今发全黑而须黑其半矣。逊斋固知医者，所以尤信任焉。《集腋》于方后再有加味，云阴虚加熟地，则此方本为阴虚，设已有生地，无庸再加熟地，况熟地本不治阴虚耶。又云阳虚加附子，更与方意不类。若果以阳虚多湿多痰，则此方全不可用，岂一加陈、半即一变为逐阴乎？方中诸药无非养下虚之元，清上盛之热，元参等物悉本方之所包，岂加味所能尽？此必后人无识，画蛇添足，删去为是。

龙宫禁方之谬

唐人说部载孙思邈隐终南山，与宣律和尚相接，每往来互参宗旨。时大旱，西域僧请于昆明池，结坛祈雨，诏有司备香灯，凡七日缩水数尺。忽有老人夜诣宣律和尚，求救曰：弟子昆明池龙也，无雨久，非由弟子。胡僧利弟子脑浆为药，欺天子言祈雨，命在旦夕，乞和尚法力加护。宣公辞曰：贫道持律而已，可求孙先生也。老人因至思邈石室中求救，孙谓曰：我知昆明龙宫有仙方三千首，汝传于予，予将救汝。老人曰：此方上帝不许妄传，今急矣，固无所吝，有顷，捧方而至。孙曰：汝第还，无虑胡僧也。自是池水忽涨，数日溢岸，胡僧羞恚而死。孙后著《千金方》三千卷，每卷入一方，人不能晓。按：此乃唐人附会语，不辨而自明也。

---

① 不：此下原衍"不"字，据文义删。

卷　八

生死魂魄论

　　道光间临平乡有一妇，中年以后得一怪疾，口不能言，肢体不能运动，其耳目亦似无所见闻，昼夜卧床中，块然似已死者，而肌肤仍温和，口鼻仍有出入之息。使医切其脉，盖无病也。其子妇辈按时以糜粥饮之，尚能下咽，饭则不能咀嚼矣，如是五六年。一日晨起，饮之不受，抚之则冷，始知其已死也，其时哗传，以为奇事。余按：《纪文达笔记》中有一事与此相似，但彼男子，此妇人为异耳。文达谓其心死而形生，余则以为此乃魂去而魄存也。《左传》载子产之言曰："人生始化曰魄，既生魄，阳曰魂①。"余尝以火譬之，人之形质犹聚薪蒸而束之也，置火于中，俄而薪化为火，此即所谓"人生始化曰魄"也。俄而炎炎焱焱，光焰上腾，此即所谓"既生魄，阳曰魂"也。人之死也，魂升而魄降，亦犹灯之熄也，烟上散而煤下坠，乃其常也。若此妇者，其魂已去而其魄犹存，正如光已灭而火未绝耳。因记姚氏掘遗魄事，并记此事，且说魂魄之义如此。又魂魄者，生时之名，若死后则为鬼神矣。孔子曰："众生必死，死必归土，此之谓②鬼。"其气发扬于上为昭明，焄③蒿凄怆，此百物之精也，神之著也。可知生为魂魄，死则魂升而为

---

① 魂：原作"魄"，据《左传·昭公七年》改。下同。
② 谓：原作"所"，据《礼记·祭义》改。
③ 焄（xūn 熏）：香、臭气味。

神，魄降而为鬼。盖魂升魄降，姑以生时之名名之。其实魂者，火之光也；死而升者，止其烟也。魄者火之所以为火也，死而降者止其煤也。观姚氏所掘，其形如炭，正可证明其理矣。

吴中医派

今吴中医，称天下盖有自矣初。金华戴原礼，学于朱彦修，既尽其术，来吴为木客①。吴人以病谒者，每制一方率银五两。王仲光为儒，未知医也，慕而谒焉，因咨学医之道。原礼曰："熟读《素问》可耳。"仲光归而习之三年。原礼复来，见仲光谈论，大骇，以为不如，恐坏其技。于是登堂拜母，以定交时。仲光虽得纸上语，未能用药。原礼有《彦修医案》十卷，秘不肯授仲光。仲光私窥之，知其藏处，俟其出也，径取之归。原礼还而失医案，悔甚叹曰："惜哉！吾不能终为此惠也。"于是仲光之医名吴下，吴下之医由是盛矣。

治鱼骨鲠

礼部王员外言，昔在金陵，有一士子为鱼骨鲠所苦，累日不能饮食。忽见卖白饧②者，因买食之，顿觉无恙，然后知饧能治鲠也。后见孙真人书，已有此方矣。又安州柳应辰为余传鱼骨鲠法：以倒流水半盏，先问其人使之应，吸其气入水中，面东诵元、亨、利、贞七遍，吸气入水，饮少许即差。亦尝试之，甚验。

余姚徐友丞君来函云，无论鸡鸭鱼肉骨鲠喉中，除以古法施治外，如无效，时急以威灵仙（药铺中买）三钱和红糖少许

---

① 木客：伐木工。
② 饧（xíng 形）：用麦芽或谷芽熬成的饴糖。

煎汤，频频咽之，其骨即软化而下，此法屡试屡验。或取橄榄嚼汁咽之，如无此果，即将其核用醋磨汁，服之亦化此方见王氏所著《各种经验秘方辑要》一书，《幼幼集成》亦载入之。

误食河豚鱼之解毒简明法

吴人嗜食河豚鱼，有遇毒者，往往杀人，可为深戒。然人不知其害，医不知其理，束手无策，坐视其毙，大可哀也。余考河豚中毒解救法，载诸杂方秘本，亦未尽其理。至于纯正医书更不多载，东西医集亦然，可知昔之医家均未尝注意及此。兹有最简明之一法，可以解除此毒，亦各界不可不研究也。

河豚为鱼类之一种，其质甚毒，一经吃食，腹必胀痛，偶一不慎即有性命之虞。其解法：在已吃食后，腹中作胀或隐痛时，须觅新鲜芦根（约重一磅），用清水煎服，可以立解其毒《本草注》引《日华子》云：河豚有毒，以芦根、橄榄等解之。

芦根用刀铲断，置瓦罐中滚煎，愈浓愈妙。

至万分危急时，不妨多服，以苏醒为度。

以腹中作痛或起呕吐，四肢厥冷麻木等症，不可令其睡眠，须于静室中休憩，可保无虞。

《随息居饮食谱》云：河豚鱼鳖诸毒，橄榄捣汁或煎浓汤饮。无橄榄，以核研末或磨汁服。

脐风急救

初生小儿脐风最为危险，若在三日之内啼哭不止，口不食乳，手足拘挛，但看肚脐上面如有青筋连根直上，便是脐风。方用艾绒团如赤豆大，即在青筋尽头地方放上一薄片生姜，将艾绒置在姜上，用火将艾燃着，青筋便立刻缩短。再在缩短处如前法办理，以青筋缩尽为度，小儿便即止啼，开口有索乳之势矣。考经云青筋上心口不治，可不慎欤。

【彬蔚按】脐风缘因，乃因初生时候剪脐带不加小心，感受风寒之故。所以用剪脐带剪刀或用磁锋①，都要在热水内温热，方免感寒致成脐风，若遇三日便不致再有脐风矣。以上方法甚为稳妥，尤为保赤②，功德无量。

附脐带末药方

用枯矾二钱半，硼砂二钱半，朱砂二分，冰片五厘，麝香五厘，共研细末。凡小儿下地洗过后，用此末药掺脐上，每日换尿布时仍掺此药，永免脐风等症。

不用药伤风治疗法

伤风小病也，人所常有，然患之则呼吸不灵，鼻观③闭塞，时发喷嚏，流涕不止，甚者恶寒微热，头脑胀痛，颇不自在。兹有不用药治疗法二则，曾经实验颇有功效，特志于此，亦吾人之所应知也。

一、到旷场空气流通之地，用鼻作深呼吸，宜用力将新鲜空气吸入肺部，再缓缓呼出，每天行二三次，即效。

二、手掌中盛冷水少许（微温水亦可），吸入鼻观，每天行三四次，亦颇有效。

急救大头瘟症灵方

岭南马星严高士，儒而隐于商，又精岐黄。岁在己酉，阳

---

② 保赤：养育、保护幼儿。

③ 鼻观：鼻孔。

二五二

明燥金司天，少阴君火在泉，金气受病必多。是岁北方果有大头瘟症，马君悯之，爰拟此方普救病者，如法投服，无不立效。方用：

枯黄芩三钱，陈广皮一钱五分，牛蒡子六钱，黄连八分，升麻三分，金银花八钱，元参六钱，柴胡四分，大桔梗一钱五分，生甘草一钱，马勃三钱，浙贝母四钱，板蓝根二钱，净连翘四钱。

重者一日连服三四剂，单服头煎，勿服二煎。如大便闭结者，加大黄三钱；如牙关已闭，气息仅属者，急先用朴硝五钱冲服，生军一两，生甘草七分煎服，病即减轻。另以朴硝四两冷水搅化，涂头面、颈项等处，口内含朴硝水，水热即吐出，连含约一二旬钟方可。

【彬蔚按】大头瘟症前明天启间盛行一时，迨后绝无。穷其病源，此症皆由地气湿毒熏蒸，口鼻吸受，传于上焦太阴肺经。夫上焦太阴肺经主金，头属天，天亦属金，所谓同气相感，故病始于头，惟毫厘差失，即成不治，业医者幸留意焉。

喉症妙药

松江朱某赴杭垣，到南高峰法相寺游览，见寺僧有卖金锁银开者（药名），专治锁喉喉痧、喉风之类。朱某买数枚而归。时值烂喉痧极盛，而朱某邻居之子女三人，其长则已死于喉痧，余则相继而起，正在危剧。朱某即以金锁银开一药使其煎汤与服，二子竟转危为安。

【彬蔚按】此药其性寒凉，本草不载，载在《本草拾遗》。今询诸药铺中，人云金锁银开，即名金锁匙，又名苦甘草是也。

肿胀蛊胀

肿胀者属于水，蛊胀者属于气。仲景治肿，直言有五水之别，谨遵《内》《难》二经，以开鬼门、洁净府二法治之，并未言及蛊胀之病。《伤寒论》有腹满心下痞，是发汗后气虚而满；《难经》有五积六聚，大抵蛊胀即此病也。后世方书有蛊病之说（经世统篇），亦言世有蛊病。此证由粤东土人以蛇虫毒虫制药，名曰养蛊。凡染此患者，多半难治，有善读书经者学禹治水，善读易经者学卦治蛊。

燥屎

燥屎一证，非独属阳明篇言之，而厥阴篇亦言之。内有燥屎，而外必发谵语，故论云胃家实则谵语，肝气盛则谵语。至云在肠在胃，大有分辨。在胃者，有七八天至十多天病人不欲更衣，谓之胃家实。在肠者，一有燥屎即欲更衣，诚以燥屎在肠，而传导之官不敢停留也。

论西医治目

目之于人，所关甚大，稍失其用，则终身坐废。有松江人张某头风患眼，其时尚未全蒙，就诊于附近之医院。西医诊治，医云此症之药水未备，要致信于本国寄来方可医治，嘱伊迟缓一月。阅月余，去取药水两小瓶，瓶口即以原质玻璃封固。张某欣然取之而归，如获珍宝，即将一瓶药水破口而连点两目，痛楚非常，陡然丧明，于未点时如在云雾之中，已点后即与天日谢绝矣。按中医治法，头风患眼甚则难治，须先治头风后治其目，审其虚实阴阳，辨其何经致痛，然后制方与服，非点药所可疗。又有洙泾镇王妇，年逾五旬，两目昏蒙，亦求治于西医。考西法治目，往往用了刀边药水点目，令瞳神散大，以为审查详明，然后施治。讵知王妇瞳神一散不收，求明反暗。按：此症既不在六气之中，亦不在七情之内，因气血方亏，水火将衰之候也。徒然散大其瞳神，宁不悖耶。至于实火眼、虚火眼被西医治坏者，指不胜屈，即张王二姓余所目睹。西医即目论治，中医本以五行论目，标本异治，故得效亦不同。乙卯秋，余在沪病右目，不红不痛，惟艰于开视，几致失明。宁波吕子珊眼科云是血沙，用药点睛，并服煎剂，不效。既经西医陈益钦以药水洗涤，又不效。吾邑许医生舜选以为此非火眼，乃用凉药洗涤，将寒气遏伏所致，经其医治，月余始痊。足见发药总须对症，不必倾向西医，贸然就诊，深恐无益反损也。

皮硝桑叶汤

梁茞林先生中年偶患目肿，童石塘濂见之曰："何不用药水洗之？"梁曰："我每日早起，必用洗面盆中热水泼眼至一二百下，又常用桑叶煎汤洗之，仍有此患，何也？"石塘曰："桑叶水须加皮硝一同浓煎，洗之方有效。"如法果愈。余因忆向阅洗眼方中独少皮硝一味，适见《良方集录》中乃知皮硝六钱拣净，桑白皮二两洗净，生者更佳二味本系洗眼仙方。其法每岁立冬日采桑叶一百二十斤，悬风处令自干。每月用二药入新沙罐中，河水煎透，倾出澄清，温凉洗之，洗眼日期以正月初五日、二月初二日、三月初三日、四月初九日、五月初五日、六月初四日、七月初三日、八月初十日、九月十二日、十月十二日、十一月初四日、十二月初四日。每清晨起，斋戒焚香，向东洗之一年，患轻者已可见效，老年患重者三十六个月定能复明。如此系光明吉日，不可错误。

【彬蔚按】此方曾经翁覃溪面授梁茞林者，日期相同，云系得之异人所传，洗之已四十年，时覃溪已年逾八十，自云中年尝仿文待诏故事，每岁元旦用瓜子仁书坡公《金殿当头紫阁重》绝句一首。六旬后又以胡麻十粒黏于红纸上，每粒作"天下太平"四字。至戊寅岁元旦，书至第七粒，目倦不能成书，始叹曰："吾其衰矣。"果于是年正月二十七日归道山云。

目疾虚实

《医学心悟》云：目有五轮，合乎五脏。眼眶属脾，为肉轮。红丝属心，为血轮。白色属肺，为气轮。青色属肝，为风轮。瞳仁属肾，为水轮。是知目者，五脏精华之所系也。目疾须辨明虚实为要义，凡暴赤肿痛，畏日羞明，名曰外障，实证也。久痛昏花，细小沉陷，名曰内障，虚证也。实者由于风热，虚者由于血少，实则散风泻火，虚则滋水养阴。然散风之后必继以养血，经曰目得血而能视也。养阴之中更加以补气，经曰气旺则能生血也。数语尽其理矣。

天然水

凡目疾初起，用洁净开水，以洁净茶杯盛之，用洁净元色绢布乘热淋洗后，水混浊换水再洗，及洗至水清无垢后方止，如此数次即愈。水内并不用药，故曰天然水也。

冰黄散

童石塘曰：古方中有冰黄散，以治牙痛最灵，用牙硝三钱，硼砂三钱，明雄黄二钱，冰片一分五厘，麝香五厘，合共为末，每用少许擦牙，有神效。

服核桃

核桃补下焦之火，亦能扶上焦之脾，但服之各有其法。旧闻曾宾谷先生每晨起必噉核桃一枚，配以高粱烧酒一小杯，酒须分作百口呷尽，核桃亦须分作百口嚼尽，盖取其细咀缓嚼以渐收滋润之功，然性急之人往往不能耐此。余在沪有人教以服核桃法，自冬至日起每夜嚼核桃一枚，数至第七夜止，又于次夜如前嚼，亦数至第七夜止，如是周流直至立春日止。又郑素安璪自述服此已二十余年，颇能益气健脾，年逾八十未衰颓，有同服此者，其效正同。闻此方初传自西域，今中土亦渐多试服者，不堪费钱又不甚费力，是可取也。

治喉风神方

不论何种危险喉症（症愈险效愈速），任取大小白黑各种蜘蛛二三个（随便用一种足矣，小而白者为佳），置洁净瓦片上焙干，研细成末，用斜口竹筒吹入病人口中（吹时宜斜身站立，以防传染，或用茶油、麻油涂人中可避。又蛾性扑火，故喉蛾亦随火而长，忌用灯光正照，切记），勿咽（如误咽亦无害）。少刻毒涎满口，吐后再吹，约五六次，涎尽即愈。此药焙时以见黑为度，勿不及，亦无太过，过则药无力用之不效。

【彬蔚按】此方为衡阳魏次白先生以意创造之神方也。先生精岐黄，尝为死者诊脉灌药，病立愈。谚云：要得活魂，次白则其技可知矣。

预防喉症法方

用生萝卜不拘多少切碎，以食盐拌，浸约二时许，再用真麻油拌，每日早晚餐食，以解热毒煤毒，化痰升气，使热不内伏。此法虽极贫者亦易为力。

又方用金银花三钱，野菊花四钱，甘草二钱，薄荷一钱，生熟莱菔子各一钱五分，生白芍二钱。

上药七味，如在疫气传染地方，或自觉略有不适，即用清水煎服。

临时救治法方

用生石膏一两至八两，元参四钱至八钱，野菊花四钱至一两，金银花四钱至一两，连翘四钱，甘草二钱，薄荷二钱，丹皮四钱，射干二钱，川贝母二钱。

上药十味，如疫已染，即用清水煎服，不拘剂数，全愈为止。

以上三方经东三省医院研究施治，屡施屡验，其效如神。

【彬蔚按】南方水土浅薄，石膏、元参、野菊花三味似只宜用少数，仍视病人体气，务必详细审慎。

绰尔济之医术

清初，有蒙古人绰尔济者，精医术。都统武拜战时，身被三十余矢，已昏绝。绰尔济令剖白驼腹，置拜其中，遂苏。又道士苗君稷，其徒屈臂不能伸。绰尔济令先以热锅熏蒸，然后用斧推其骨，揉之有声，即愈。其余奇效不可数举，时人呼为活华佗。

牛痘入中国考略

陈援菴曰，阮文达赠邱氏诗有云："若把此丹传各省，稍将儿寿补人年。"牛痘之传各省，虽不能尽悉其年月，然据引痘略各叙，犹可略知其梗概，亦有历史观念者所欲闻也。粤之乳源与湖南宜章相比邻，先是乳源有廖凤池者得牛痘术，以道光七年输入宜章，是为牛痘由粤传各省之第一次。明年香山曾望颜以牛痘种至京师，郭尚光叙之曰，岁己卯，余典广东乡试，闻牛痘说疑之，既博询之而信，则又怪远夷能于九万里外传之中国，而粤人不能数千里传之都下也。曾卓如编修乃为设一局，于米市胡同、南海会馆索牛痘种于粤。道光八年三月十九日，牛痘种寄至，是为牛痘传各省之第二次。道光间南海颜叙功宦闽中，闻粤有牛痘种，乃以多金聘痘师陈碧山，雇募乳妇褓负痘童，沿途递种，道光十一年正月十六日至闽，是为牛痘种传各省之第三次。道光甲午，江南大痘，京江医者包祥麟乃赴楚购牛痘种，道光十六年四月至扬州，并分种于芜湖，是为牛痘种传各省之第四次。道光二十年，江西痘师刘子堃由新昌挟其术至省之奉新，是为牛痘种传各省之第五次。凡此皆记载所及，其他年月无考及记载缺如者，无由叙述也。然邱氏书之至京师，京师之贵人达官无不诧为奇术，以故好事者翻刻殆遍，迄今可知者：道光己丑，黄子杰刊于豫南；辛卯，凝端堂刊于山左；丙申，陶福恒刊于南昌；丁酉，蜀人陈煦侨寓扬州，闻其术，好之思，传其术于蜀，命弟北崖习之，则牛痘之入蜀亦在此数年间也。

日本牛痘种虽非传自中国，然汉文《种痘奇法》及邱氏《引痘略》之入日本，则在和兰医传牛痘种于日本之先。日本人之知有牛痘法系我国所介绍，日本人不讳也。然则今日我国全国痘苗多购自日本，在日本人为报德，在我国人不已愧赧甚耶？

【彬蔚按】近来我国江苏省立第一医院已有自制痘苗发售，

不必购诸日本矣。

种牛痘者之须知

古无天痘之症，自汉马援征武溪蛮，军中始染此症，流传入境，旋至遍国之人无能或免，婴儿遭其荼毒者不可胜计。自汉以来，虽亦曾有种法，然卒不能保无害，不过以天然痘相与接踵而已。乾隆间，英人占那氏尝研究此事，实历二十年之久，始发明种牛痘一法，先取牝牛乳旁小蓝泡内之浆，转种于小孩之臂膊，不数日即出痘数颗，不假医药，毫无恐怖，可获十全之效，是诚补名医之术未备，为保赤之良术也。因特撮录最应注意之要点，备陈如下。

种牛痘者，乃预防天然痘不可缺之良法也，缘小儿最易罹之，必至十三岁始渐消失其素质，故于九岁以前宜每年种痘，十三岁以后则仅种一次可矣。

小儿种痘后至第七日，更当请种痘医诊察，而授种痘证书。第种痘亦有感受者，于小儿无害。小儿种痘之部分宜避摩擦搔爬及不洁等弊，故衬衣之袖须阔大，使不黏着于痘泡。小儿之爪宜剪短，若手指一日间宜清洗数次。如泡围之炎性赤色过度而盛，时宜以极清洁之水行冷罨①法。至第十四日，水泡变成疮痂，无须绷带，使其自然干燥，约至第四周日则疮茄能自脱落。

凡小儿患贫血症，营养不给及身体虚弱时，与断乳时期有一切之热性病，及他种血液诸病时，均不宜即行种痘。

种痘②之小儿，不可使近麻疹、疫疬、猩红热、丹毒等传

---

① 罨（yǎn 眼）：覆盖；掩盖。
② 痘：原作"儿"，据文义改。

染病者之家，如家中之兄弟姊妹等及家族中有发天然痘者，宜速移徙他小儿于别处而种牛痘。

种痘之小儿，无论何候，宜选择风日晴和之天气，使之游戏于新鲜之空气中，又宜入浴以清洁身体，而并慎其食饮。以上各条，皆为种痘切要之点也。

【彬蔚按】吾国医籍言天花之起始，诸说不同，曰得自马援定交趾，此一说也；曰得自张骞使西域，又一说也。据《外台秘要方》所引《肘后方》，则言建武中于南阳击虏所得，乃呼为虏疮。"建武"云者，或曰东汉之建武，或曰东晋之建武。然晋以前医籍无言天花者，言天花者当自《肘后方》，始则起于东晋之说近是。

痘疮流行之警告

昊天不吊①，祸我同胞，兵灾方去，疫疠继来，岁在丁己，自春徂夏，雨水稀少，天气亢旱，以致遍地痘疮流行，死者甚众。呜呼！此事果实，吾人当速筹扑灭之法，勿使之蔓延也。此事即虚，吾人亦当有所警惕，而迅筹预防之法也。扑灭之法为何？预防之法为何？爰本是意而作痘疮流行之警告。痘疮名天然痘者，因其为天然而生也，俗名天花，古名虏疮，又名百岁疮，译作痘症、痘热症、真痘，有极强之传染性，为急性之发疹病。在昔本为最可恐之传染病，自种痘法行，始渐敛迹。

其原因也，为极细之生活体，其为细菌或下等动物，今尚未译其病毒，含于痘疱中，痘疱干固成为痂皮之后，尚具有传染能力，其传染性自其痘疱未发之潜伏期已具有之。至其传染于人，有自呼吸器侵入而传染，有由创伤侵入而传染者。此种

---

① 昊天不吊：指苍天不怜悯保佑。

传染，与痘疮患者相接触易于传染固不待言，而患者所用之器物以及空气等亦为传染之媒介。凡未曾种痘者，不论男女老幼皆能感染，妊妇产妇传染尤易，即已种痘者，年久失去其免疫性，亦往往感染也。

【彬蔚按】林述庆之死于痘疮，又吾邑邹颂丹之夫人王氏亦死于痘疮，即其证也。林君及颂丹夫人年均三十有余，岂有未种牛痘之理哉？吾人于此可以知牛痘为暂时之免疫性可，为永久之免疫性则不可，缘牛痘之效力大抵在五年以内，故每三年中宜种牛痘一次。

凡曾经罹痘疮之人，约十年间可保存其免疫性，然亦间有一生罹此症七八次者。

痘疮之种类有真痘假痘二种。真痘者，至第四日其疹之数甚多，又出脓浆，其时热度更升而成重症也。若其疹数甚少，热度微升或全不升腾之轻痘，是曰假痘。

无论为真痘假痘，其病毒之潜伏期凡十日乃至十四日。

其病初起也恶寒战栗，热达三十九度乃至四十度以上，脉搏之数多，呼吸亦增，发头痛，眩晕，痉挛，精神恍惚，不眠等之脑症状。又起口渴，食思缺乏，恶心呕吐，便秘等之消化器障碍。结膜、咽头、气管支等处亦发轻微之炎症。

患痘疮时，恒起极剧之腰痛，在于妇人则起月经，其妊妇易致流产或早产。

大抵发病后之第二日，先发疹一次，其疹似猩红热（俗谓痧子），发于下腹部及股腕之内侧，不久即消失，是为见点期。

真痘约于发病之第四日，皮肤出圆小之红点，其大如针头或如粟粒，以指压则色消退，疹先发于额面，继蔓延于躯干上肢，终乃发于下肢，是为发疹期。

至第五日，疹大如豌豆，其疹上呈尖锐之蕾疹。

至第六日，则蕾疹或为水疱，渐渐增大，其中央洼陷，名曰痘脐。

至第九日，痘疱增大化脓，周围有赤晕绕之，所在之部紧张疼痛，而手足头面等尤甚，其症状亦甚加剧。化脓之期约三日间，是为灌脓期。

至第十二日，则体温低降，种种之症轻减，脓疱或破或否，渐次干固而成痂皮，于此时期必感奇痒，是为消退期，凡不良者亦多于此数日间。

至第十六日，痂皮方渐渐剥落，其剥落之后则遗留赤色之斑点，如真皮被其侵害，即成褐赤色之瘢痕，后乃变为白色。设皮肤发疹时，口、咽头、舌鼻、喉头、气管、食道、直肠、眼等之黏膜发疹，直破而为溃疡，则成他种变态，往时麻面也，瞽目也，仅存口鼻之人也，均多发现于此期。

痘疮之预后，大抵假痘良，而真痘之密集出血者多不良，腰痛甚剧者即为重病之征，妊妇产妇衰弱者、嗜酒者、老人及幼儿之痘疮俱极危险。

凡罹痘疮者，当速即隔离其寝室，宜行严重之消毒。

患者须卧于空气流通佳良之广室，以赤布遮于窗前，室内之温度宜低。

【彬蔚按】赤色光线有能愈疹之说，故吾国患痘疮者有顶红布等俗最为合法。

麻疯

粤东有所谓麻疯者，沾染以后不可救药，故随处俱有麻疯院，其间自为婚配，三世以后例许出院，以毒尽故也。有李某者东莞人，年甫二十，性好冶游，尝往沙矶盘桓江畔，竟将沙艇作巫山，认蛋姝为神女，阳台一梦，孽障三生，而岂知疾染伯牛，毒传癞蛊矣。阅数月，李渐发焦眉落，脸晕声嘶，始惊疑之，遂往求医。医曰：君之症已深矣，殆由传染也。然是症有四百四种，其所由得者有三因，或风毒，或湿毒，或传染，统而言之不出五种，曰青风、白风、赤风、黄风、黑风，五风合乎五脏而生。五虫故有青虫、白虫、赤虫、黄虫、黑虫之别，五虫发为三十六种，曰大麻，曰蛇皮，曰鱼鳞，曰脱根，曰邪眯，曰血风，此心经毒；曰鹅掌，曰鼓槌，曰血脾，曰兹糕，曰痛风，曰癞风，此肝经毒也；若脾受毒，则有半肢软瘫，紫云干风之别；肺受毒，则有白殿蚝毛[①]，历节壁泥，疹风哑风之殊。肾胃二经又有冷风、漏蹄、虾蟆、核桃、热风、水风、雁来、乞笒、瓜蝼、国觯[②]、曳虫风之类种种不等，此其略也。今君所染为大麻疯，最难医治。李不得已，竭资调理，而指曲足穿，血枯筋死，形容可丑矣。

癫医奇病

马小素医士，维扬人，为马小园之胞兄，精于中医。向有癫疾，时或自言自笑，有时或现悲戚状，而绝不与人为难，独为人诊病时则与常人无异，惟不问人病症，亦不乐人以病症告，强言之则曰：尔既知病，尔何不医？及阅其脉案病情，叩之病人，丝毫不爽，且复药到病除，以故就医之人甚多。但其所书药方字特较大，询其故则曰：恐药铺中人误认，致有妨人生命

---

① 蚝（cì 刺）毛：刺蛾科黄刺蛾的幼虫。俗称"洋辣子"。

② 觯（duǒ 躲）：下垂。

耳。由是遂著癫医之名。会有贵家子忽得奇病，四肢软弱，不能起立，不饮不食，终日仰卧，呼之虽应而不发一言。遍请名医诊治，卒无效果，乃延马君往视。马君至病榻前，且不切脉，先细视病人良久，又遍视室中，忽自言曰：此人无病，何用药为？遂命主人将室内凡属有香气之物尽皆移置他处，一面用面盆一具贮好醋半盆，以秤锤烧红，时时于房中淬之，令醋味不断，明日即可痊愈。主人依法行之，次日果渐次就痊，主人惊以为神。盖此子平日最喜焚香，致得此疾，故以醋味敛之耳。

医脑奇案

纽约某民家产婴儿一，现周岁，头上顶门骨已变硬，厚而且坚。普通小儿头骨左右二片本有齿，形逗合，便分张，以容受脑之长成。乃此孩头骨峰紧连不分，脑被拘束，不能发达，其余肢体如常生长，惟脑质困于颅骨之内，运用乏灵，以至全身无主，指挥常常乱动，两腿内弯，二臂外曲，四肢拘挛，几不成人形矣。知识蠢蠢，见者莫不悯之。后有某女医用迷药使婴昏睡，以刀自眉心至脑后割其骨，令左右各开一条，盖恐力弱不胜，故避开险要处而从左右下手也。割毕，仿天然生长形式，使左右缝相合成槽阔，略四分之一又于颅顶横割一槽，左右耳两边亦割一槽，长一寸半，伸二指牵引，令槽开阔及寸许，仍以皮肉掩之。包平后附以去腐药水，不过一时半钟，即已竣事，流血甚少。阅三日，稍有知觉，八日后渐臻灵捷，能视听，知眠食。十日后创痕渐合，一腿二臂屈伸如常人，思想言笑渐有天然机趣，向母索乳，稍离即啼。一时见者，莫不忻慰而归功某医也。

转老还童之术

德国医学博士什巴文近在伦敦电医病会演说，谓经多年研究，乃发明一种医术，有转老还童之功效。其法以一特制之器具与满储清水之玻璃樽相接，樽中之水以李汁和之，其器具之一端接近中年人之血管，即能使血管中之凝结质化消。盖血管中之凝结质最能催人入于老境而死，能使之化除则神清体健，永无老死之患矣。且樽中之李汁虽数百年犹可用，惟樽中之水渐减，则须稍稍增入。若取此水而饮之，其功效可与衔接血管等云。

蚁酸治病

德国柏林医学界近数年来研究蚁体内一种毒质者颇不乏人，今已发明此种毒质乃系一种弱性之剧药，可称之为蚁酸，于医治偻麻窒斯病①最有效验。德国某处自古凡患该病者，必将患部入蚁穴中，令蚁刺之，无不立验。各医士常注意此事，亦认其确有效力。现又发见②如用蚁酸稍许注射人体血管之中，则其人立时精神畅快，能抵平时二倍之劳动。此外，以之医治患精神衰弱者及患结核症者，亦颇有效。

提倡不食之医生

余阅《法京日报》载有医士名筥乃尔者，本英人，寄籍美国，历有年所。曾立新论曰，人生于世，无论男女皆可不食而

---

① 偻麻窒斯病：rheumatism，即风湿病。
② 见：通"现"。

生，惟饮水足矣。他医皆非之，而一般学士亦皆诋其非。笪乃以身尝试，约绝食四十六日。诸同人不之信，日夜追随，验其虚实。笪十四日滴水不入口，自第十五日起始日饮清水二十两，至二十四日行事起居犹较前无异，自是以后则殊形疲惫矣，权之已减轻三十七斤，躯干亦已少矮。其时纽约至伦敦日有电音传报该医生强弱，人皆以为不及四十日必将殒命，而该医至四十二日虽瘦弱不堪，身冷如冰，僵卧如尸，而首面尚温，气息犹奄奄不绝。至四十六日，笪食橘子一枚，牛乳咖啡各一杯，盖其素所酷嗜之物也，至他物则皆不能吞咽，乃以清水和乳浆中时时渐进，方得复生。笪虽未殒命，然危殆极矣。惟笪能捐躯为试验物，其志行可谓坚毅矣。

余于癸卯岁从查家桥曹械卿先生游，临证时有所闻，见辄记之，得力之原，不敢忘也，兹最录于下。

老年人骤然昏迷，痰气壅塞，半日而死或一日而死者，即曰中风。

凡痨瘵疟病，饮食不减，较平人反欲多食，亦非所宜，以胃虚求助于食也。

肌肤甲错皮如鱼鳞谓之甲错，以产后瘀血未尽，或血液干枯而然。

病人舌上有苔而无根，谓之假苔，与光绛苔同看。

病从三阴经起者则难治，三阴经者肝脾肾也。

寒痢必欲腹鸣，完谷不化，只服白酒药一粒或半粒，其效如神，内有附子、细辛、官桂、巴豆、川乌等味。若热痢必臭气触鼻，其便甚速。

产后腹应缩小，若仍宽大不收，即按之无论软硬，皆非所宜，以元气败坏，不能固摄而然。

产后呕恶，以去血过多，血不养筋，肝木犯胃使然。

舌光绛无苔，或因胃津不上供所致。舌淡白是脾虚，苔舌老黄或如沉香色是夹积苔，皆当下之。

暴病非阳，久病非阴，暴泄非阳，久泄非寒，暴病无虚，久病无实。

阴虚夹湿最难下手，养阴则湿恋，燥湿则碍阴，惟有甘酸化阴一法最妥，甘用梨肉、白蜜，酸用乌梅等类。

久病之人，口唇淡薄缩小，知脾经已绝，系脾为唇窍。四肢微肿或兼泄泻，知已脾败，系脾主四肢。看病极有证据，医家于此处往往忽而失察。

湿热入营，渴不多饮矣。口渴欲饮，则阴血烁干，已不及救。

产后咳嗽呕恶，最为险症，恐有郁冒①之虞，其咳全不在肺经。自下而上至呕恶，则胃气已败，于产后尤非所宜。

妇人有年五六十经断已久忽又行经者，俗说老树开花，大非所宜。再经止后而带浊淋漓，所流亦全是骨髓，髓尽乃死。

痰火症有虚实之分，虚者按之脉，似有似无，渴不欲饮；实者两颊红赤，脉洪数，口渴甚饮。

有病寒热，服过柴胡等药不效者，以胃中有实，虽投表药，热仍不解，必先去其胃中之实，则寒热自清，所谓里通即能外达。

病人舌短缩，伸不出口，再有牙关紧闭而不能大张者，均系阴液渐干，见象如此，服药殊难奏功。

遗精病专责在脾，系土失堤防，肾水下流所致，或有因肺

---

① 郁冒：指头晕目眩或昏迷的症状。

热下陷，膀胱有热两层。但遗精日久，惟有升提一法，服补中益气汤或清心莲子饮，稍能见效。如欲杜绝根源，一时恐难必耳。

凡病后及年老人耳反聪听者，亦非所宜，以肾不守舍也。

炮姜温脾，乌梅敛肝，二味一肝一脾之用。

内陷症数日之前身必大热，然后昏迷睡卧，神明似乱，口不渴饮，按脉似觉和平，俗医便谓脉静身凉，渐有转机，而不知病已不救矣。又有内陷神情清爽者，须要认真，亦不可据言无碍。

小儿流涎终属脾虚，脾为涎，以脾胃精液不上升所致，投七味白术散。方用人参、白术、茯苓、炙草、生葛根、藿香、木香等味，服之即愈，屡试屡效。若老人患此，则中气已虚，脾阳渐弱，殊难调治。

下后不解，汗后不解尚有数层，不可不知，或因痰为患，有湿热留恋，或尚有积滞未消。况汗下后脾胃必虚，须扶助脾胃为是，如无此数层见端而不解者，病必不愈。

病人形虽颓唐，只要口讲有神，病源能头头自道，症虽重亦无甚紧要。若形神全失，终日乃复言者，是气不相续，病虽轻而必死。

呕血症或两颊红赤，不可遽认为热象，以火载血而上所致。然兼有属热者，必形见象，方可服犀角地黄汤。

口鼻血流如注，胃血居多，以胃为多气多血之经。若年老人冲血，须要着眼在肝脾两经，系肝藏血，脾统血，服补中益气汤或归脾汤加减则血自止，不必拘定投以止血剂也。昔有名医治高年咯血，尝用甘草生姜服之即愈，二味取乎甘温，血喜温而恶寒，况血症属寒者十之六七，属热者只十之三四。世俗咸谓血热妄行，投寒凉之剂，则愈治愈剧。

凡失血后不咳者为轻，若咳嗽是虚火烁金，大非所宜，然终以脾为主的，脾健则虚火不升。

大实症亦不可据定苔黄然后方下，曾见实症未下之前往往汗出不止。汗为心液，多汗亡阴，乃急用硝黄等味，服二剂方矢气，三剂大便尚溏薄，至四剂后方下燥粪，腹中才舒。不知初二次服硝黄不效者，以药尚不及病也，三四剂后则药至病所，方能应手。此等处须要胸有成见，不可摇惑。

大实症有汗出不止，小便不禁，须急下存阴为第一要法，如再迟缓，阴渐逼干，势必不可救药。

风热症须要认定见象，投以凉剂亦无不可，否则风热被寒凉之剂遏伏在内，无由出路，须俟寒性过后再服他药，乃得见效。

产后尿包损坏，尝由遗尿之患。平人遗尿，以肾阳虚耗所致。肾司二便，肾有二窍，一窍出溺，一窍出精，膀胱有下口而无上口。饮食入胃，糟粕俱入大肠而为粪，渣滓渗入膀胱化而为水则小溲，如膀胱不能化气，则小便不通矣。

肠痹阴症最多，以阴液亏耗，肠胃枯燥而然。然亦有因阳虚不能运化秽浊所致，须用温药。若阴液干者，宜清润之，投以柏子仁、火麻仁、杏仁、郁李仁、桃仁等味。肠痹至数月之后，往往腹如仰瓦，腹皮贴背，此必为阴耗所吸，故见象若此。

居家简明验方，如法试治，极有神效，敢将平日经验所得并有关于卫生者附志数则，窃愿各界留心采纳焉。

吾人每于饮食过多之时，或腹部受风之后，辄觉腹中作痛，经久不止。今有一简便之良法，奏效甚速，屡试屡验。法将全身仰卧于平板之上，腰部垫高，呼吸暂闭，运气入腹，乃将两手于腹部轻轻自上推下，经数分钟后痛可立止。

小儿雪口疮，用马兰头捣汁擦之。

眼癣，大碗幕布以晚米糠置布上，燃糠有汁滴碗内，取抹患处。

治湿疮用苦参、黄柏、茅术、地肤子、金银花、豨莶草、蛇床子、生矾等药各三钱，每日煎洗两次，不发自愈。

软足病即《素问》所谓筋痿症是也。兹得一秘方，用生川乌三钱，生半夏六钱，白芥子一两二钱，广木香六钱，牙皂三钱，共为粗末，加晚蚕沙半斤，皂荚三枝，水姜一两，炒极热，即用手巾或绢包，乘热熨两膝及足，灵效异常。

小便不通，难忍欲死，以蚕豆壳三两煎汤，服之即通。鲜壳更妙。

万年青打汁治喉闭，入米醋少许，灌之吐痰即愈。并治蛇毒、天疱疮、白蛇缠，内饮外搽均奇效。

烟桿油治蛇咬齿留肉内者，搽之即出。

樱桃水治冻疮，将水搽数次即愈，并治疹发不出，略温灌下，垂死者皆生。

桑叶滋治天丝入目，用鲜桑叶摘开其叶筋，有白汁点之即愈。

脾泻久不愈，用锅焦、莲肉各四两为末，加白糖四两和匀，每服三五钱，日三次，食远服。

草兰根治疯狗咬，取根四两洗净，入酒二碗，煎成一碗，服完毒即从大小便化血而出。

鼠核坚硬难破，只要核破即不致死，治法只用生薏仁一粒，勿嚼碎，用开水吞下，不到三时，其核即破而病自愈。勿多服，并不必服他药。此葛仙翁《肘后方》、孙真人《千金方》也。

时疫喉肿，法用夏枯草一味捣烂渍水，去渣，少加酒服之，患者立愈，未患不染，屡试屡验，诚治喉肿之要品。【彬蔚按】该草有去寒热，散瘰疬，消疮疖，明眼目诸功效，夏日取之代茶，尤有益于卫生。

飞虫入耳亦偶然事，如入左耳，塞右耳，向明屏气，少顷即出。入右耳仿此，不可爬挖或菜油滴入虫即死。

胃气痛方，用延胡索一钱，高良姜一钱五分，草果仁一钱，制乳香一钱五分，共四味，煎汤服下，二三次即愈。此方系友人所述，试之颇验，且不复发，幸勿轻视。

乳儿身热，往往不肯服药，兹得简便妙法，即用栀子黄七粒，水仙子二十一粒，白芥子七粒，杏桃仁各七粒，共研细末，另加葱白头七个（捣烂），复用鸡子白一枚，干面调匀，表右手左足，至第二日表左手右足，即能退热。此余家治乳儿经验之良方也。

无论水烫火烫，急用秋葵油涂之，立能止痛且不起泡（惟涂过酱油等物再用此油者无效）。此法试用极效（附制秋葵油法）。秋葵花瓣俟落之后不拘多少，原朵用真菜油调和，入瓶内收储，数月之后花瓣腐烂即可敷用，愈陈愈妙。若用麻油浸尤好。

又火伤毁肢体者，以鸡蛋煮熟，去白用黄，入猪油去膜，比鸡蛋黄稍多，同捣烂敷之，神效无比。【彬蔚按】此乃临海良医许秀山君所传秘方也，见《串雅内编》，屡经试验极效，幸勿轻视，家家备藏，甚便。

湿气之患人所不免，方用柏树叶、茶叶、白矾三味煎汤洗之。此方屡经试验于一切湿烂，治之尤效。

汤火刀伤，用好桂圆核（去黑皮）、降香等分，研极细末，敷患处，神效无匹。

居家饮水最关紧要，平时用贯众一二个浸入水缸内，又用黑豆一撮以夏布小袋装贮，同置水缸中，约四五日后取出一换，另用白矾打清，日饮其水，可避时疫。

人患气逆、气喘等症，方用猪肚子一具，另白茅根肉四两，去心纳入猪肚子，内用线扎紧，加好陈酒煮透，不用盐淡食，伏天连食三具，永远断根。

简便防疫法，用锦纹大黄一味约二两重，盛于碗中，煮饭时将大黄碗放于饭锅上，每日如此，饭虽稍有药气，并不苦，亦能避疫。居家者幸注意焉。

虚弱咳嗽，可用饧糖一匙，葡萄酒一匙，加煮沸之杏酪汤一茶杯，调和服之，每日三次。

赤眼肿痛者，每晚用盐水渍豆腐切片贴于其上，盖盐水能防腐，豆腐能清热。此系吾国旧方，而与西洋医理实暗合也。

肉汁之功用（牛肉鸡肉均可）治肺病，或伤寒后之极虚弱者，而痢症之不思饮食，精神衰败者亦可用之，妇女及老幼多病之人均可常服治法用肉一斤切成细条，加入冷水二斤，浸两点钟，乃在火上煨三点钟，滤出渣滓，撇去面上浮油，酌加食盐，盛于玻璃瓶中。

香蕉中有一种物质名普罗美人，可治喉症，故患喉症者食之最宜。又临卧时食香蕉能治便秘。

苹果含有充分之磷质，故极与多用脑力之人相宜。若于朝餐时食蒸煮之苹果，则甚有益于便秘之病。惟据医学家云患盲肠炎一疾，苹果最忌食之。

立止鼻血其法甚多，最为简便而最有效者，莫如将中指根部用线扎紧，鼻血立止，惟左鼻出血须扎左手，右鼻出血须扎右手为是。

凡遇肝风头痛，每逢节气之前三日，用荆芥一钱，防风一钱，上好桂圆百枚，煎浓汤，分数次饮之。每年二十四节须服至二十四次，可望不发。此方得自吾邑薛抚屏先生所授，即年老人患肝风头痛病者更有效力。

普通牙患治法，用荔子数个去核（【彬蔚按】荔子补肾），放食盐，每一个一钱（【又按】盐能润下），煅灰存性，涂患处，不时掉换，屡试颇效，惜非速性，片时不能止痛耳（【又按】牙属肾，或患风火、虚火，故必痛）。

乳岩症初起时，即用生南星、生半夏、川草乌、商陆根四味研末，用醋调敷，不可间断，须耐心敷二三十次，必愈。此方系吾邑过玉书先生所口授者，试之有效，幸勿轻视。如四五年后，又法用艾绒灸乳核，即可减小而愈。

癣疮极易蔓延，奇痒无比，余往年尝制药施送，凡索者搽之无不有效。兹不敢自秘用，特录出。方用蜈蚣一条，木鳖子五钱，黄柏一两，斑蝥五分，明矾二两，土楝皮一两，加好烧酒，大暑浸透，搽擦即愈，切忌入口。此余家治癣之灵方也。

每晨用豆腐浆一碗，加糖或盐少许，煮沸服之，常服极能补身，功用不减牛乳。

无论单双蛾，用陈燕子窝泥研碎，即加麻油调匀，敷于喉痛皮外之处，见流涎为度，百发百中，切勿轻视。

冻瘃①初起时，即取萝卜叶及橘皮煎水洗之，使血脉温和，可免溃烂。

六月中取西瓜皮频擦手足，生热后止，至冬可免冻瘃。

虚人患病，欲汗不得，然病须发汗可解者，兹有简便妙法。

---

① 冻瘃（zhú 竹）：病名，即冻疮。

用白胡椒三十二粒，苦杏仁七十二粒，一同捣烂，匀作两个团子式，两手掌中各执一个，立可发汗且不伤元气，诚秘方也。

飞尘入目内，人往往以手揉擦之，不知适将尘埃擦入内部，其痒难堪。如欲免此，可将彼一目擦之，则尘埃即随泪而出。

天气干燥异常，每易染喉症，如于初起时觉咽喉微痛，可用食盐少许置二掌心内摩擦之，俟热复换，如是行之可免喉痧之危险，试之有奇效。

吞食砒霜，急切之间无法施救，往往丧命，兹有极效验极简明之方。用防风二两研极细末，冷水调服，如吐再灌，砒毒即解。

豆腐浆一碗，豆腐衣一张，生鸡蛋一枚蒸熟，桂圆肉十余枚，白糖酌用，先将腐浆、腐衣煮沸，乃倾入鸡蛋、桂圆肉、白糖等调和食之，每晨常食，可治产后血虚。

无论寒暑，漱口之水须用相当之温水，方不损齿，若常用冷水或热水，则牙状受冷热之激刺，易致出血，而齿渐动摇。

青果二十枚连核捣烂，白萝卜两个捣烂，二物同煎代茶饮，可免喉症传染，极有奇验。

喉疫一症，致病之因不一，要不外乎肺胃蕴邪而发，方用新鲜土牛膝根（即臭花娘草，遍地皆有。如尚未发芽，一时难觅，可向草药摊上购之）捣汁，灌入喉际，频频漱吐。牙关紧闭，可由鼻观内设法纳入，如已咽下，亦无妨碍，复用真正靛青满涂头面及项颔等处。此法施治，无论何种喉症无不立效。【彬蔚按】过君玉书《喉痧至论》极称此方为治喉圣药。

妇人受胎，在三五月间久惯小产，百药不效者，以梅梗三五条煎浓汤饮之，再饮元眼肉汤，无有不保者。诸梅树皆可用，绿萼者尤佳。

每日清晨，入鸡卵三四枚于滚水中，约十分钟后取出食之，则所得滋养分不让饮鲜牛乳一斤许。

凡人患咳嗽症甚者，无一息停，因之夜不能眠，若以甘草少许含口中，可以暂止勿咳，少间即眠着矣。此余友经验之方也。

每岁立冬前三日，取洁白萝卜或连根叶，摊放向阳屋瓦上，任其日晒夜露，雨雪霜打不妨，直到立春前一日收下，用绳挂在无太阳处阴干，其内空松如缨，名曰萝卜缨。若有喉风之患，煎汤代茗，神效无比，并治赤白痢疾之第一妙药，幸勿厌其轻贱弃而不用也。

疔疮初发时，是否莫决，起时如绿豆大，发痒即是疔疮。切忌酒肉，速购荔枝一枚，用肉去核，加白砒少许（只可用半粒米中之半粒），白葱头四个（过小不妨），三味同置石臼内或砖瓦上捣烂（不可犯金银铜铁锡五器），即放在白膏药上贴患处，轻则半日，重则一昼时即欲揭去。此方系吾邑过君玉书所口授，可治三十三种疔毒，初起时即可用，屡试屡验。

疔毒误食猪肉等走黄，急用芭蕉根捣汁服之，立救屡效。如无芭蕉根，用老蕉扇柄亦可。

脚疮溃烂经久不愈，用鲜大青（茎叶并用）半斤捣取自然汁，另用川黄连末二钱吞下即愈，忌油腻、煎炒、酱油。

疥疮久不愈，用火纸一张卷松香于内，以菜油浸透，燃之倒持，将滴在碗内候冷，涂疮上即愈，神效无比。

治疟疾药，近时都购金鸡纳霜等，虽服后即效，难免复发。如将老姜捣烂，裹于两膝盖上，周夜始行取去，则可保永久不发。经人实验，幸勿轻视。

走马牙疳症极危险，方用棕榈树花（四月上旬采取）焙干研末，置泥地上去火气，加梅片研匀，吹之立效。此方系疡医姚氏所传，据云较砒枣散更妙，功效神速（【彬蔚按】砒枣散即赤霜散，载《外科全生集》）。

生无名肿毒，欲使其不出毒，可捕一蚂蝗放在肿处，以杯覆于上，毒即消散，胜于服药敷药百倍。

患水泻者，于秋令为最伙，治之之法可购制酸（系酸梅所致，糖果店均有出售）少许，冲开水服之，无不立愈，价格既廉而成效卓著，患者盍一试之。

治金刃及跌扑损方七厘散，竟百不失一。伤轻用火酒调敷，如血流不止，则干糁之；伤重先以火酒冲服七厘（【彬蔚按】不可多服，所以谓之七厘散），殊有起死回生之功。药八味，乳香、没药、红花各一钱五分，血竭一两，朱砂一钱二分，儿茶一钱四分，龙脑、麝香各一分二厘，共研极细末，入瓷瓶藏之，毋令泄气。若端午日午时制尤佳。

治喘方，用高丽参一两为末，鸡子清和为丸，每服百丸约二钱，腊雪水煎芽茶下极效。

治扑打骨损方，用未退胎毛小鸡一只，生捣如泥，入五加皮末和匀，敷患处，接骨如神。

地龙粪一两，木香三钱，大黄七钱为末，每五钱以无根水调服，治噎膈反胃奇效，忌煎煿、烟、醋、姜、椒、辛热等物。余曾照方治三人，一效两不效，询诸医家，云此病年过五十再不速治，虽扁鹊亦无着手处也。

人之腋气俗云狐臭，治法颇多，或验或不验。余得一方，既简便又极验，用桂圆核六枚，胡椒二十七粒共研细末，每觉有汗，用绵蘸药扑之，轻者药一料即可断根。

食麦多令人腹胀，暖酒和姜汁饮一两杯即消。

丝瓜连子烧存性研末，酒调二三钱覆被取汗，治妇人乳汁不通，其效甚速。

患大脚风，有单方用海桐皮、防己、片姜黄、原蚕沙各三钱，苍术二钱煎汤熏洗，日三四次，无不愈者。

人为漆气所伤（俗名漆咬），即于木工家取杉木屑煎汤洗之，或用明矾煎浓，拭之三四次即效。

舌上重生小舌，肿不能食，用蛇蜕烧灰研末，敷之（不用刀割）立愈，可保永不复发。

满口牙痛，溃烂动摇，饮食不下，乃牙疳也。有道人传一方，用川椒炒一钱五分，铜青一钱，硼砂一钱为末，用少许擦患处，流涎即瘥。

治喘方，用高丽参一两为末，鸡子清和为丸，每服百丸约二钱，腊雪水煎芽茶下极效。

缠腰痧其症腹急痛昏眩，腰如绳束是也。治法饮真菜油一杯，取吐即愈。

痘疮出不快，初出或未出，多者令少，少者令稀，用老丝瓜近蒂三寸连皮烧存性研末，砂糖水调服。砂糖即今之红糖也。

治小儿夜啼，状若鬼祟方，蝉壳不拘几枚，取其下截为末，未弥月者用半分，以薄荷汤入黄酒少许调下，啼即止。或以上截为末服，啼复如初。

治鼠咬伤，取猫毛烧灰，入麝香少许，津唾调敷，神效。

鹿角粥大能补髓坚齿，益精血，固元气，每白粥一碗入鹿角霜三钱，白盐一小匙搅匀，空心服。昔有贾于楚者云饵此粥三十年，年七十犹如少壮。

被蚕啮者以甲虫末敷之，被马咬者烧鞭鞘灰涂之，盖取其相服也。蜘蛛啮者雄黄末敷之，筋断须续者取旋覆根绞取汁，以筋相对，以汁涂而封之，即相续如故。

嗳膈病有一种曰鼠膈者，酒食置无人处尚有下咽，有似鼠之畏人，旋又吐也。治法以新生猫奴胞衣焙制入药，或可冀痊愈吴仪洛《医药学述》云：猫胞甘酸温，治反胃吐食甚效。

经霜冬瓜皮同朴硝煎汤，治翻花痔立愈，或以萝卜代瓜皮亦可。

密陀僧、滑石等分，生姜汁调敷，治肾囊疮。

甘草浓煎汁，调地龙粪涂搽，治小儿肾囊虚肿。

鼠胆可治耳聋，其胆在肝，活取则有。余按：本草鼠终死，其胆即消，不易得也。肝有七叶，胆在肝之短叶间，大如黄豆，白色。取纳耳中，不过三次，可治三十年老聋。

制甘石三钱，金陀僧二钱，轻粉三分，冰片一分，共为细末，磁瓶收贮，专治脚部诸般湿气。余于庚申夏足指湿烂，不能履地，即以此药擦之而愈。

连日隔日为小疟，易治。治小疟方用胡椒、肉桂共研细末掺膏药上，于日初出时令病人东向，贴两肾中间之命门，效。第初秋则胡椒三粒，肉桂分许。冬日用至胡椒九粒，肉桂三五分，随时增减，不得胶柱刻舟也。

红头洋火磷质极多，服之最易致命，即购燕医生补丸六粒，用凉茶化服，服后未数时即泻，泻三四遍后再服真麻油半两，因麻油之功用亦可解磷毒也。

误吞引针喉际，用田鸡眼睛二双用水吞下，立见针从大便而出，田鸡眼睛自能套在引针两端，可称奇异。

病缠腰火毒，用旧粪桶箍炙灰，麻油调敷即愈。

女人裙襕疮，用产妇裙边炙灰，麻油调敷即愈。

两手忽然干极，左右手手心底及两手手指均皆粗糙，手心底手指露纹深而欲裂，名曰鹅掌疯，以糠煨油涂患处，久而有效盛糠屑于器，以火煨之，如点檀香，屑然其油自出。

凡刀伤之处，急以手指紧按创口，揉之使血不奔凝，复以舌抵住创口，不一刻即平复如初矣。盖口津有融和血液肌肉之力也。

膨胀一病不易医治，其方失传，即西医亦无药治之。兹得一秘法，取黑鱼二尾（每尾约半斤余），将肚内各物除去洗净，用大蒜头及青葱塞满鱼腹，外将枯荷叶包好，再涂以黄泥（如泥块等然），置火上熏之，至泥干将落，鱼香溢出时，即将泥与荷叶并蒜头青葱一并除去，给患病者吞吃。每日一次，重则十余次，轻则六七次，胀水即渐由小便退出，而膨胀之患可无忧矣。

校注后记

一、版本调研

《楼隐楼医话》为清代医家俞彬蔚所辑，共八卷，现收藏于中科院上海生命科学信息中心生命科学图书馆。本次整理研究，通过文献考证结合实地调研，发现本书并非清代抄本，而是民国稿本，成书于1917年。

据《中国中医古籍总目》，该书仅存一个清代抄本。查《中国医籍通考》，未见收录本医籍。《中医人名大辞典》《江苏历代医人志》均收录"俞彬蔚"条，但未见述及本医籍；而《中医人物词典》未收录"俞彬蔚"。又《中医期刊医案类文论类编·医案医话医论随笔（二）》中，根据民国时期中医期刊《中医杂志》第九、第十期，收录《楼隐楼医话》中《用药》《论西医治目》《鸵鸟人》和《十二经脉》4篇，说明当时《楼隐楼医话》已成书。考《中医杂志》第九期未见收录，有沈卧东的《续鸵鸟人》；第十期目录中显示，"笔记"栏目收载了《楼隐楼医话》，具体收录的内容是《用药》篇，署为"无锡俞龄芗辑"。再查《中医杂志》，在第八期"笔记"中收录了本书《论西医治目》《鸵鸟人》《十二经脉》3篇。此外，在第七期"学说"栏目还收录了俞氏的《论汗法》，实为《楼隐楼医话》中《救时论》的部分内容。民国时期《中医杂志》于1921年在上海创刊，第七、第八期于1923年出版，第十期于1924年出版，"学说"和"笔记"两个栏目都是《中医杂志》的主要栏目，在发行周期内从未间断。"学说"栏目是其中最重要的栏目，大多数为学术论文；"笔记"栏目主要收录当时医家在研习理论和临证实践过程中的心得体会，具有较高的学术价值。从以上期刊收录情况来看，《棲隐楼医话》于1923年已成书。

实地查阅本书，发现书前共有3页扉页为黑色双边框，其中1页上题"拜言堂藏版"，从版式上看极像刻本。但其余版框均为红色双边框，栏线亦为红色，内容全部为手写字体，而且全书到处是修改、调整、粘贴的痕迹，天头上也有很多修改或调整内容、格式的说明，如"此段删去""另行""接下排，不必空""接上排""此条排在……下两行""此纸先排""此纸排在……之前""低一格排""题目低下两字排""移上一行排"等，涂改更是随处可见。不难看出本书成书后并未付梓，当为稿本。此外，另有一扉页无边框，上题"舲乡别署馒畊三十六岁小影"，下面则为空白，可知作者是准备在此处印上自己相片的，并拟由拜言堂刻版付梓，由此更加确证此本为稿本。

从序言来看，俞氏在其自序中落款"岁在丁巳春三月无锡俞彬蔚记于海上嵯寓"，丁巳年即1917年，说明本书于1917年已完稿。其余7篇序落款时间依次为：丁巳中秋后五夕、民国七年（1918）禊饮日、戊午（1918）重九后、民国七年、丁巳九月、丁巳年十月、庚申（1920）夏日，均在自序时间之后，最晚为1920年作序。其中民国七年绍兴张若霞所作之序还发表于《绍兴医药学报》1917年第七卷第9—10期。由此可确定《棲隐楼医话》成书于1917年。

此外，书中卷六《救时论》篇，前面的一部分内容直接剪贴了俞氏发表在《绍兴医药学报》"论文"栏目上的《救时论》，落款为"锡山俞彬蔚舲芝甫著"。书稿中标题处另剪贴了手写的"救时论"3字，遮住了原标题，可能是原标题字体较

棲隐楼医话

二八二

小，重新书写标题以求与其他标题格式一致。查《绍兴医药学报》，《救时论》一文载于其1915第六卷第11～12期。由此可见，《救时论》这部分内容先成文并在《绍兴医药学报》上发表，继而被俞氏辑于《楼隐楼医话》之中。相较于后来发表于《中医杂志》的《论汗法》，《绍兴医药学报》上所载的内容少了最后一段。另有卷八之《论西医治目》，则是摘取了《神州医药学报》1914年第二卷第二期"新闻"栏目"各省新闻"中的《西医治目两则》，然后结合自己于乙卯秋患目疾的治疗经过，对此进行评述。乙卯年为1915年，也说明这部分内容是俞氏于1915年后撰写。

二、作者考证

考《中医人名大辞典》《江苏历代医人志》，其中"俞彬蔚"条内容为："字龄芗。清代江苏无锡县人。生平未详。著有《摄子汇编》《医学浅说》，未见流传。"《中医人名大辞典》参考文献来源为《江苏历代医人志》；《江苏历代医人志》参考文献来源于《三三医报》一卷一期，由此可知两书文献来源均为《三三医报》。考《三三医报》当期中，有周小农所撰《无锡医学书目考引》一文，其中述及俞氏曰："俞彬蔚，字龄芗，清人，著《摄生汇编》《医学浅说》。"可知《中医人名大辞典》《江苏历代医人志》中著录的《摄子汇编》当为《摄生汇编》之误。周氏又云："余既就邑志及载籍所纪前贤著述错综录之，得三十余家，覆阅之，除高王黄过张五家或已付刊，或仅得抄本外，余皆无所研究，揣想多藏名山或早已湮没……医学书籍皆经验学问之书，诸同志如藏有先贤遗著，请速谋付刊，务使流通于海内，此则共保国粹之道。各省邑同志均宜留心先贤遗著，勿使散佚，国学幸甚。"《三三医报》于1923年5月3日创刊于杭州，从当时周氏的叙述可知，俞氏编撰的《摄生汇编》《医学浅说》两书并未流传，周氏仅从地方志等书籍文献中查阅到这两本书，并呼吁大家若藏有或发现这些医书，应及时付刊流通以保国粹。但周氏并未提及《楼隐楼医话》，也从侧面印证此书当时并未流通或仅在很小的范围内被知道。由此可知此书稿很可能未能付梓，继而推断此本是《楼隐楼医话》的唯一版本。

据上扉页中题写的"舲乡别署镘畊三十六岁小影"，可知俞彬蔚字舲芗，别号镘畊。结合书稿序言的时间为1917至1920年，即在此期间俞氏应已满36岁，推算俞氏当生于1881至1884年。

书中卷四《用药》篇中云："余于癸卯岁，寓查家桥曹棫卿师处……或谓余系曹氏门人，遂踵门求治。"文末又附有临证见闻："余于癸卯岁从查家桥曹棫卿先生游，临证时有所闻，见辄记之……"癸卯岁为1903年，说明当时俞氏已入曹氏门下，并已行医，当为清末医家。但未查见曹棫卿具体生平，只查见曹氏有乐善堂刻坊。

又一扉页上题有"楼隐楼医话八卷"，下写"镘畊先生属署"，落款为"古杭叶希明"，则知杭州叶希明应作者之邀为本书题字书名。叶希明（1884—1938后），字璋伯，号鸥侣，一字松雪，浙江仁和（今杭州市）人，西泠印社第一批成员，善鼓琴，工篆、隶，蓄金石小字甚多，兼治印绝精。此外，上文中提及的张若霞（1885—1957），字拯滋，别号野逸，浙江绍兴人，曾与何廉臣、裘吉生、曹炳章等创建神州医药会绍兴分会，任副会长、评议员等职。其余作序人中，白曾然，字中磊，顺天通州（今北京通州）人，曾在莫干山剑池附近规模最大的摩

楼隐楼医话

崖上作《甲寿岩记》全文，约 400 字，字大半尺，笔意圆浑，并为周庆云《西溪秋雪庵志》作序。郑奋扬（1848—1920），字肖岩，侯官县（今福州市城门镇黄山村）人，晚清医家。生于中医世家，清光绪四年（1878）补博士弟子员，不久任监理船政帆缆厂工务，清光绪十年（1884）在中法马江战争中任团防总文案，后弃官就医，在台江开诊行医。临床精通内科，处方用药以轻灵取胜，著有《重订鼠疫汇编》《痘证慈航》《疹证宝筏》《伪药条辨》《霍乱论新编》《增订验方别录》等书。戚志云（1871—?），原名梦龄，号汉仙，辛亥革命志士，原籍湖北荆门州，寄籍江苏清河县，系明代抗倭名将戚继光第十二世嫡裔，曾在上海新医学讲习社学习毕业，成绩最优，后在汉口发起上海中西医学会湖北分会汉口卫生公益会。由此也可窥见，俞彬蔚的交往圈多集中在医药和书法篆刻方面。

此外，在杭州西湖灵峰来鹤亭（周庆云于 1910 年所建），留有俞彬蔚书写的一幅楹联：此地还宜招鹤伴，隔湖常看渡鸥来；在无锡惠山横街祠堂群中留有楹联：坚如金洁如玉，双凤阙前，青史丹旌蒙宠锡；啬其遇寿其名，九龙峰畔，寒泉修菊荐馨香。而《国粹月刊》第一卷第一期（1929 年 1 月 20 日）则有俞彬蔚的鬻字润格，其中涉及匾额、堂楹联、屏条、直横幅、纨折扇、寿屏等鬻字价格。这一方面说明俞氏此时仍在世，另一方面也可见俞氏在书法方面还是颇有造诣的。

综上，可以概括俞彬蔚生平如下：

俞彬蔚，字斺芗，别号馒畊，江苏无锡县人，约生于 1881 至 1884 年间，卒于 1929 年之后，清末医家，师从曹械卿，亦精于书法，留有楹联数幅。曾撰写《救时论》一文发表于《绍兴医药学报》（1915 年第六卷第 11～12 期）。著《栖隐楼医话》

（1917），现存民国稿本，其中《论西医治目》《鸵鸟人》《十二经脉》被《中医杂志》第八期（1923）收载，《用药》被《中医杂志》第十期（1924）收载。另著有《摄生汇编》《医学浅说》，未见流传。

（沈　劼）

总 书 目